Salman Akhtar

Immigration und Identität

Das Anliegen der Buchreihe BIBLIOTHEK DER PSYCHOANALYSE besteht darin, ein Forum der Auseinandersetzung zu schaffen, das der Psychoanalyse als Grundlagenwissenschaft, als Human- und Kulturwissenschaft und als klinische Theorie und Praxis neue Impulse verleiht. Die verschiedenen Strömungen innerhalb der Psychoanalyse sollen zu Wort kommen, und der kritische Dialog mit den Nachbarwissenschaften soll intensiviert werden. Bislang haben sich folgende Themenschwerpunkte herauskristallisiert:

Die Wiederentdeckung lange vergriffener Klassiker der Psychoanalyse – wie beispielsweise der Werke von Otto Fenichel, Karl Abraham, W. R. D. Fairbairn, Sàndor Ferenczi und Otto Rank – soll die gemeinsamen Wurzeln der von Zersplitterung bedrohten psychoanalytischen Bewegung stärken. Einen weiteren Baustein psychoanalytischer Identität bildet die Beschäftigung mit dem Werk und der Person Sigmund Freuds und den Diskussionen und Konflikten in der Frühgeschichte der psychoanalytischen Bewegung.

Im Zuge ihrer Etablierung als medizinisch-psychologisches Heilverfahren hat die Psychoanalyse ihre geisteswissenschaftlichen, kulturanalytischen und politischen Ansätze vernachlässigt. Indem der Dialog mit den Nachbarwissenschaften wiederaufgenommen wird, soll das kultur- und gesellschaftskritische Erbe der Psychoanalyse wiederbelebt und weiterentwickelt werden.

Stärker als früher steht die Psychoanalyse in Konkurrenz zu benachbarten Psychotherapieverfahren und der biologischen Psychiatrie. Als das anspruchsvollste unter den psychotherapeutischen Verfahren sollte sich die Psychoanalyse der Überprüfung ihrer Verfahrensweisen und ihrer Therapie-Erfolge durch die empirischen Wissenschaften stellen, aber auch eigene Kriterien und Konzepte zur Erfolgskontrolle entwickeln. In diesen Zusammenhang gehört auch die Wiederaufnahme der Diskussion über den besonderen wissenschaftstheoretischen Status der Psychoanalyse.

Hundert Jahre nach ihrer Schöpfung durch Sigmund Freud sieht sich die Psychoanalyse vor neue Herausforderungen gestellt, die sie nur bewältigen kann, wenn sie sich auf ihr kritisches Potential besinnt.

BIBLIOTHEK DER PSYCHOANALYSE
HERAUSGEGEBEN VON HANS-JÜRGEN WIRTH

Salman Akhtar

Immigration und Identität

Psychosoziale Aspekte und kulturübergreifende Therapie

Aus dem Amerikanischen von Bettina Malka-Igelbusch

Psychosozial-Verlag

»Immigration and Identity. Turmoil, Treatment, and Transformation«

Bibliografische Information Der Deutschen Nationalbibliothek
Die Deutsche Nationalbibliothek verzeichnet diese Publikation in der Deutschen Nationalbibliografie; detaillierte bibliografische Daten sind im Internet über <http://dnb.ddb.de> abrufbar.

2. Auflage 2014

E-Mail: info@psychosozial-verlag.de
www.psychosozial-verlag.de

Umschlagabbildung: © Selena Fletcher
Umschlaggestaltung: Hanspeter Ludwig, Wetzlar
www.imaginary-world.de
ISBN 978-3-8379-2365-0

Für Kabir und Nishat

Pfeile, entsandt ins Herz der Zukunft
Knospen, bereit zu blühen im Garten des Morgen

Inhalt

Teil II: Identität

Teil III: Kulturübergreifende Behandlung

Geleitwort

»Selbst unter den günstigsten Umständen ist die Migration ein traumatisches Ereignis«, sagt Prof. Dr. Salman Akhtar im Vorwort zu seinem Buch *Immigration and Identity*. Und in der Tat werden alle, die Migration entweder direkt oder indirekt erlebt haben, dieser Feststellung zustimmen.

Ich stamme aus Bukarest, Rumänien, und wanderte im Alter von zwölf Jahren mit meiner Familie nach Israel ein. Der durch die Migration ausgelöste Trauerprozess hat mich durch mein ganzes bisheriges Leben begleitet und hat meine persönliche Entwicklung und meine beruflichen Interessen geprägt. Die persönliche Dimension sowie auch die Möglichkeiten, die sich mir in meiner neuen Heimat, Israel (einem Einwanderungsland) boten, meine Ausbildung zur Psychoanalytikerin und meine Arbeit mit Einwanderern und ihren Nachkommen, haben mein Interesse an diesem Thema noch vergrößert.

Vor etwa zehn Jahren erhielt ich eine Einladung von einer Gruppe Analytiker aus München, welche auf Initiative von Peter Bründl gegründet wurde, die das Thema Einwanderung auf regelmäßiger Basis mit mir studieren wollten. Im Rahmen meiner Untersuchung der psychoanalytischen Literatur zu diesem Thema begann ich eine Korrespondenz mit einem der herausragendsten Experten auf diesem Gebiet, Dr. Salman Akhtar. Bevor ich ihn persönlich traf, lernte ich seine Arbeit kennen. Die Begegnung mit Dr. Akhtar war eine Erfahrung für sich. Er ist ein Mensch von umfassendem Wissen, geistreicher Vorstellungskraft, poetischer Begabung, ausgeprägter Lebhaftigkeit und einem großen Herzen. Es war der Beginn einer wunderbaren Freundschaft.

Immigration und Identität ist eine seltene Kombination von Gelehrtheit und einem tiefen Verständnis der menschlichen Seele, klinischer Weisheit und Poesie. Auf persönlicher Ebene verband mich das Werk wieder mit den

Erlebnissen des kleinen Mädchens, das die schwierige Erfahrung der Migration von einem Land ins andere machte. Auf beruflicher Ebene half es mir dabei, mit meinen Kollegen der Münchner Arbeitsgemeinschaft für Psychoanalyse und der Universitätsklinik Hamburg-Eppendorf, in die Tiefen des Themas Immigration vorzudringen.

Dieses Buch ist eine äußerst umfassende Studie der Psychologie der Immigration. Es erforscht ihre psychologischen Manifestationen und die mit diesem Phänomen verbundenen psychosozialen Faktoren. Es untersucht eingehend die Auswirkungen der Immigration auf Identität, Triebe und Affekte, zwischenmenschlichen und psychischen Raum, Vergänglichkeit und soziale Zugehörigkeit. Es beschäftigt sich mit Fragen der Nähe, Distanz, Hoffnung und Nostalgie. Auch setzt es sich mit Problemen wie Idealisierung, Abwertung, Veränderung des Über-Ich und sprachliche Umformung auseinander. Das Buch liefert methodische Leitlinien für die Psychoanalyse und psychodynamische Therapie von Migrationspatienten, einschließlich spezifischer Fragen wie die der Einwanderergemeinschaft und des immigrierten Therapeuten.

Im heutigen Deutschland haben viele Flüchtlinge und Einwanderer eine neue Heimat gefunden. Darum ist dieses Buch hier so relevant. Viele dieser Migranten kamen stark traumatisiert nach Deutschland und mussten sich mit Gefühlen der Entwurzelung, des Schmerzes, der Scham, der Schuld und mit einer konfliktgeladenen Identität auseinandersetzen. Dieses Buch zeigt, wie das Durcharbeiten der mit der Immigration assoziierten Trauer den Einwanderern hilft, sich an das neue Land und ihr neues Leben anzupassen. Es erleichtert die Wiedereingliederung abgetrennter Teile des Selbst und die Konsolidierung des Identitätsempfindens der Einwanderer. Am Ende dieses Prozesses werden die mit zwei Ländern, zwei Religionen, zwei Kulturen verbundenen »Teile der Identität« als wertvoll und das Selbst bereichernd akzeptiert. Der Konflikt wird nicht länger als das Selbst zerreißend empfunden, sondern als eine Möglichkeit zu Reifung und Wachstum. Der Migrationspatient wird so eher dazu fähig, seine ursprüngliche Kultur in die neue zu integrieren, ohne eine von beiden aufgeben zu müssen.

Auch heute untersuche ich gemeinsam mit Münchner Kollegen den Bereich Immigration und Trauma; es sind vier Gruppen Analytiker und Therapeuten aus Deutschland, von denen einige aus Ländern wie Indonesien, der Türkei, dem ehemaligen Jugoslawien, Rumänien, Argentinien, Griechenland und Frankreich stammen. Das große Interesse meiner Kollegen an diesem Thema, das sowohl mit der Hilfe, die sie ihren Migrationspatienten leisten wollen, als auch mit ihren eigenen Erfahrungen der Einwanderung verbunden ist, war ein wichtiger Anstoß für die Initiierung dieses Projekts. Dank der Initiative und der unermüdlichen Bemühungen der Koordinatorin dieser Gruppen, Dr. Hediaty Utari-Witt von der Münchner Arbeitsgemeinschaft für Psychoanalyse (DGPT), konnte das Vorhaben, dieses Buch auch deutschen Lesern zugänglich zu machen, realisiert werden.

Der besondere Ansatz, den dieses Buch für das Verständnis und die psychologische Behandlung von Einwanderern liefert, ist von höchstem Wert für Psychoanalytiker und Psychotherapeuten in allen Ländern mit großem Einwandereranteil, und besonders in Deutschland. Meines Erachtens leistet dieses Buch einen enormen Beitrag sowohl zum Thema der Immigration als wichtigem Bereich menschlicher Erfahrung, als auch zur Psychoanalyse insgesamt.

Ilany Kogan
Rehovot, Israel, den 29. März 2007

Vorwort zur zweiten Auflage der deutschen Ausgabe

Meine Motivation wie auch die daraus folgende Initiative, das Buch *Immigration and Identity* 2007 ins Deutsche übersetzen zu lassen, ist unschwer zu verstehen: Es ist fraglos ein bedeutendes Buch, das das Thema »Migration« gründlich, systematisch und poetisch darstellt. Bereits beim ersten Durchlesen – besonders des Kapitels II/3: »Four Tracks in Identity Transformation Following Migration« (»Vier Schienen der Identitätsumformung infolge der Immigration«) – war ich von der Art, wie Prof. Dr. Salman Akhtar die Thematik aufrollte, sehr angetan. Die Darstellung bleibt trotz des komplexen Themas der Migration überzeugend tief in der Psychoanalyse verankert, zugleich bezieht sie die breiten gesellschaftlich-kulturellen Aspekte mit ein. Dies wird von Prof. Dr. Hans-Jürgen Wirth in seiner Einführung der *Bibliothek der Psychoanalyse* angeregt bzw. gefordert. Eine diskursive Diskussion vor der Übersetzung fand ich seinerzeit bei Prof. Dr. Wolfgang Mertens, der mich in meiner Reflexion unterstützte und anleitete.

Das behandlungstechnische Kapitel III war mir stets eine Stütze in meiner tagtäglichen klinischen Arbeit mit Migrationspatienten. So verspürte ich über die Jahre der klinischen Arbeit das Bedürfnis, die erweiterte Sichtweise Salman Akhtars jüngeren Kollegen näherzubringen, und zwar in der Sprache, die ihnen eingängiger und vertrauter ist.

Die Grundsteinlegung liegt – wie Ilany Kogan in ihrem Geleitwort schreibt – bereits zehn Jahre zurück, als auf Initiative von Peter Bründl eine Studiengruppe mit dem Thema Migration in München gegründet wurde. Die fruchtbare Zusammenarbeit wurde mit der Veröffentlichung u.a. von gesammelten Artikeln vieler Gruppenmitglieder in dem Buch *Kindheit jenseits von Trauma und Fremdheit* abgeschlossen.

Auf meine Bitte hin leitet nun Ilany Kogan, meine Lehrerin und inzwischen Freundin, vier Trauma-und-Migrations-Arbeitsgruppen in München. Ilany Kogan mit ihrer Persönlichkeit und ihrer internationalen Lehrerfahrung trägt die inzwischen siebenjährige Zusammenarbeit. Sie vermittelte mir seinerzeit ihre bewährte Übersetzerin Frau Bettina Malka-Igelbusch. Der Austausch und die Diskussion mit ihr im Arbeitsprozess der Übersetzung waren angenehm und gewinnbringend.

Ohne sicherheitsgebende Unterstützung meines Lebensgefährten Ulrich Richter wäre dieses Projekt nicht zustande gekommen; ihm gilt mein innigster Dank. Meine Ideen aufnehmend gestaltete meine Mit-Tochter Selena Fletcher mit ihrer kreativen Begabung den eindrucksvollen Buchumschlag.

Sechs Jahre nach Erscheinen der Übersetzung wird das Buch nun in die zweite Auflage gehen. Es hat sich gezeigt, dass dieses Buch eine breite, positive Resonanz bei der Kollegenschaft im deutschsprachigen Raum erfährt. Ich bin sicher, dass dadurch eine Horizonterweiterung im psychoanalytischen Diskurs geleistet wird. Gerade als Psychoanalytikerin und »immigrant therapist« sehe ich es so, dass der Entscheidungsprozess zur Individuation (oder zu den Schritten der Individuation) vollkommen in der Hand jeder einzelnen Person bleibt und dass dieser Prozess entscheidender Bestandteil innerhalb einer Psychoanalyse bzw. einer psychoanalytischen Psychotherapie sein kann.

Hediaty Utari-Witt
München, den 17. Dezember 2013

Zur deutschen Ausgabe

Nichts befriedigt einen Autor mehr, als sein oder ihr Buch gelesen zu wissen. Die Aufmerksamkeit der Leser ist die begehrteste Belohnung der Mühen seines Handwerks. Die Freude über diese Aufmerksamkeit wächst mit dem Kreis der Leser, und sie erreicht einen Höhepunkt, wenn das eigene Werk in eine andere Sprache übersetzt und somit einer noch größeren Leserschaft zugänglich gemacht wird. Die Herausgabe der deutschen Ausgabe von Immigration and Identity ist daher für mich Anlass zu großer Freude. Der Gegenstand des Buches, Migration und Exil, zeitlich-räumliche Dislokation und kulturübergreifender Dialog zwischen Menschen verleiht seiner Übersetzung noch größere Bedeutung.

Für die Umsetzung dieses Vorhabens bin ich einer Reihe distinguierter Personen zu großem Dank verpflichtet, von denen einige persönlich mit den Freuden und Leiden des Verlassens der Heimat und der Anpassung an eine neue Lebensumwelt vertraut sind. Hediaty Utari-Witt ist die Initiatorin dieses Unternehmens. Bettina Malka-Igelbusch übersetzte meinen englischen Text mit großer Sorgfalt und Liebe ins Deutsche. Günther Barckhausen, Jana Burgerova, Katrin Gessl, Jorgos Klarnetsis, Angela Kühner, Rosi Schröter, Faruk Temel teilen den Enthusiasmus mit Hediaty Utari-Witt, die das übersetzte Manuskript zur Feinabstimmung durchlas und mit Bettina Malka-Igelbusch alle fachterminologischen Feinheiten im Zuge der Übersetzung diskutierte. Sie alle sind für mich so etwas wie Koautoren des vorliegenden Buches geworden.

Von Selena Fletcher stammt der einnehmende Entwurf des Buchumschlags. Allen diesen Personen gilt mein tief empfundener Dank.

Danken möchte ich auch Ilany Kogan, der mit mir befreundeten Psychoanalytikerin aus Israel, die dieses Projekt sehr unterstützt hat. Neben unserer kosmopolitischen Freundschaft teilen wir einen ausgesprochenen Enthusiasmus für Psychoanalyse, Schriftstellerei, Fragen der Migration und des Exils, und, so wage ich zu sagen, seelischen Schmerz, Tod und Trauer, und beide trotzen wir den schwer fassbaren Leiden des Lebens durch schöpferische Tätigkeit.

Salman Akhtar
Philadelphia, PA, den 30. März 2007

Vorwort

Geboren im Indien des Britischen Empire im Jahr 1946 und aufgezogen in jener anschließend geteilten, jedoch unabhängigen und entschieden unangepassten Nation, kam ich 1973 in die Vereinigten Staaten. In den folgenden sechsundzwanzig Jahren durchlief ich sowohl in meiner akademischen als auch persönlichen Entwicklung eine breite Palette von Verwandlungen und Erfolgen. Ein Hauptaspekt dieser Entwicklungen war eine langsame, aber unverkennbare Veränderung meiner Identität, die sich größtenteils (wenn auch nicht ausschließlich) aus meiner Einwanderung ergab.

Dennoch ist diese persönliche Dimension nicht die einzige Quelle meines Interesses am Thema Immigration. In den letzten fünfundzwanzig Jahren habe ich mit einer großen Zahl von Einwanderern aus Indien Kontakt aufgenommen und ethnografische Facetten ihres Lebens im Kontext der Immigration zusammengetragen. Ich habe auch die Verbindung zu zehn eingewanderten Ärzten aufrechterhalten, die etwa zur gleichen Zeit wie ich in die USA gekommen waren und mit denen zusammen ich mein erstes Jahr als niedergelassener Psychiater absolvierte – Dr. Getulio Tovar (Brasilien), Dr. Aarno Vuotila (Finnland), Dr. Ravi Baliga, Dr. Harish Malhotra, Dr. Maya Malhotra, Dr. Kanan Patrawala, Dr. Lila Rao (Indien), Dr. Mahmoud Malayeri (Iran), Dr. Danilo Campos (Philippinen) und Dr. Young Ho Kim (Südkorea). Diese Kontakte ermöglichten uns nicht nur, unser psychosoziales »Wachstum« als Einwanderer miteinander zu teilen und zu beobachten, sondern sie erlaubten mir auch, einen Blick auf die Ankunft und Entwicklung der in den USA geborenen Nachkommen dieser Gruppe zu werfen.

Mein Interesse an der Immigration wurde gesteigert durch das Studium der bahnbrechenden Monografie von Grinberg und Grinberg (1989) zum Thema, von Tichos (1971) frühem Aufsatz über die kulturellen Aspekte von Übertragung und Gegenübertragung, Garza-Guerreros (1974) komplexer Abhandlung über Kulturschock und Amati-Mehlers et.al. (1993) hochbedeutendem Beitrag zum Thema der Mehrsprachigkeit. Die Lektüre von Gedichten und Romanen eingewanderter Autoren unterschiedlicher Herkunft erleichterte zudem mein Verständnis der hintergründigen und schmerzlichen Aspekte dieses Gebietes. Kontakte zu eingewanderten Medizinstudenten, niedergelassenen Psychiatern, Psychologie-Praktikanten sowie Psychoanalysekandidaten förderten mein Bedürfnis, mich dieses Themas anzunehmen.

Ein weiterer Anstoß war der Umstand, dass ich mich als immigrierter Analysepatient einer Analyse durch einen Therapeuten unterzogen hatte, dessen Muttersprache sich von der meinen unterschied, und dass ich selbst Psychotherapie und Psychoanalyse an Patienten durchführte, deren Muttersprache eine andere als die meine war. Hierdurch wurde ich auf die große Bedeutung (und paradoxerweise auch auf die Bedeutungslosigkeit) des Sprachunterschieds in der therapeutischen Dyade aufmerksam. Außerdem begann ich, die klinische Wichtigkeit der Differenziertheit in anderen Idiomen persönlichen Ausdrucks (z.B. Schlagfertigkeit, optimale Distanz, Aufrichtigkeit, Abhängigkeit, Regression) anzuerkennen.

Alle diese persönlichen, sozialen, akademischen und klinischen Motivationen gemeinsam führten dazu, dass ich eine Reihe von Aufsätzen über meine Beobachtungen schrieb. Meine Themen blieben zunächst konzentriert auf Spaltung, Identität und Identitätsdiffusion (Akhtar 1984, 1992b, Akhtar und Byrne 1983, Akhtar und Samuel 1996) und begannen sich erst allmählich mit den spezifischen Fragen des kulturellen Unterschieds, der Immigration und des Exils zu beschäftigen (Akhtar 1988, 1995a, 1997, 1999a,b,c). Die von mir gemachten Beobachtungen blieben jedoch verstreut und sozusagen voneinander getrennt. Eine Synthese anstrebend, beschloss ich, all dieses Material miteinander zu verweben und noch andere Ideen hinzuzufügen, die ich noch nicht zu Papier gebracht hatte. Das Ergebnis liegt in Form dieses Buches vor.

Es besteht aus drei Teilen. Teil I, den ich »Immigration« genannt habe, besteht aus einem einzigen, jedoch langen Kapitel mit dem Titel »Mit der Immigration assoziierte psychosoziale Variablen«. Ich beginne das Kapitel mit der Feststellung, dass Immigration selbst unter den günstigsten Bedingungen ein traumatisches Ereignis ist und dass sie, wie andere Traumata, einen Trauerprozess in Gang setzt. Danach diskutiere ich verschiedene Faktoren, welche das psychologische Ergebnis der Immigration beeinflussen. Zu diesen Faktoren zähle ich (1) Umstände der Migration und deren Gründe, (2) Zugang zu emotionalem ›Auftanken‹, (3) Alter zum Zeitpunkt der Migration, (4) Prämigrative Persönlichkeit, (5) Wesen des Herkunftslandes, (6) Ausmaß der kulturellen Unterschiede, (7) Rezeption seitens der aufnehmenden Bevölkerung, (8) Erfahrungen der Nützlichkeit im Einwanderungsland und (9) Geburt von Kindern im neuen Land. Im Anschluss daran behandle ich bestimmte andere Aspekte der Immigration, die bislang nur unzureichend (oder überhaupt nicht) in der einschlägigen Literatur berücksichtigt worden sind. Diese beinhalten (1) die Rolle physischer Merkmale, (2) den Einfluss des Geschlechts, (3) Eheschließung und Immigration, (4) Rechtsstatus, (5) Homosexualität und Immigration, (6) Träume und (7) die sich aus der Einwanderung ergebende veränderte Beziehung zwischen Mensch und Tier.

Der zweite Teil des Buches trägt den Titel »Identität« und umfasst zwei Kapitel. Das zweite Kapitel behandelt die entwicklungsgebundenen und phänomenologischen Aspekte der Identität. Hierin verfolge ich das Konzept der Identität von seinem ersten Erscheinen in der psychoanalytischen Literatur im Jahre 1919 über die diesbezüglichen Schriften Eriksons, Lichtensteins, Jacobsons und Mahlers bis hin zur aktuellen Wiederbelebung des Interesses an identitätsbezogenen Fragestellungen. Ich sehe in dieser Wiederbelebung einen Vorläufer der fundierten Beiträge Kernbergs zum Bereich der schweren Charakterpathologie wie auch der vermehrten Anwendung psychoanalytischer Behandlung bei Individuen mit unterschiedlichem kulturellem Hintergrund. Ich gehe auf die verschiedenen Phasen der Identitätsentwicklung ein, die Zeit vor der Geburt, Trennungs- und Individuationsphase, Ödipuskomplex, Latenzzeit und Adoleszenz. Auch hänge ich jeweils eine Sektion zur Rolle des Vaters in der Konsolidierung der Identität seiner Kinder an sowie zu den Verfeinerungen der Identität im Erwachsenenalter. Daraufhin skizziere ich sieben Facetten von Identität (Realistisches Körperbild, subjektive Empfindung des Gleichseins, konsistente Attitüden und Verhaltensweisen, zeitliche Kontinuität, Authentizität, Geschlecht, Ethnizität und Gewissen) und diskutiere ihre klinische Bewertung und Relevanz. Während ich in diesem Kapitel häufig auf die Einwanderung bezogene Kommentare einwerfe, bringe ich erst im nächsten Kapitel die Themen Immigration und Identität auf bedeutungsvollere und tiefere Weise zusammen.

Das dritte Kapitel heißt »Vier Schienen der Identitätsumformung infolge der Immigration«. Diese Schienen umfassen die Dimensionen der Triebe und Affekte, interpersonellen und psychischen Raums, der Vergänglichkeit und sozialen Angliederung. Durch die Hervorhebung des Trauer-Befreiungsprozesses des Immigranten behandle ich die Fragen der Idealisierung und Abwertung, Nähe und Distanz, Hoffnung und Nostalgie, des geistigen Übergangsbereichs, der Wandlung des kulturellen Charakters des Über-Ich, der Gegenseitigkeit und der sprachlichen Transformation. In dem Bewusstsein, dass die vier dynamischen Abläufe weder erschöpfend sein noch unabhängig voneinander verlaufen müssen, äußere ich von vornherein Vorbehalte gegenüber meinem eigenen Konzept in dieser Hinsicht und kommentiere auch kurz die problematischere Lage von tief traumatisierten Exilanten und Flüchtlingen.

Die in den ersten beiden Teilen des Buches entwickelten Ideen finden ihren Bezug zu unserer alltäglichen klinischen Arbeit im dritten Teil. Dieser Teil trägt den Titel: »Kulturübergreifende Behandlung« und besteht aus zwei Kapiteln. Im vierten Kapitel biete ich detaillierte Leitlinien für die Durchführung von Psychotherapie und Psychoanalyse bei Einwanderern an. Dies sind keine »Pflichtstrategien«, sondern die Leitlinien sollen lediglich den Hintergrund bilden für die üblichen bestätigenden und interpretierenden Interventionen tiefer Psychotherapie oder Psychoanalyse. Diese Leitlinien beinhalten (1) Bewahrung kultureller Neutralität und Vermeidung von Gegenübertragungsproblemen, (2) Vernünftige Anpassung der therapeutischen Rahmenbedingungen an kulturelle Unterschiede, (3) Annahme einer entwicklungsbezogenen Haltung und Durchführung entwicklungsbezogener Arbeit, (4) Aufdeckung und Interpretation der kulturellen Rationalisierungen intrapsychischer Konflikte und Übertragungsreaktionen, (5) Bestätigung von Dislokationsempfindungen und Ermöglichung von Trauer, (6) Interpretation defensiver Funktionen der Nostalgie und der Abwehr der Entstehung von Nostalgie, (7) die Akzeptanz scheinbar unoptimaler Individuation und die Einbindung von Familienangehörigen in die Behandlung sowie (8) die Bewältigung der Herausforderung durch den Polyglottismus und den Polylingualismus des Patienten in der therapeutischen Dyade. Im fünften Kapitel kommentiere ich Kinder- und Familientherapien, wobei letztere von unschätzbarer Wichtigkeit in der Behandlung von Einwandererkindern und zuweilen auch in der Behandlung erwachsener Immigranten sind, besonders, wenn sie aus allozentrischen und kollektivistischen Kulturen stammen. Jeweils eine kurze Sektion widme ich der – wie ich sie nenne – psychoanalytisch sachkundigen Beratung und gemeinschaftlichen Hilfsprogrammen. Danach spreche ich die spezifischen Dilemmata des eingewanderten Therapeuten an, den sprachlichen Unterschied zwischen ihm und seinen Patienten, seine Fähigkeit, kulturelle Neutralität zu bewahren, und seine Befähigung, eine optimale Distanz zwischen seiner eigenen hybriden Identität und der relativ »monoethnischen« Selbstrepräsentation seines im Land geborenen Patienten zu bewahren, wenn beide im Schmelztiegel der Übertragung und Gegenübertragung aufeinandertreffen.

Auf dem Wege zur Fertigstellung meines »Gemäldes«[1] der Identitätsprobleme von Einwanderern blieb meine Palette nicht auf die Farben der Psychiatrie und Psychoanalyse beschränkt. Ich verließ mich ebenso auf meine persönliche Erfahrung und entlehnte Beispiele aus Anthropologie, Soziologie, Fiktion, Kino und vor allem aus der Dichtung. So folgte ich meinen intellektuellen und ästhetischen Neigungen und habe auch auf Freuds Rat gehört. Vor sechsundsechzig Jahren schloss er eine seiner Vorlesungen, indem er dem Publikum ans Herz legte, dass sie, um mehr über diese Dinge zu lernen, ihre eigene Lebenserfahrung zu Rate ziehen oder sich an die Dichter wenden sollten (Freud 1933, S. 135). Ich habe beides getan!

1 Hervorhebung durch d. Übers.

Teil I
IMMIGRATION

1 Mit der Immigration assoziierte psychosoziale Faktoren

Die Migration[2] von einem Land in ein anderes ist ein komplexer psychologischer Prozess mit bedeutenden und bleibenden Auswirkungen auf die Identität eines Individuums. Das Verlassen seines Landes führt bei einem Menschen zu tiefgreifenden Verlusten. Oftmals muss er auf gewohnte Speisen verzichten, auf einheimische Musik, auf bislang nicht in Frage gestellte soziale Konventionen und sogar auf die eigene Sprache. Das neue Land wartet auf mit seltsam schmeckenden Speisen, neuen Liedern, anderen politischen Problemen, unbekannter Sprache, farblosen Festen, unbekannten Helden, einer Geschichte, in der sich der Einwanderer nicht verwurzelt fühlt und visuell unbekannten Landschaften. Neben diesen Verlusten birgt sie jedoch eine neue Gelegenheit zu geistigem Wachstum und Veränderung. Neue Kanäle der Selbstdarstellung werden zugänglich. Es treten neue Identifizierungsmodelle, andere Richtlinien des Über-Ich und neue Ideale in Erscheinung. Eins ist klar: Immigration resultiert in einen plötzlichen Wechsel von einer »durchschnittlichen vorhersehbaren Umgebung«[3] (Hartmann 1959) zu einer seltsamen und unvorhersehbaren.[4]

---

2 Anm. d. Übers.: Da im Deutschen der Gebrauch des Begriffs »Migration« geläufiger ist, habe ich den im amerikanischen Original verwendeten Begriff »Immigration« an den Stellen, wo er sowohl Aus- als auch Einwanderung impliziert, mit dem Wort »Migration« übersetzt. In den meisten Fällen habe ich jedoch den Begriff »Immigration« übernommen, da der Autor in seinem Buch im Wesentlichen auf die psychologische und kulturelle Entwicklung des Migranten nach der bereits erfolgten Einwanderung in ein neues Land eingeht.

3 Anm. d. Übers.: Sofern nicht anders vermerkt, entsprechen alle Hervorhebungen im Text (Kursivschrift, Anführungszeichen, Klammern etc.) dem amerikanischen Original.

4 Die Unterstreichung der Migration von einem Land ins andere sollte nicht über die Tatsache hinwegtäuschen, dass Menschen, die in kulturell andersartige Regionen desselben Landes ziehen, mit den gleichen Fragen konfrontiert werden können. Ein äußerst illustratives Bei-

Die Mischung der schmerzlichen Empfindungen über die mit dem Migrationsprozess verbundenen Verluste und der Furcht, die sich infolge der sich verändernden äußeren (und inneren) Realität einstellt, löst einen Trauerprozess aus, dessen Ausgang von einer großen Anzahl veränderlicher Faktoren abhängt. Der größte Teil dieses Kapitels ist einer sich Schritt für Schritt entwickelnden Diskussion dieser Variablen gewidmet. Danach werden bestimmte andere Aspekte der Immigrationserfahrung (z.B. Geschlecht, Eheschließung, Homosexualität) behandelt, die in der einschlägigen Literatur bisher nicht tangiert wurden. Das Kapitel schließt mit einer Zusammenfassung der hier präsentierten Ideen und Hypothesen.

Den Ausgang des Migrationsprozesses beeinflussende Faktoren

> Der Einwanderer muss – zumindest vorübergehend – einen Teil seiner Individualität aufgeben, um sich in seine neue Umgebung zu integrieren. Je größer der Unterschied ist zwischen der neuen Gemeinschaft und der, zu der er einst gehört hat, umso mehr wird er aufzugeben haben. [Grinberg und Grinberg 1989, S. 90]

> Da die Migration von einem Ort zu einem anderen Verluste in sich birgt – den Verlust der Heimat, den Verlust von Freunden und den Verlust der früheren Identität – können alle Erfahrungen der Dislokation am Kriterium der Fähigkeit bzw. Unfähigkeit des Einwanderers oder Flüchtlings, zu trauern, untersucht werden. Je mehr das Individuum intrapsychisch in der Lage ist, seinen oder ihren Verlust anzunehmen, desto größer ist der Grad der Anpassung an das neue Leben. [Volkan 1993, S. 65]

spiel für solche »internen Migrationen« (Grinberg und Grinberg 1989, S. 17) ist die von Jon Voight gespielte Figur in dem populären 1969er Film *Midnight Cowboy*. Die soziologischen Beobachtungen Coles (1967) über Süd-Nord-Migration in den USA und die Brodys (1973) über interne Migrationen in Brasilien sind in diesem Kontext ebenfalls hilfreich. Der neuseeländische Dichter James Baxter (1958) hat seine Erfahrung der Migration von einer Region seiner Heimat in eine andere in einem sehr schönen Gedicht mit dem Titel »Die Rückkehr« niedergelegt.

Umstände der Migration und deren Gründe

Die Umstände der Migration und die Beweggründe, die zu einem so bedeutenden Schritt führen, spielen eine ausschlaggebende Rolle für die nachfolgenden psychologischen Prozesse. Dies hängt von vielen Faktoren ab. *Erstens* macht es einen großen Unterschied, ob die Migration zeitlich begrenzt ist oder nicht. Die Lage eines Diplomaten, der für einen bestimmten Zeitraum in ein fremdes Land geschickt wird, unterscheidet sich grundlegend von der eines Migranten, der seine Heimat verlassen hat, um sich in einem neuen Land niederzulassen. *Zweitens* ist für die nachfolgende Anpassung entscheidend, in welchem Maß der Migrant den Beschluss zur Auswanderung freiwillig getroffen hat. Auch die Zeit, die dem Auswanderer für die Vorbereitung seiner Ausreise zur Verfügung steht, ist relevant. Eine plötzliche Abreise schließt antizipierendes Trauern von vornherein aus und erschwert die nachfolgende Anpassung. *Drittens* hat die Möglichkeit eines erneuten Besuchs des Heimatlandes ihren eigenen Effekt auf den Ausgang des Migrationsprozesses. Migranten, die ihr Heimatland oft und ohne Schwierigkeiten besuchen können, leiden weniger als solche, denen solch »emotionales Auftanken« versagt bleibt (mehr dazu weiter unten). *Viertens* spielen auch die Ursachen für die Auswanderung eine Rolle für den Erfolg oder Misserfolg der Anpassung an die neue Umwelt. Hinsichtlich der externen Realität stellt sich die Frage, ob der Migrant wirtschaftlicher Not, politischer Verfolgung oder ethnischen Unruhen entkommen wollte oder ob er nach neuen Möglichkeiten und weiteren Horizonten strebte. Stellte die Immigration psychologisch eine ängstliche oder wütende Zurückweisung primärer Objekte dar oder war sie Ausdruck der gesunden, alloplastischen Kapazität des Ich? Oftmals, wenn die intrapsychische Trennung von Eltern sich schwierig gestaltet,

> kann die Auswanderung in ein fernes Land ein illusorisches Gefühl der Trennung und Unabhängigkeit vermitteln. Die Emigration kann ein Weg zum Verlassen eines oder beider Elternteile oder auch eines Geschwisters sein. Sie kann Mittel zur Rache an einem anspruchsvollen oder herrschsüchtigen Elternteil sein oder auch das Bedürfnis zum Ausdruck bringen, sich aus einer beklemmenden Beziehung zu befreien. [Marlin 1997, S. 244]

Sicherlich ist jede streng dichotome Sichtweise der der Migration zugrunde liegenden Beweggründe künstlich, der Ausgang des Migrationsprozesses kann jedoch in der Tat mit dem ökonomischen Gleichgewicht von Realität gegenüber intrapsychischen und von adaptiven gegenüber neurotischen Komponenten variieren.

All dies führt uns zu der Unterscheidung zwischen »Immigranten« und »Exilanten«[5]. Sie unterscheiden sich in der Tat in fünf verschieden Merkmalen. *Erstens* hat der Immigrant sein Land freiwillig verlassen, während der Exilant daraus vertrieben wurde. *Zweitens* hatte der Immigrant in der Regel mehr Zeit für die Vorbereitung seiner Abreise, während der Exilant ohne Vorwarnung flüchten musste. *Drittens* findet die Ausreise des Migranten generell unter weniger traumatischen Umständen statt; der Exilant lässt oft ein Land in katastrophalen sozio-politischen Zuständen hinter sich.[6] *Viertens* bewahrt sich der Immigrant die Möglichkeit, sein Heimatland zu besuchen, während für den Exilanten, der die »Bande der Zugehörigkeit« durchtrennt hat (Akhtar 1992a), diese wichtige Quelle des emotionalen »Auftankens« nicht zur Disposition steht. *Schließlich* variiert auch die Art und Weise, wie diese beiden Gruppen von der Bevölkerung des Einwanderungslandes aufgenommen werden. Der Immigrant kommt mit weniger soziopolitischem Ballast im Gepäck und wird daher meist positiver aufgenommen, wohingegen der Exilant mit Argwohn betrachtet und weit weniger bereitwillig akzeptiert wird. Diese äußeren Differenzierungen tragen zu den Unterschieden in den intrapsychischen Prozessen der Trauer und Anpassung in den beiden Gruppen bei (s. Kapitel 3).

Die Definition eines Exilanten als ein aus seinem Land Vertriebener darf nicht darüber hinwegtäuschen, dass der Status eines Immigranten sich zuweilen plötzlich in den eines Exilanten verwandeln kann. Aufgrund plötzlicher politischer Veränderungen in ihrem Herkunftsland können Immigranten ganz abrupt von ihrer Heimat abgeschnitten werden. Botschafter Nathaniel Howell, der US-Botschafter in Kuwait zur Zeit der irakischen Invasion war,

5 Der Ausdruck »Exilant« hat sein sprachliches Gegenstück in dem Begriff »Flüchtling«. Ersterer betont die Unfähigkeit bzw. den Unwillen, das Heimatland wieder aufzusuchen, während letzterer das Element der Flucht vor Gefahr oder Verfolgung hervorhebt (s. Webster's New Collegiate Dictionary [1987], S. 435 und S. 991 entsprechend). Im Grunde treten diese beiden Zustände (d.h. verhinderter Besuch und Flucht vor Gefahr) gemeinsam auf. Der Begriff »Exilant« wird hier für beide Typen stark traumatisierter Migranten angewendet.

6 Die jüdische Diaspora nach dem Holocaust ist ein überwältigendes Beispiel für durch religiöse Verfolgung induzierte traumatische Migration. Ein anderes Beispiel sind die die Teilung Indiens von 1947 begleitenden Ereignisse. In den drei darauffolgenden Jahren zogen zehn Millionen Hindus und sieben Millionen Moslems infolge der blutigen und tragischen Teilung Indiens nach Religionszugehörigkeit von einer Region in eine andere.

und der dauernde Kontakte mit vertriebenen und traumatisierten Kuwaitis unterhielt, bemerkte Folgendes:

> Der unfreiwillige Verlust der Heimat ist zweifellos einer der traumatischsten Verluste, von dem eine einzelne Person oder eine Gruppe betoffen sein kann. Der Verlust der damit assoziierten Sicherheit, Gewohnheit und historischen Kontinuität ist erheblich, selbst wenn keine physische Bedrohung oder tatsächliche Verletzung involviert ist. Unter den am schwersten durch die irakische Besetzung Kuwaits Betroffenen fanden wir z.B. in einer drei Jahre nach dem Erlebten (1992–1993) durchgeführten Studie viele Personen, die sich außerhalb ihres Landes aufgehalten hatten, als die Besatzung begann. Eingehende Befragungen einer Gruppe repräsentativer Testpersonen enthüllten das Trauma, das sie durchlebt hatten, als sie in Kairo, London oder in den USA erwachten und feststellten, dass sie »kein Land mehr hatten«. Physisch waren sie selbst in Sicherheit (wenngleich die meisten Familienmitglieder hatten, die unter der brutalen Besatzung litten), aber ihre Pässe und ihr Geld hatten ihren Wert verloren; sie hatten buchstäblich keine Identität mehr. [Howell 1999, S. 164].

Dies zeigt, wie sich der Status einer Person von dem eines Immigranten in den eines Exilanten verwandeln kann. Das Gegenteil trifft ebenfalls zu, wie sich an der Situation osteuropäischer Juden zeigt, die ihre Länder nach dem Holocaust verlassen haben und als Exilanten und Immigranten in die USA kamen. Mit dem Zusammenbruch der Sowjetunion und der Öffnung vieler osteuropäischer Staaten nach Westen verwandelte sich ihr psychologischer Status plötzlich in den von Immigranten. Mit anderen Worten haben sie jetzt die Gelegenheit, ihre Länder zu besuchen oder sich gar dort wieder anzusiedeln, sollten sie dies wünschen.

Die Lage wird noch komplexer, wenn der intrapsychische Status des Flüchtlings und des Immigranten zusammentreffen und jeder Status einen anderen Bereich des Lebens einer Person repräsentiert. Eine Person kann z.B. von einem Land in ein anderes als Exilant oder Flüchtling auswandern und Jahre später als freiwilliger Migrant in ein drittes Land einwandern. Die psychologische Unbeständigkeit der Trauer ist in diesen Fällen kompliziert. Das Land, das diese Person freiwillig verlassen hat, fungiert als Objekt, das idealisiert und um das in gewissem Maß getrauert werden kann, während das Land, aus dem die Person vertrieben wurde, abgewertet bleibt und nicht betrauert werden kann.

Zugang zu ›emotionalem Auftanken‹[7]

Der Begriff ›*emotionales Auftanken*‹ wurde von Furer (zitiert in Mahler et al. 1975, S. 69) geprägt, um die häufige Rückkehr des Kleinkinds von seinen Streifzügen in eine sich immer mehr erweiternde äußere Welt zur Mutter zu beschreiben. Der wiederholte perzeptuelle Input durch die Mutter lädt die innere Batterie der symbiotischen dualen Einheit wieder auf und stärkt das Vertrauen des Kindes. Mit der stabilen und dauerhaften Verinnerlichung der Mutter wird der Bedarf an diesem Kontakt geringer. Außerdem werden die Arten dieses Auftankens mit der Weiterentwicklung des Ich und mit zunehmendem Alter vielfältiger und bewegen sich von der Mutter selbst weg und hin zu anderen Quellen psychischer Kraft. Während dieses Phänomen charakteristisch für die frühe Entwicklung des Kindes ist, hat es gleichzeitig tiefgreifende Bedeutung im Leben eines Einwanderers. Getrennt von seinem »Vaterland«[8] braucht der Immigrant die äußere Bestätigung seiner intrapsychischen Verbindung zu ihm. Idealerweise hat er Zugang zu zwei Quellen solcher Bestätigung. Die eine besteht im tatsächlichen oder *extramuralen Auftanken*, z.B. durch Telefongespräche mit zurückgebliebenen Angehörigen oder Besuchsreisen ins Heimatland. Die andere ist das *intramurale Auftanken* oder die anaklitische Unterstützung durch eingewanderte Familienangehörige und durch das weitere Netzwerk der eigenen ethnischen Gemeinschaft (z.B. Freunde, Kaufleute, oder Ärzte der gleichen Nationalität). Elsa Ronningstam (persönliche Korrespondenz, 1997) bemerkt, dass die eigene ethnische Gemeinschaft oftmals nicht nur eine Quelle für emotionales Auftanken darstellt, sondern dass sie Einwanderer zuweilen mit ihnen noch unvertrauten Aspekten der eigenen Persönlichkeit oder Kultur konfrontiert. Sie stellt Folgendes fest: »Ich war persönlich überrascht, mich sowohl mit neuen Aspekten meiner schwedischen Identität als auch mit völlig unerwarteten korrigierenden Erfahrungen in dieser neuen schwedischen Gemeinschaft hier in Massachusetts konfrontiert zu sehen.«

Der Besuch volkstümlicher Märkte, Feste heimatlicher Tradition und folkloristische Fernsehsendungen sowie die Teilnahme an religiösen Gottesdiensten der Gemeinden eigener ethnischer Herkunft gehören zu den Aktivitäten, die dem Einwanderer ethnopsychische ›Verjüngung‹ ermöglichen. Der bekannte griechische Dichter Constantine Cafavy (1906)

7 Hervorhebung durch d. Übers.

8 Der englische Begriff für »Vaterland« ist »motherland« (»Mutterland«)

hat diese Erscheinung unter frühen griechischen Einwanderern eloquent beschrieben:

> Das einzig von ihren Vorfahren Übriggebliebene
> war ein griechisches Fest mit schönen Ritualen,
> mit Leiern und Flöten, Wettkämpfen und Girlanden.
> Und es war ihr Brauch zum Ende des Festes
> zu erzählen von ihren alten Gebräuchen
> und wieder griechische Namen auszusprechen
> derer sich schwerlich noch einer von ihnen erinnerte.
> [»Rückkehr aus Griechenland«, S. 369]

Menschen, denen diese Quellen zur Verfügung stehen – besonders wenn sie in der Lage sind, ihr Heimatland zu besuchen – haben es wesentlich leichter, sich den neuen Gegebenheiten anzupassen. Hierin liegt ein wichtiger Unterschied zwischen dem Immigranten und dem Exilanten. Der Exilant, der Möglichkeit des Besuchs seines Herkunftslandes beraubt, hat weder die Gelegenheit zu emotionalem Auftanken, noch ist er in der Lage, die verinnerlichten Bilder seiner frühen Umwelt zu aktualisieren und zu überarbeiten. Die Straßen, Schulen, Spielplätze und das Zuhause seiner Kindheit sind für immer verloren. Selbst die Gräber seiner Vorfahren werden unzugänglich für ihn (s. Akhtar und Smolar 1998 zur Bedeutung des Besuchs von Gräbern). Die Trauer ist daher auf allen möglichen Ebenen gehemmt und das Potential zur Entwicklung verhärteten Kummers wird größer (s. auch Volkan 1990).

Das Alter zum Zeitpunkt der Migration

Da die Einwanderung ein destabilisierender Prozess ist, sind der Grad der Konsolidierung der psychischen Struktur, das Ausmaß ihrer Abhängigkeit von »Reizfütterung« (Rapaport 1960) aus der externen Realität und die zur Zeit der Migration aktiven bewussten und unbewussten Fantasien unter Umständen entscheidend für die spätere psychologische Anpassung. Das Alter zur Zeit der Migration wird so zu einem sehr wichtigen Faktor. Einwanderer verschiedener Altersgruppen haben unterschiedliche Probleme. Die Lage von Kindern ist besonders kompliziert. Sie sind fast nie Einwanderer im wahrsten Sinne des Wortes. »Eltern sind entweder freiwillige oder unfreiwillige Migranten, Kinder jedoch immer ›Exilanten‹; sie können nicht entscheiden, ob sie gehen wollen oder nicht, und sie können auch nicht zurückkehren, wenn sie wollen« (Grinberg und Grinberg 1989, S. 125). Die Migration kann sich stark auf Säuglinge und Kleinkinder auswirken,[9] jedoch meist auf indirektem Weg, d.h. durch die Destabilisierung der elterlichen psychischen Struktur. In dieser präverbalen Phase sind Kinder in großem Maße von der affektiven Abstimmung durch ihre Eltern abhängig, die helfen soll, ihre unvollständigen internen Gefühls- und Gedankenlagen umzuwandeln. Alles, was die »Container«-Funktion (Bion 1967) des mütterlichen Traumbildes beeinträchtigt, ist dazu angetan, unverdaute Erfahrungsresiduen im Geist des Kindes zu hinterlassen.[10] Im Falle der Migration, wenn die Dekathexis der Eltern vom Heimatland vor der Abreise und ihre Ängste und Trauer bei der Ankunft im Einwanderungsland tiefgreifend sind, verliert das kleine Kind unter Umständen seine stark benötigte Ich-Bestätigung und erleidet nachteilige Konsequenzen (Bonovitz und Ergas 1999).

Andere Kinder, die mit Migration konfrontiert werden, tendieren dazu, Fantasien hinsichtlich des Ereignisses zu entwickeln. Das elterliche Vorrecht, in diesem Bereich Entscheidungen zu treffen, kann leicht von den ödipalen Fantasien der Kinder aufgegriffen werden. »In der unbewussten Fantasie des Jungen emigriert die Mutter, um dem Vater zu folgen, ohne darauf Rücksicht zu nehmen, welchen Schaden das Kind nehmen könnte; in der unbewussten Fantasie des Mädchens emigriert der Vater, um der Mutter Schutz oder Wohlbefinden zu bieten, ohne das Leiden des Mädchens zu berücksichtigen« (Grinberg & Grinberg 1989, S. 125).

Migration in der Zeit der Adoleszenz ist vielleicht noch problematischer. Während dieser Zeit ist der junge Mensch mit der Aufgabe der »zweiten Individuation« (Blos 1967) oder einer inneren Loslösung von den primären Liebesobjekten der Säuglingszeit und Kindheit beschäftigt. Diese Loslösung verursacht falsche Triebregulierung und Verwirrung hinsichtlich der eigenen

9 Eine besondere Situation liegt im Fall von jungen Kindern vor, die von in fremden Ländern lebenden Personen adoptiert werden (Norma Pomerantz, persönliche Korrespondenz 1999). Hier geht der Verlust einer vertrauten, wahrnehmbaren Umwelt mit dem Verlust der biologischen Eltern einher, ein zweifaches Trauma, das besonders stark ist, wenn es sich um ein älteres Kind handelt, bei dem die Bindung an Mutter und Umwelt bereits stattgefunden hat.

10 Freuds Kindheitsmigrationen (im Alter von 3 Jahren von Freiberg nach Leipzig und mit 4 Jahren von Leipzig nach Wien) waren nicht frei von psychischen Auswirkungen. Er »vergaß nie die Wälder um Freiberg« und seine »artikulierte, oft wiederholte Abneigung gegenüber Wien« (Gay 1988, S. 9, 10) spiegelte nicht nur die Mühsal, Einsamkeit und den Antisemitismus wider, mit denen er dort konfrontiert wurde, sondern auch die Tatsache, dass Wien nicht Freiberg war!

Identität. Sie kann nur durchgearbeitet werden, wenn eine starke Peergroup zur Verfügung steht, mit dem der oder die Betroffene Versuchsidentifikationen, verstärkte Ich-Autonomie und sexuelle Freiheit praktizieren kann. Die Trauer über den Verlust der Kindheit wird mithilfe des durch den Umgang mit Gleichaltrigen ermöglichten Schritts hin zu altersgemäßer Identität und ebensolchen Objektbeziehungen kompensiert. Wenn die kulturelle Plattform, auf der sich ein solches Drama abspielt, sich plötzlich verändert, leidet die Fähigkeit zu psychischer Entwicklung. Der Verlust der gewohnten kulturellen Umgebung in einer Zeit, in der der Heranwachsende verbissen um die Unabhängigkeit von den Eltern kämpft, belastet sein Ich mit »doppelter Trauer« (van Essen 1999). Das Maß der elterlichen Verbundenheit untereinander und der Stabilität ihres individuellen Selbst kann unter diesen Umständen mildernd wirken.

Im Großen und Ganzen scheint es, dass ungeachtet eines spezifischen Alters

> die Einwanderungserfahrungen der Kinder in gewissen Maße den Haltungen ihrer Eltern beigemessen werden können. Die Schatten der Trauer über zurückgebliebene Angehörige, Schuld- oder Reuegefühle, die Angst vor Bestrafung ob des gewagten Schrittes in die Unabhängigkeit und die Furcht vor dem Unbekannten können Eltern Sorgen bereiten und so auch die Sicht ihrer Kinder verschleiern. Das Bedürfnis der Eltern, sich zu isolieren und die Kultur ihrer Heimat zu bewahren oder, andersherum, ihr Wunsch, Teil der dominanten Gesellschaft zu werden, beeinflusst die Kinder stark. Zuweilen tragen die Kinder die Hauptlast der Angst der Eltern vor dem Verlust ihrer Leidensfähigkeit. [Kahn 1997a, S. 278]

Einige Migrationen sind womöglich Ausdruck der so genannten »Midlife-Crisis«. Am entgegengesetzten Ende der Lebensspanne, im Alter, bestehen andere Probleme.

> Ein alter Mensch möchte generell nicht an einen fremden Ort ziehen. Es ist schmerzhaft für ihn, Dinge hinter sich zu lassen, die ihm Sicherheit geben, seine Vergangenheit ist sehr viel reicher als seine Zukunft, und daher verliert er durch einen solchen Schritt immer mehr, als er gewinnt. Wenn er aufgrund widriger Umstände umzieht oder auswandert, oder seinen Kindern folgt, um nicht allein zurückzubleiben, ist er sehr unglücklich; er fühlt sich regressiv abhängig, wie ein Kind, aber ohne die Erwartungen eines Kindes und dessen Potential, neue Leistungen zu vollbringen. [Grinberg und Grinberg 1989, S. 128]

Ahmad (1997) weist darauf hin, dass ältere Einwanderer durch die kulturelle Anpassung der jüngeren Generation negativ beeinflusst werden können. Oftmals stammen sie aus Kulturen, in denen nicht nur von den Kindern erwartet wurde, für ihre alternden Eltern zu sorgen, sondern auch bei ihnen zu leben. Wenn Letzteres nicht eintritt, sind sie schmerzlich enttäuscht. Carlin (1990) präsentiert eine eindrucksvolle Liste von Problemen, mit denen alternde Flüchtlinge und Einwanderer konfrontiert werden. Unter anderem sind dies (1) die Isolation von früheren Freunden, (2) die Schwierigkeit, neue Freunde zu finden, (3) die Grenzen der Unabhängigkeit, (4) die körperliche Mobilität, (5) die Angst vor dem Versagen beim Erlernen der neuen Sprache, (6) nichts Nützliches zu tun zu haben, (7) die Missbilligung durch Kinder und Enkelkinder, (8) das Gefühl, nutzlos und nicht anerkannt zu sein, (9) Krankheiten und (10) die Konfrontation mit dem Tod.[11] Letzteres ist immer problematisch, wird es aber umso mehr, wenn der Betroffene sich weit fort von dem Land, den Gräbern und den Geistern – sozusagen – seiner Ahnen weiß. Die Konfrontation mit Tod und Begräbnis in einem Land, in dem man sich fremd fühlt, führt zu einem Gefühl tiefer Traurigkeit und existenzieller Scham. Bahadur Shah Zafar (1775–1862), der letzte Mogul Indiens, der von den Briten ins Exil verbannt worden war, brachte dies zum Ausdruck, während er in Rangun (Burma, heute Myanmar) den Tod erwartete:

> Kitna hai bud-naseeb Zafar; dafn ke liye
> Do gaz zameen bhi na mili koo-ye-yaar mein.
>
> [»Cursed by the fate seems Zafar; for his burial
> he could not find two yards of land in his own country.« (1862, S. 89)]
>
> [»Zafar scheint vom Schicksal verflucht; für sein Begräbnis
> hat er nicht einmal zwei Yard Boden in seinem eigenen Land finden können.«][12]

11 Im Alter von 82 Jahren und kurz vor seinem Tod zog Freud aus Wien nach London. Wenngleich er Wien auch gehasst hatte und die Stadt um sein Leben fürchtend verließ, ging der Umzug dennoch nicht schmerzlos vonstatten. In Freuds eigenen Worten war »das Gefühl des Triumphs angesichts der Befreiung zu sehr mit Trauer vermischt, denn man hat doch das Gefängnis, aus dem man entlassen wurde, sehr geliebt« (Freud, Brief an Max Eitington, 6. Juni 1938, zitiert bei Gay (1988), S. 9).

12 Um der Intention der Dichter und der Bedeutung ihrer Gedichte gerecht zu werden, habe ich alle Gedichte zusätzlich zur deutschen Übersetzung auch im englischen Original bzw. in der vom Autor zitierten englischen Übersetzung aufgeführt. Im Falle von Gedichten in Urdu habe ich außerdem das vom Verfasser angeführte Original in seiner Muttersprache übernommen. (Anm. d. Übers.)

Dies alles lässt vermuten, dass das vorgerückte Alter kein passender Zeitpunkt für die Migration ist, und ich tendiere dazu, mich dem anzuschließen. Doghramji (1994) jedoch sieht dies anders:

> Es scheint, dass die beste Zeit zu emigrieren dann ist, wenn der Betroffene entweder jung oder alt ist, nicht aber in mittlerem Alter. Während der Säuglingszeit und der Kindheit spielen Eltern und Geschwister eine weit größere Rolle in der Entwicklung als die Gesellschaft an sich, und solange die Familie gemeinsam auswandert, bleibt die unterstützende Struktur des Kindes intakt. Später, während der Latenz und der Adoleszenz, kann der Immigrant den Prozess der Assimilation der kulturellen Identität beginnen. Es ist, als würde man beim Hausbau nach der Ausschachtung die Baupläne ändern. Dies wirft keine großen Probleme auf, denn es gibt immer noch eine Menge Raum für Veränderungen. Die Ausschachtungen können immer noch erweitert werden. Bei bereits erwachsenen Menschen hat sich höchstwahrscheinlich die kulturelle, religiöse und soziale Identität bereits geformt und es gilt, den Übergang im Kontext eines stabilen kulturellen Ich zu bewältigen. Das Haus ist bereits gebaut und kann nun nicht mehr drastisch verändert werden. Statt dessen werden Küche und Badezimmer angepasst und man fügt ein neues Familienzimmer mit gewölbter Decke hinzu. In der Zeit der Latenz und der Adoleszenz hat das Individuum noch kein stabiles Gleichgewicht zwischen den Trieben des Es und dem Über-Ich erreicht, und dieser Prozess verlangt nach wie vor nach einer Peergroup und sozialem und kulturellem Input. Darüber hinaus muss sich erst noch ein stabiles kulturelles Ich herausbilden, denn sein Entstehungsprozess hat gerade erst begonnen. Die Aufgabe, der sich der Immigrant nach der Einwanderung gegenüber sieht, ist die des Baus eines neuen Hauses auf einem alten Fundament. Wenn das alte Fundament nicht zu den neuen Plänen des Hauses passt, was nicht sein kann, wenn die neue Kultur zu verschieden ist, dann muss das Fundament selbst bis zu einem gewissen Maße überarbeitet werden, um sich den neuen Plänen anzupassen. Die Aufgabe ist dann schwieriger, was zwangsläufig zu größerer Verwirrung und zuweilen zu schlechterer Anpassung führt. [Doghramji, persönliche Korrespondenz, 28. April 1994].

Die prämigrative Persönlichkeit

Man lässt sich in der Tat dazu verleiten, nach bestimmten Persönlichkeitskonstellationen zu suchen, welche Menschen zur Migration prädestinieren. Vielleicht sind solche Menschen, die nicht verwurzelt sind (schizoide Individuen), solche, die großen Ehrgeiz besitzen (narzisstische Individuen), Menschen, die ständig nach Abwechslungen suchen (antisoziale Individuen), und solche, die der Verfolgung durch andere entkommen wollen (paranoide Individuen), eher migrationsbereit. Auch wenn dies stimmt, ist es doch wichtig zu erkennen, dass die Entscheidung zur Migration sich aus dem komplexen Zusammenspiel intrapsychischer und sozioökonomischer Faktoren ergibt. Charakterzüge sind nur einer von vielen Faktoren, die in diesen Prozess involviert sind.

Andererseits spielt der Charakteraufbau eine wesentlich größere Rolle bei der Anpassung des Einwanderers an sein neues Land. Menges (1959) warnt davor, dass das Risiko übermäßigen Heimwehs und der daraus folgenden mangelnden Anpassung bei solchen Personen größer ist, deren Individuationsprozess weniger erfolgreich verlaufen ist. Grinberg und Grinberg (1989), die sich auf Balints Konzepte des »oknophilen« (kontaktsuchenden, Objekte sammelnden, schutzbedürftigen) und des »philobatischen« (erregungssuchenden, nach Abwechslung verlangenden, unabhängigen) Typs berufen, kommen zu einem ähnlichen Schluss. Sie stellen fest, dass Menschen ersteren Typs mehr Schwierigkeiten haben, ihre Heimat zu verlassen als Personen letzteren Typs. Nach meinem Verständnis hat der »oknophile« Typ es in den frühen Phasen der Immigration schwerer, allmählich könnte er jedoch Bindungsobjekte in dem neuen Land wiederfinden und sich eingewöhnen. Der »philobatische« Typ hingegen wird zunächst die in seiner neuen Umgebung gewonnene Freiheit genießen, um dann später erneut rastlos zu werden. In beiden Fällen scheint jedoch das Maß der Fähigkeit zu wahrer intrapsychischer Getrenntheit eines Individuums großen Einfluss auf den Grad zu nehmen, bis zu welchem er oder sie die Momente der Einsamkeit zu ertragen imstande ist, welche unvermeidlich mit der Immigration einhergehen.

Das Wesen des Herkunftslandes

Der psychologische Ausgang des Migrationsprozesses hängt auch vom Wesen des Herkunftslandes oder der Region ab, die man verlassen hat. Die Migration von einem armen in ein reiches Land mit ihrem unausbleiblichen finanziellen Gewinn führt in vielen Fällen zu Gefühlen unbewusster Schuld. Zwei Zeilen eines Gedichts in Urdu, das ich 1980 schrieb – sieben Jahre nach meiner Einwanderung in die Vereinigten Staaten – beschreiben genau dieses Gefühl.

Aasoodgi pe apni pashemaan se hain hum,
Hain itne khush, ki thorey pareshaan se hain hum

[Affluence asks for its own price: a puzzling remorse.
Is happiness beginning to worry me? Of course.]

[Wohlstand fordert seinen eigenen Preis: verlegenes Schuldbewusstsein.
Beginnt das Glück mich zu plagen? Zweifellos.]

Auf der bewussten Ebene beziehen sich solche Schuldgefühle auf den Umstand, dass der Einwanderer Freunde, Familienangehörige und Landsleute in materiellen Errungenschaften überflügelt. Auf einer tieferen Ebene jedoch lauern persönlichere Probleme wie inzestuöse Schuldgefühle und präödipale »Trennungsschuld« (Modell 1965). Für Menschen, die politisch oder territorial instabile Gegenden der Welt verlassen haben, ist auch der Trauer-Befreiungsprozess der Immigration schwieriger. Eine unveröffentlichte Diskussion meiner ersten Arbeit zum Thema Immigration (Akhtar 1995) durch den in Toronto ansässigen Analytiker George Awad (1995) behandelt dieses Thema. Während er das Vorhandensein von Schuldgefühlen in Immigranten aus stabilen Nationen anerkennt – letztendlich haben sie die anderen freiwillig zurückgelassen – merkt Awad Folgendes an:

> Es gibt eine andere Art von Schuld, die »Schuld der Überlebenden«, die häufiger bei Flüchtlingen zu finden ist. Wir fühlen uns schuldig, im Gegensatz zu anderen überlebt zu haben. Zusätzlich betrauern wir den Verlust von geliebten Menschen, den Verlust des Heimatlandes, der Kontinuität. So sind Schuld und Trauer miteinander verbunden und können defensiv gegeneinander eingesetzt werden. Die Schuld des Überlebenden wird aus offensichtlichen Gründen viel ausführlicher in der Literatur über den Holocaust behandelt. Ich glaube, dass Einwanderer, die aus den Krisenregionen der Welt kommen, in denen sie andauernd mit Zerstörung, Tod und Verlusten konfrontiert werden, ihre Schuld des Überlebenden ebenso zu bewältigen haben wie sie trauern müssen. [Awad 1995, S. 6]

Im Fall von Immigranten und Flüchtlingen aus Nationen, die noch keinen eigenen Staat besitzen, kann die Hoffnung auf den glorreichen Tag, an dem ihre Völker politische Unabhängigkeit erlangen, den Prozess des Trauerns und der Assimilierung behindern. Doghramji (1994) bemerkt dazu:

> Es gibt Menschen, die seit Generationen außerhalb ihres Heimatlands leben, aus dem sie vertrieben wurden, in der Hoffnung, eines Tages in ihr eigenes Land zurückkehren zu können (wenn dies seine Unabhängigkeit gewonnen hat). Hierzu gehören Armenier, Palästinenser, Kurden und viele andere. Der Prozess des Übergangs nach der Emigration in dieser Situation ist scheinbar schwieriger. [Persönliche Korrespondenz, 28. April 1994]

Im Gegensatz dazu ist die Migration von einem wohlhabenden in ein weniger wohlhabendes Land – ungeachtet ihrer gelegentlichen humanitären und spirituellen Untertöne – unter Umständen selbst Ausdruck unbewusster Schuld; s. in diesem Zusammenhang Lapierres (1985) Roman *Stadt der Freude*[13], der die Migration eines nordamerikanischen Arztes in die größtenteils arme Stadt Kalkutta in Indien beschreibt. Schuld wird auch deutlich in Einwanderern aus Israel. Sie halten stärker als andere Immigranten an dem Glauben fest, über kurz oder lang nach Israel zurückzukehren. Ferner halten sie sich bedeckt und wollen es vermeiden, als Abtrünnige betrachtet zu werden (oder sich selbst so zu sehen), die das »Gelobte Land« verlassen haben:

> In ihrer Heimat würden sie *Absteiger* genannt, eine abwertende Bezeichnung, die jemanden beschreibt, der »durch das Verlassen Israels absteigt«, wodurch er die grundlegenden Lehren des Zionismus verleugnet. Dies steht im Gegensatz zu dem *Aufsteiger*, zu jemandem, der durch die Einwanderung nach Israel aufsteigt. Der *Absteiger* wird als egoistisch und schwach aufgefasst, ein Versager und Verräter. [Knafo und Yaari 1997, S. 221–222]

In ihrem illustrativen Aufsatz heben Knafo und Yaari hervor, in welchem Maße »die Auswirkungen der jüdischen und zionistischen Geschichte wie auch die tief in der israelischen Sozialstruktur verwurzelten Belastungen zu den Dilemmata dieser Einwanderer beigetragen haben« (S. 238). Abgesehen von der von diesen Autoren beschriebenen Vielfalt der Verleugnungen gibt es das Phänomen des verspäteten Einsetzens der Trauer hinsichtlich der Emigration aus Israel. Pnina Pinchevsky, eine israelische Kollegin, die heute in Montreal lebt, beschreibt ihre dahingehende Erfahrung wie folgt:

> Ich erlebe eine verspätete Reaktion auf meine Einwanderungserfahrung. Vielleicht liegt das daran, dass es während meiner ersten Jahre in Kanada so viele aufregende Veränderungen und Anpassungen gab, die bewältigt werden mussten: Ich habe meinen Mann kennen gelernt, geheiratet, eine Familie gegründet, meine Laufbahn als Sozialarbeiterin aufgebaut, etc. Erst als ich mit den Fragen der Lebensmitte konfrontiert wurde (der sich verschlechternde Gesundheitszustand meiner Eltern, meine Kinder verließen das Haus, usw.), begriff ich meinen Verlust und den Preis, den ich für die Emigration gezahlt hatte (wenngleich ich mir gleichzeitig des guten Tauschs und der Gelegenheiten, die sich mir durch das Leben in Kanada boten, durchaus bewusst war). Ich finde auch interessant,

13 Titel des amerikanischen Originals: »City of Joy«.

dass ich, als ich begann, über all diese Dinge nachzudenken, beschloss, das Gebiet der Sozialarbeit, welches hier sehr praktisch und aufgabenorientiert ist, zu verlassen, um mich dem Gebiet der Psychotherapie zuzuwenden, in dem ich mich ständig mit Fragen der Zugehörigkeit (oder genauer) des Mangels an Zugehörigkeit auseinandersetze. [Persönliche Korrespondenz, Juni 1998]

Das Ausmaß kultureller Unterschiede

Der psychologische Ausgang des Migrationsprozesses hängt auch vom Ausmaß der kulturellen Unterschiede zwischen dem Einwanderungsland und dem Heimatland ab. Diese Unterschiede umfassen ein breites Spektrum an Dimensionen wie Kleidung, Speisen, Sprache, Musik, Witz und Humor, politische Ideologien, Grad und Arten zulässiger Sexualität, das Maß der Autonomie gegenüber familiärer Gebundenheit, den Preis für Selbstbehauptung gegenüber Zurückhaltung, das subjektive Zeitempfinden, das Maß und den Charakter der Kommunikation zwischen Geschlechtern und Generationen[14] usw. Unter Umständen macht es auch einen großen Unterschied, ob eine Kultur mehr oder weniger empfänglich für die musikalischen oder dichterischen Neigungen des Einwanderers ist. In manchen Kulturen ist es üblich, in der Öffentlichkeit vor sich hin zu summen oder auch zu singen, während dies in anderen völlig ungebräuchlich ist. Die Einwanderung aus einem Land ersteren in ein Land letzteren Typs kann die emotionale Stimme des Immigranten zum Schweigen bringen. In den Worten des russischen Dichters und Nobelpreisträgers Joseph Brodsky (1973) klingt das so:

In the republic of ends
and means that counts each deed
Poetry represents
the minority of the dead. [S. 136]

[In der Republik der Zwecke
und Mittel, die jede Tat zählt

14 Einwandereltern beklagen sich oft darüber, dass ihre Kinder, die im Einwanderungsland geboren wurden, ihnen entgleiten. Ein schmerzliches Zusammenfließen kultureller, generationsbedingter und intrapsychischer Konflikte charakterisiert solche Szenarien. Die Entwirrung solcher kommunikativer Knoten stellt – wenn sie auch niemals einfach ist – einen wichtigen Aspekt der Arbeit mit Immigrantenpatienten und ihren Familien dar (s. Kapitel 4).

repräsentiert die Poesie
die Minderheit der Toten.]

Während alle oben erwähnten Faktoren eine Rolle spielen, ist die Bedeutung von Speisen und Sprache besonders wichtig für den Einwanderer:

> Nahrung spielt eine besondere Rolle, denn sie symbolisiert die früheste strukturelle Verbindung mit der Mutter oder der Mutterbrust. Der Immigrant mag daher die lokalen Speisen des neuen Landes vehement ablehnen und nostalgisch nach den für sein Heimatland typischen Speisen suchen ... Er sucht Zuflucht bei den Speisen, um seine Ängste zu lindern, und kreiert so eine idealisierte Mutterbrust, die großzügig und unermüdlich ist, und durch die er die mannigfachen Verluste seiner Migration zu kompensieren versucht. Normalerweise isst er diese Mahlzeiten in Gesellschaft von Landsleuten, und zusammen folgen sie einer Art Erinnerungsritus. [Grinberg und Grinberg 1989, S. 79]

Die eigene Muttersprache ist womöglich noch wichtiger für den Einwanderer. Sie ist seine tiefste und verlässlichste Verbindung zu der Kultur, in der er aufgewachsen ist. Die Annahme einer neuen Sprache bedroht seine Identität, die mit der Muttersprache verbunden ist, welche mit den ihm von seiner Mutter gesungenen Wiegenliedern den tiefsten sprachlichen Kern verinnerlichter guter Objekte bildet. Je größer der Unterschied in diesem Bereich zwischen seinem Herkunftsland und dem Einwanderungsland ist, desto schwieriger ist es für den Einwanderer, sein verletztes Selbst zu heilen (s. Kapitel 3). Das folgende Gedicht meiner neunzehnjährigen Tochter Nishat Akhtar porträtiert eloquent das daraus resultierende Gefühl der psychischen Entwurzelung und der kulturellen Unzugehörigkeit:

You wake up every morning to the reminder of God.
The sun has cracked in the East once again,
But your desire is for the West.
And shortly after people flood the market and streets,
The dirt begins to rise into the dry atmosphere.
You lean on the iron railing to your balcony,
Neglecting its intricacy.
Overlooking the palm trees.
Smog and overpopulation disgust you.
One day you will leave this place, in search of something better.
You will be surrounded by
Spotless suburbs,
Fresh air and

A naively cruel ignorance of the Other.
But you will convince yourself that you are happy.
No longer will the indigenous call for prayer be your awakening,
Now, it will be the tormented cries of your future,
Lost in the color of your skin.
And as the sun sets in the West,
You will shed a tear,
Longing to be back in the east.
Immigrant.

[Du erwachst jeden Morgen durch die Mahnung an Gott.
Die Sonne steigt wieder im Osten auf,
Aber du sehnst dich nach dem Westen.
Und kurz nachdem die Menschen Märkte und Straßen überschwemmen,
Beginnt der Staub in die trockene Atmosphäre zu steigen.
Du lehnst am eisernen Geländer deines Balkons,
Achtest nicht auf seine komplexe Struktur.
Übersiehst die Palmen.
Smog und Überbevölkerung ekeln dich an.
Eines Tages wirst du diesen Ort verlassen auf der Suche nach einem besseren.
Du wirst umgeben sein von peinlich sauberen Vorstädten,
Frischer Luft und
Einer naiv-grausamen Ignoranz des Anderen.
Doch du wirst dich davon überzeugen, dass du glücklich bist.
Der Gebetsruf der Eingeborenen ist nicht länger dein Weckruf,
Jetzt sind es die gequälten Schreie deiner Zukunft,
Verloren in der Farbe deiner Haut.
Und wenn die Sonne im Westen versinkt,
Wirst du eine Träne vergießen,
Dich nach dem Osten zurücksehnend.
Immigrant.]

Im Wesentlichen hat das Ausmaß der kulturellen Unterschiede (über ein breites Spektrum von Dimensionen) starken Einfluss auf die der Immigration folgende Trauer. Sind die Unterschiede groß, kann diese Trauer und die darauf folgende Anpassung äußerst schwierig werden. Migration aus Kanada oder England in die Vereinigten Staaten ist zum Beispiel nicht dasselbe wie aus Korea oder Jemen. Settlages (1992) Beobachtung, dass die durch den Migrationsprozess hervorgerufenen bedeutenden Unterschiede in den elterlichen Persönlichkeiten die Selbst- und Objektbeständigkeit des heranwachsenden Kindes auf die Probe stellen, ist hier aufschlussreich. Sie spiegelt Freuds (1923) frühere Warnung wider, dass wenn die Identifikation des Ich

»zu zahlreich, unangemessen machtvoll und miteinander inkompatibel wird, ein pathologisches Resultat nicht lange auf sich warten lässt« (S. 30). Gleichzeitig sollte angemerkt werden, dass oberflächliche kulturelle Ähnlichkeiten (wie z.B. im Falle britischer oder kanadischer Einwanderer in die USA) den Betroffenen nicht davor schützen, sich als Immigrant zu fühlen. In Stephen Shanfields Worten (persönliche Kommunikation, April 1994), sind Kanadier, die in die Vereinigten Staaten eingewandert sind, »unsichtbare Immigranten«;[15] sie werden von der aufnehmenden Bevölkerung nicht sogleich als fremdgebürtige Landsleute erkannt.[16] Die Verluste solcher Individuen mögen subtil sein, sind aber dennoch Verluste. Julian Stern, ein Facharzt für Psychiatrie in England, der aus Südafrika dorthin eingewandert war, beschreibt diese Situation sehr treffend:

> Ich glaube, dass das Trauma des Verlusts meines Heimatlandes ein wenig durch die Tatsache verschleiert wurde, dass ich eine anglozentrische Erziehung genossen hatte, dass viele der Lehrbücher, die ich benutzt hatte, und die kulturellen Leitbilder, mit denen ich aufgewachsen war, englisch waren und dass Englisch natürlich meine Muttersprache war. So war der Umzug nach England etwas getarnt in seinen Unterschieden und seiner Intensität, ein Umstand, der die Trauer vielleicht weniger akut werden ließ, weniger sichtbar sogar für mich selbst und so schwieriger im Umgang aufgrund ihrer verschleierten Natur. Darüber hinaus half die Tatsache, dass ich recht schnell in eine adäquate berufliche Rolle schlüpfen konnte, den Stoß abzufedern und trug zur Mystifizierung dessen bei, was im Grunde ein großer Bruch in meinem Leben war. [Persönliche Korrespondenz, Juni 1999]

Der chinesische Dichter Luo Fu (1956), der vom Festland Chinas nach Taiwan zog, stellt das Sehnen eines unsichtbaren Immigranten nach Rückkehr durch eine schöne visuelle Metapher dar:

> After puffing air on the window pane,
> I draw a slender boat with my finger
> And, at the end of a narrow path,
> A man's back. [S. 88]

---

15 Interessanterweise verwendete Shokeid (1988) den gleichen Begriff für israelische Immigranten, die ihren Einwandererstatus aus dem Schuldgefühl heraus minimieren, das »Gelobte Land« verlassen zu haben.

16 In diesem Zusammenhang gilt es zu beachten, dass während die Einwanderer aus Indien und Pakistan, aus Bangladesh und der Karibik in England mehr Aufmerksamkeit auf sich ziehen, die Mehrzahl der Einwanderer in der jüngsten Geschichte Weiße waren (Littlewood und Lipsedge 1989).

[Nachdem ich auf die Fensterscheibe gehaucht,
Male ich ein schlankes Boot mit meinem Finger
Und am Ende eines schmalen Pfads
Den Rücken eines Mannes.]

Die Diskussion kultureller Unterschiede, welche sich auf die Anpassung von Immigranten auswirken, konzentriert sich in der Regel auf die Ost-West-Migranten. Dies ist bedauerlich, da auch die West-Ost-Migranten mit externen und internen Problemen nicht geringeren Ausmaßes konfrontiert werden. Ein fiktionaler Bericht in Morleys (1987) *Grammatik des Lächelns. Japanische Innenansichten*[17] über die Anstrengungen eines britischen Bürgers, sich in Japan zu assimilieren,[18] veranschaulicht diese Schwierigkeiten. Literatur über die West-Ost-Migration ist jedoch sehr rar und eine weitere Untersuchung dieses Bereichs scheint vonnöten.[19] Ein faszinierender Ansatzpunkt hierfür ist das Studium der Lebenswege von sechs westlichen Frauen, die nach ihrer Einwanderung nach Indien nicht nur akzeptiert wurden, sondern gar Ruhm und Größe erlangten. Diese sind Helena Petrovna Blavatsky (1831–1891), die lange Jahre in Bombay ansässige Begründerin der theosophischen Bewegung, Annie Wood Besant (1847–1933), die Begründerin des Indischen Nationalkongresses, Margaret Elizabeth Noble (1867–1911), auch bekannt als Schwester Nivedita, die britische Jüngerin und Vertreterin der Lehren des bengalischen Mystikers Swami Vivekananda, Mère Alfassa (1878–1973), die, aus Paris kommend, als Ma Aurobindo eine geistliche Mission großer Bedeutung in Südindien gründete, Agnes Bojaxhiu (1910–1997), besser bekannt als Mutter Theresa, die aus Albanien nach Kalkutta kam, und Sonia Gandhi (1946-), die italienische Witwe des ermordeten Premierministers Rajiv Gandhi, die selbst eine wichtige Figur der gegenwärtigen politischen Szene Indiens ist.

17 Titel des engl. Originals: *Pictures of the Water Trade.*

18 William Adams, der 1564 im elisabethanischen England geboren wurde und 1620 in Japan starb, gilt als die erste englischsprachige Person, die sich in Japan niederließ. Interessanterweise wurde er der Berater des Gründers des Tokugawa Shogunats und war für kurze Zeit eine sehr einflussreiche Persönlichkeit in Japan.

19 Einen außergewöhnlichen Bericht einer solchen Migration liefert uns Mura (1991), ein Amerikaner japanischer Abstammung, der in der dritten Generation in Amerika lebt, aus Anlass eines Forschungsstipendiums nach Japan reiste und fand, dass diese Erfahrung eine tiefe Wirkung auf seine Identität hatte.

Die Aufnahme durch die Bevölkerung des Einwanderungslandes

In einer Gruppe von Alteingesessenen ruft die Ankunft eines Neulings gemischte Gefühle hervor, die sich auf der Skala zwischen paranoider Furcht und Idealisierung bewegen. Der Neuankömmling mag entweder als Eindringling betrachtet werden, der die Alteingesessenen um wirtschaftliche Möglichkeiten und Ressourcen bringt, oder als eine Art unbewusst verehrter messianischer Führer, der die Probleme der bestehenden Gemeinschaft lösen wird. Das Ergebnis sind einerseits Vorurteil und Fremdenhass und andererseits übertriebene Freundlichkeit, gefolgt von Enttäuschung und Ablehnung. Eine ausdrucksstarke Beschreibung ersterer Haltung findet sich in Kafkas (1926) Roman *Das Schloss*. Die Feindseligkeit der Dorfbewohner gegenüber der Hauptfigur, einem Landvermesser, der angeblich gekommen ist, um im Schloss zu arbeiten, ist tatsächlich bemerkenswert. Selbst diejenigen, die ihn zu beschützen versprechen, sagen: »Sie sind nicht aus dem Schloss, Sie sind nicht aus dem Dorf, Sie sind Nichts. Oder vielmehr sind Sie unglücklicherweise Etwas, ein Fremder, ein Mann, der unerwünscht und in jedermanns Weg ist, ein Mann, der immer Probleme bereitet« (Kafka 1926, S. 62).

Drei Unterfaktoren spielen in der Reaktion der aufnehmenden Bevölkerung auf einen Neuankömmling eine Rolle: (1) Das Wesen der bestehenden Gemeinschaft, (2) die spezielle Epoche, in der die Migration stattfindet, und (3) bereits bestehende historische Verbindungen zwischen dem Einwanderungs- und dem Herkunftsland.[20] Besteht die aufnehmende Gruppe bereits aus einer großen Anzahl oder Vielfalt von Einwanderern, wird die Assimilierung des Neuankömmlings einfacher. Ist das Einwanderungsland größtenteils monoethnisch, so wird der Einwanderer Schwierigkeiten haben, »einer von ihnen« zu werden. Es ist also leichter, »Amerikaner«[21] in den Vereinigten Staaten, einer Nation von Einwanderern, zu werden, als, sagen wir, Norweger. Die Möglichkeit des Erhalts voller Staatsbürgerschaft ist hier ebenfalls eine wichtiger Faktor. Deutsche Einwanderungsgesetze z.B. sind denkbar entmutigend für seine türkischen Gastarbeiter. Auch solche, die bereits seit

20 Eigentlich gibt es zwei weitere Faktoren, nämlich (1) das Ausmaß kultureller Unterschiede und (2) die körperlichen Eigenschaften des Einwanderers. Ersteren habe ich bereits diskutiert und den zweiten werde ich weiter unten in diesem Kapitel behandeln.

21 Ich sympathisiere mit dem Empfinden der Lateinamerikaner, dass die Vereinigten Staaten ihre Identität »gestohlen« haben, indem sie für sich den Begriff Amerikaner adoptierten statt des korrekteren Nordamerikaner. Deshalb habe ich das Wort in Anführungszeichen gesetzt.

Generationen dort leben, können keine volle Staatsbürgerschaft erhalten. Die USA dagegen sind sehr viel flexibler in dieser Hinsicht und erlauben sogar doppelte Staatsbürgerschaft mit einigen ausgewählten Ländern. Diese Faktoren haben tiefgreifende Auswirkungen auf die interne Trauer und die äußere Assimilation des Einwanderers. Es sollte auch angeführt werden, dass ein Land in einer spezifischen Epoche seiner Geschichte empfänglicher für Einwanderer ist als in einer anderen. Darüber hinaus mögen bereits existierende historische Verbindungen zwischen dem Herkunftsland des Einwanderers und dem Einwanderungsland sich auf die Reaktion der aufnehmenden Bevölkerung auswirken. Sowohl positive als auch negative Resultate können sich abhängig von der wirklichen und der unbewusst ausgeschmückten Natur dieser Verbindungen ergeben.

Die Bedeutung der Reaktion der aufnehmenden Bevölkerung auf das Selbstwertgefühl und die Assimilation der Neuankömmlinge wird nirgendwo klarer als im Fall der afroamerikanischen Sklaven, die seit dem 17. Jahrhundert in die Vereinigten Staaten gebracht worden waren. Ihre Lage war verheerend, nicht nur weil ihre Einwanderung erzwungen war und sie keinen Zugang zu emotionalem Auftanken hatten, sondern auch, weil sie von der aufnehmenden Bevölkerung emotional manipuliert wurden. Sie wurden als Ziele für Projektionen missbraucht und – als ein Akt kollektiven »seelischen Mordes« (Shengold 1989) – einer kollektiven Gehirnwäsche unterzogen, sodass sie an ihre inhärente rassische Minderwertigkeit glaubten. Auswirkungen der Übermittlung dieses Traumas von Generation zu Generation sind selbstverständlich immer noch evident. Die Bürgerrechtsbewegung der 1960er Jahre jedoch und die darauffolgende Strömung des »Black is beautiful« und andere aufwertende gesellschaftliche Stimmen, die Suche nach Tradition und Vermächtnis (niedergelegt in Alex Haleys 1976 *Roots*) und das Erscheinen (wie auch die verspätete Anerkennung) nationaler und internationaler Helden aus dieser Gruppe sind Zeichen einer Umkehrung dieser Situation.[22] Wenn ich an Abrahams (1911) Aufsatz über die »ausschlaggebende Bedeutung von Namen« denke, scheint in diesem Kontext der Übergang von »Neger« über »Schwarzer« zu »Afroamerikaner« reich an psychosozialen Konnotationen.

22 Ein signifikanter kultureller Auftrieb für eine ethnische Gemeinschaft kann zuweilen durch Filme entstehen, in denen sie oder ihre Geschichte positiv dargestellt werden. So profitierte die griechisch-amerikanische und die indisch-amerikanische Gemeinschaft sehr durch das Erscheinen der Filme *Alexis Zorbas* (Originaltitel: *Zorba the Greek*) (1965) und *Gandhi* (1982).

Erfahrungen der Nützlichkeit im Einwanderungsland

Der Grad der Wiederaufnahme der psychosozialen Rolle eines Individuums nach der Einwanderung wirkt sich ebenfalls auf den Assimilierungsprozess aus (Teja und Akhtar 1981). Die Beibehaltung der beruflichen Identität, besonders wenn andere Aspekte der Persönlichkeit in Frage gestellt sind, sichert eine »innere Kontinuität in Zeiten des Wandels« (Lichtenstein 1963). Probleme entstehen dann, wenn ein Immigrant aufgrund der höheren Anforderungen im Einwanderungsland oder aufgrund des Charakters seiner beruflichen Fertigkeiten seine frühere Beschäftigung nicht wieder aufnehmen kann. Aus der ehemaligen Sowjetunion nach Israel eingewanderte Ärzte haben zum Beispiel oft Schwierigkeiten, wieder eine vergleichbare Anstellung mit ähnlichem Status zu finden, wie sie sie in ihrem Herkunftsland innehatten, was zu ihrer Deprimiertheit beiträgt (Ritsner et al. 1993). In den Vereinigten Staaten kann man auch osteuropäische und südasiatische Ärzte antreffen, die die medizinischen Prüfungen nicht bestanden haben und nun auf einer niedrigeren Ebene im Gesundheitsdienst oder auf einem ganz anderen Gebiet arbeiten. In einer solchen Situation sind niedrige Selbstachtung und Zynismus häufige Folgen. Vor vielen Jahren berichteten Babcock und Caudill (1958) ähnlich über die Lage eines westlichen Psychoanalytikers, der die Praxis der Psychoanalyse aufgab, nachdem er viele Jahre lang in Japan gearbeitet hatte. Er fand heraus, dass immer wenn er versuchte, die feindselige Abhängigkeit japanischer Patienten von Elternfiguren zu analysieren, die Patienten mit schwerer Depression reagierten. Als er merkte, dass diese Depressionen viele unterstützende Maßnahmen erforderten, begann er seine Arbeit schrittweise auf Psychotherapie zu reduzieren. Alle diese Beispiele (und andere außerhalb des medizinischen Bereiches) belegen Folgendes: Sich nützlich und effektiv zu fühlen, bedeutet Lebendig-Sein; das Gefühl der beruflichen Ohnmächtigkeit hingegen führt zu psychischem Absterben.

Die Geburt von Kindern

Kinder, die im Einwanderungsland geboren werden, binden ihre eingewanderten Eltern an das Land. Vom Augenblick ihrer Geburt über die Vorschulzeit, die Schulzeit und die Adoleszenz führen Kinder die Kultur in das Heim der Familie ein. Junge Immigrantenmütter holen sich Informationen und Hilfe von alteingesessenen Müttern. Die Elternschaft an sich fordert außerdem größere

Vertrautheit mit der lokalen Kultur. Nach der Geburt von Kindern ändert sich die Speisekarte der Familie, und die neuen Speisen stammen zunehmend aus der neuen Kultur. Geschichten, die den Kindern vorgelesen werden, stammen zum großen Teil aus der lokalen Kultur. Fernsehsendungen mit gleichschaltender Wirkung und später auch lokale Musik beginnen, den Übergangsraum der Familie zu besetzen. Erfüllt von objektbezogener wie auch narzisstischer Liebe zu ihren Kindern bringen die Einwanderer ein Lächeln zustande, anstatt zusammen zu zucken, wenn der Familienname von den Kindern falsch ausgesprochen wird. Die Tatsache, dass in den meisten Ländern die Geburt im Land das Recht auf die Staatsbürgerschaft einräumt, ist auch für die Eltern ein Ansporn, in die Zukunft zu schauen. Hoffnung erscheint am Horizont und macht die Trauer leichter erträglich. Auf der anderen Seite beginnt zu Hause ein ethno-kulturelles Tauziehen, wenn der »lokale« Ursprung und das Verhalten des Kindes als bedrohlich empfunden werden, und die Empathie für andere Familienmitglieder leidet. Der Dialog zwischen Eltern und Kindern entgleist und der kulturelle Unterschied heizt den Kampf zwischen den Generationen an (Mehta 1997), anstatt die Beziehung zu bereichern.

Einige bisher unberührte Bereiche

> Ein Haus beginnt zu leben, nicht wenn es fertig gebaut ist, sondern wenn Menschen beginnen, darin zu wohnen. Ein Haus lebt nur von seinen Bewohnern, wie ein Grab. Nur dass das Haus durch das Leben des Menschen genährt wird, das Grab hingegen durch den Tod des Menschen. [Vallejo 1923, S. 27]

> In der Vergangenheit waren Eroberung und Versklavung häufige Erscheinungen, während heute die Migration (sowohl freiwillig als auch erzwungen) die vorherrschende Erfahrung ist. Individuen und Gruppen müssen mit diesem Prozess in all seinen Dimensionen irgendwie umgehen – der politischen, der wirtschaftlichen, der kulturellen, der sozialen und der psychologischen. [Berry 1990, S. 90]

Die Rolle physischer Merkmale

Die Literatur zur Immigration hat in sehr auffälliger Weise die Rolle der physischen Merkmale im Ausgang des Migrationsprozesses ignoriert. Weder in Grinberg und Grinberg (1989) noch in Elovitz und Kahns (1997) Schriften finden sich Indexeinträge zu »Körper«, »Farbe«, »Augen«, »Epikanthus«,

»Größe«, »Hautfarbe« oder ähnlichen Begriffen. Freuds (1923) Aussage, derzufolge das »Ich zuallererst ein körperliches Ich ist« (S. 26) scheint hier weitgehend unbeachtet geblieben zu sein. Tatsächlich sind jedoch der menschliche Körper und die Immigration in vielerlei Hinsicht miteinander verbunden.

Erstens verläuft der Prozess der Akzeptanz des Neuankömmlings durch die angestammte Bevölkerung langsamer, wenn ein bedeutender Unterschied zwischen den physischen Merkmalen des Einwanderers und denen der aufnehmenden Bevölkerung besteht. Dieser Umstand hat negative Auswirkungen auf seine Assimilierung und die Reorganisation seiner Identität. In einer ironischen Verdrehung von Freuds (1924) Bemerkung »Anatomie ist Schicksal« (S. 178) können Hautfarbe und Dicke des Epikanthus sich im Rahmen der Einwanderung als sehr bedeutend erweisen. Mit anderen Worten spielt hier die Rasse eine Rolle. Während natürlich noch viele andere Faktoren involviert sind, können solche »anatomischen Unterschiede«, um einen weiteren Freud'schen (1925) Begriff (S. 241) zu verdrehen, durchaus zum Teil eine Erklärung für die variierenden Reaktionen der nordamerikanischen Bevölkerung auf die erzwungene Immigration schwarzer Sklaven sein, auf die verzweifelte Zufluchtsuche der osteuropäischen Juden, auf den Einfluss der (wenn auch kolonial manipulierten) Inder, Pakistanis, Bangladeshis – die *Midnight's Children* Salman Rushdies (1980) – und die jüngste Flut von Flüchtlingen aus Kuba, Haiti, Laos, Kambodscha und Vietnam. Abbasi (1998) stellt Folgendes fest:

> Es gibt in der Gegenwart wohl kaum ein eklatanteres Beispiel für die negativen Auswirkungen schwarzer Hautfarbe als die Misere der schwarzen äthiopischen Juden in Israel. … Es handelt sich um Juden, die 1991 zurück nach Israel gebracht wurden und volle Staatsbürgerschaft erhielten. Dennoch ist ihre Lage in Israel bereits erschwert durch die Entwicklung von Ghettos, Abhängigkeit von Sozialhilfe und dürftiger Schulbildung. Selbst als Juden in einem Land, das sie scheinbar so hoch willkommen hieß, ist ihre schwarze Hautfarbe für diese Menschen zum Problem geworden. (S. 138)

Eingewanderte Kinder sind besonders empfindlich gegenüber der auf physischen Merkmalen beruhenden Diskriminierung, obgleich auch Erwachsene darunter leiden.[23] Darüber hinaus möchte ich betonen, dass die Gefühle des Kindes, wenn es durch seine Eltern emotionale Deprivation erleidet, mög-

23 Die Spärlichkeit der Literatur zu diesem Thema mag von der Tatsache herrühren, dass die meisten Migrationsforscher selbst europäischer Abstammung sind. Anders als afrikanische oder asiatische Einwanderer haben sie sozusagen die anatomischen Dilemmata der Immigration nicht am eigenen Leib erfahren.

licherweise auf andere Personen umgeleitet (»Sie mögen mich nicht, weil ich dunkle Haut habe«) oder gegen das eigene Selbst gerichtet werden können (»Ich bin nicht gut genug, weil ich dunkel bin«), wobei die Hautfarbe zu einem bequemen Instrument für solche defensiven Aggressionsverschiebungen wird (Jenkins 1994). Das Buchstäbliche und das Metaphorische können sich in diesem Bereich leicht verdichten, und die Containerfunktion der Haut (Bick 1968) kann schnell gegenüber innerlich drohenden Affekten aus den Augen verloren werden.

Zweitens variieren der Grad, zu dem Menschen von ihrem Körper Gebrauch machen und die Funktionen, die der Körper erfüllt, von Kultur zu Kultur. Ein gemütlicher, etwas feudal wirkender weinliebender Schriftsteller aus Peru oder Frankreich wird in Nordamerika, wo körperliche Trainiertheit (oder zumindest ein gesundes Interesse an Sport) ein großgeschriebenes Ich-Attribut ist, zu einem subtil bespöttelten »Stubenhocker«. Auch müssen solche Menschen, die in ihrer Heimat daran gewöhnt waren, Hauspersonal zu beschäftigen, nun lernen, eine ganze Reihe von Arbeiten selbst zu erledigen. Anfängliche Ungeschicklichkeit im Umgang mit Fahrzeugen mag beispielsweise für den Einwanderer beschämend sein, doch die Aneignung neuer Fertigkeiten (wie z.B. das Auswechseln eines Reifens) führt letztendlich zur internen Aufgabe früherer Verhaltensmuster. Letztere wiederum mobilisieren weitere Trauer und eine Veränderung der inneren psychischen Realität.

Drittens ist das Maß der Zurschaustellung des Körpers oder seiner Bedeckung von Kultur zu Kultur unterschiedlich. Badehosen und Bikinis erscheinen Menschen aus Kulturen, in denen Sexualität unterdrückt wird, beängstigend freizügig, wogegen wiederum *purdah*, *chadar* und *hijab* (der konservativen Frauen im Nahen und Mittleren Osten) und selbst der *sari* der indischen Frauen und der *kimono* der Japanerinnen einem Einwanderer aus dem Westen in verschiedene Regionen der östlichen Hemisphäre restriktiv und dumm erscheinen.[24] Die Versuchung, eine bestimmte Art von Kleidung und ein bestimmtes Maß an Zurschaustellung des Körpers als normal und die andere als unnormal zu betrachten, ist unter diesen Umständen tatsächlich groß. Ein praktizierender Psychotherapeut oder Analytiker muss solche von Vorurteilen belasteten Haltungen für sich selbst natürlich durcharbeiten.

Schließlich ist der menschliche Körper noch auf eine andere Art und Weise von der Immigration betroffen. Er erfährt nicht nur tatsächliche Ver-

24 Frauenkleidung ist in der Regel kulturabhängiger und daher ein größerer Stein des Anstoßes in kulturübergreifenden Konfusionen.

änderungen in seiner Prädisposition für die eine oder andere Infektionskrankheit oder ein Ungleichgewicht in der Ernährung, sondern es können zuweilen auch stärkere Anfälligkeit für Autoimmunkrankheiten oder psychosomatische Störungen[25] nach der Einwanderung auftreten.

Der Einfluss des Geschlechts

In meiner klinischen wie auch gesellschaftlichen Erfahrung mit Einwanderern unterschiedlichen nationalen und kulturellen Hintergrunds scheinen Frauen sich der Immigration viel besser anzupassen. Nicht dass sie nicht den Schmerz des Verlusts empfänden oder unsensibel gegenüber nostalgischen Gefühlen seien, aber ihre gesamte Anpassung wirkt tiefgründiger und zufriedenstellender als die von Männern erreichte. Von der idiosynkratischen Dynamik spezieller Individuen einmal abgesehen, scheint die bessere Anpassung von Frauen an die Migration aus fünf Quellen herzurühren:

Erstens scheinen Frauen über ein größeres Maß und größere Tiefe emotionalen Austauschs untereinander zu verfügen als Männer. Sie streben eher nach »optimaler Nähe« (Edwards et al. 1981) als nach »optimaler Distanz« (Akhtar 1992b, Escoll 1992) in zwischenmenschlichen Beziehungen. Um eine poetische Metapher zu gebrauchen: Frauen sind Meere, frei, ineinander zu fließen, während Männer als Kontinente für sich stehen. So geben und erhalten eingewanderte Frauen mehr Rückhalt in der Interaktion mit den alteingesessenen Frauen als die Männer.

Zweitens überschreitet Mutterschaft, insbesondere wenn sie noch ›frisch‹ ist, ethnische und nationale Grenzen, indem sie junge Mütter im Lebensmittelladen oder in einer stillen Straße sofort zusammenführt. Bei solchen Begegnungen werden sehr viele kulturelle Informationen ausgetauscht. Das Bedürfnis des mütterlichen Ich, dem Säugling die bestmögliche Pflege angedeihen zu lassen, lässt bei eingewanderten Frauen die Neugier über die Scham siegen und vergrößert so ihr Wissen über die lokale Kultur.

25 Jeder Migrationsprozess ist von Frustrationen begleitet, und sie stellen sich verstärkt bei solchen Einwanderern ein, die arbeitslos bleiben und sich im Einwanderungsland nutzlos fühlen. In solchen Situationen können sich aufgestaute Aggressionen entweder nach außen oder nach innen entladen. Gaddini (1972) bemerkt, dass sich die äußere Entladung durch Muskelfurchung bemerkbar macht, während eine »Entladung nach innen durch die glatten Muskeln der Gefäße und der Schleimhäute stattfindet« (S. 191). Letztere Art von Aggression kann die Anfälligkeit für Autoimmunkrankheiten und psychosomatische Leiden verstärken.

Drittens bringen Kinder, besonders wenn sie noch klein sind, die Kultur insgesamt ihren Müttern näher. In ihren Bemühungen, die Kluft zwischen der Kultur zu Hause und der draußen zu überbrücken, »belehren« Einwandererkinder ihre Mütter über die neue sie umgebende Welt. Diese Bemühungen sind natürlich selbst für eine monokulturelle Umgebung typisch, aber in der Einwanderungssituation hat dieser Aspekt des »Selbst-suchenden« Triebs (Freud 1908, S. 212) eine größere reparative Funktion für die Mutter.

Viertens scheinen Frauen, so wie sie ein größeres Gefühl der Verpflichtung in Liebesbeziehungen haben als Männer (Kernberg 1995), auch ihre neue Heimat eher zu akzeptieren. Meine Gedanken basieren hier auf denen Altmans (1977), der die größere Fähigkeit der Frau zur Zufriedenheit auf ein früheres Ereignis in der psychosexuellen Entwicklung des Mädchens zurückführt, nämlich der Verlagerung der Liebe von der Mutter auf den Vater. »Diese Entsagung bereitet sie auf weitere Entsagungen in der Zukunft auf eine Art und Weise vor, mit der der Junge niemals mithalten kann« (Altmann 1977, S. 48).

Schließlich kann sicherlich gesagt werden – in mehr als formaler Zustimmung zu Freuds (1923) Erklärung, dass »das Ich zuallererst ein körperliches Ich« ist (S. 26) – dass der phylogenetisch vorgegebene biologische »Nestinstinkt« (s. in diesem Zusammenhang Bowlby [1969]) der Frauen auch das Fundament für eine bessere Anpassung im Einwanderungsland legt.

Ehe und Immigration

Prinzipiell kompensiert eine gute Ehe die Probleme der Immigration, eine schlechte hingegen vergrößert sie. Unter dieser Prämisse kann das Verhältnis zwischen Ehe und Immigration als von zwei weiteren Faktoren abhängig betrachtet werden: (1) Die vorübergehende Beziehung zwischen Ehe und Immigration und (2) die ethnische und nationale Herkunft der Partner.

Hinsichtlich des ersten Faktors gibt es vier mögliche Szenarien. *Erstens* kann eine Ehe, die bereits lange vor dem Zeitpunkt der Migration geschlossen wurde und in der beide Partner gemeinsam den Entschluss zur Migration gefasst haben, den Aufruhr des Verlusts und der Anpassung erleichtern. Die Partner können ihre sexuelle und intellektuelle Beziehung als Puffer gegen die Frustrationen des Erlernens neuer Fertigkeiten des Lebens benutzen. Ihr gegenseitiger Beistand schafft dann eine Beständigkeit des ehelichen Objekts, vor deren Hintergrund anschließend eine langsame Veränderung ihrer individuellen und kollektiven Identitäten stattfinden kann. Nachdem die Partner die »Migration« in ihre jeweiligen tatsächlichen und verinnerlichten erweiterten Familien erfolgreich hinter sich gebracht haben, haben sie sich ein Integrationsmuster geschaffen. Sie informieren sich gegenseitig und lernen ihre neue Kultur mit vergleichbarer Geschwindigkeit kennen, spielerisch und mit gegenseitiger Unterstützung.

Zweitens kann die Furcht vor dem Verlust und der psychischen Destabilisierung vermieden werden, wenn die Ehe unmittelbar vor der Einwanderung geschlossen wurde und so außergewöhnliche externe Realitäten ausklammert. Es ist fast, als wenn die Partner (oder zumindest einer der Partner, am ehesten der Initiator der Migration) unbewusst ihre zerbrechlichen psychischen Strukturen und ihre Unfähigkeit, Trennung und Verlust zu ertragen, spürten. Unter diesen Umständen basiert die Ehe auf hastiger und dürftiger Objektwahl. Mehr noch; mehr als ein echter Ausdruck der Gegenseitigkeit dient sie als manische Abwehr der Trauer. Die Zukunft solcher Ehen ist äußerst fraglich.

Drittens scheint eine Ehe, die unmittelbar nach der Migration (sagen wir, in weniger als 18 Monaten) geschlossen wird, ebenfalls ein Versuch zu sein, die Trauer abzuwehren, so als würde man so schnell wie möglich die verlorenen Objekte durch neue ersetzen wollen. Die dieser Situation zugrunde liegende »manische Abwehr« (Akhtar 1995, S. 55–60; Klein 1935, Winnicott 1935) wird noch offensichtlicher, wenn ein neu angekommener Einwanderer innerhalb weniger Wochen oder Monate einen Einheimischen ehelicht. Solche Ehen gehen meistens gleich zu Bruch, wenn der Angriff der Realität und das »Rumoren« des inneren Kummers sich nicht mehr verleugnen lassen.

Viertens scheint das Resultat einer Ehe, die geschlossen wird, nachdem der Migrationsprozess sich in seinem Tempo entwickeln konnte und der Einwanderer eine beachtliche Identitätsveränderung durchlebt hat, weitaus günstiger zu sein, vorausgesetzt, dass die Libido in allen anderen Aspekten der internen und externen Realität über die Aggression dominiert. Solche Ehen – ganz gleich, ob sie mit Bewohnern des neuen Landes oder mit Vertretern des eigenen ethnischen Hintergrunds geschlossen werden – entstehen aus der tieferen Kenntnis und Anerkennung des Selbst und so auch des Anderen.

Dies führt uns zum zweiten Faktor, den ich weiter oben erwähnte; der Frage, ob der Ehepartner ein Vertreter der eigenen ethnischen Gruppe ist, ein im Einwanderungsland Geborener oder ein Einwanderer aus einem anderen Land. Jedes dieser Szenarien ist mit eigenen Unbeständigkeiten belastet. Im *ersten* Fall kann der ständige Zugang zu ethno-linguistischem Auftanken (d.h. gleiche Speisen, Sprache, religiöse Feste) sehr heilsam sein. Gleichzeitig ist jedoch die Wahrscheinlichkeit der Loslösung von der Fantasie der Rückkehr in die Heimat geringer, was den Trauerprozess behindern kann. Auch im *zweiten* Fall kann der Trauerprozess beeinträchtigt werden, und das nostalgiebesessene ethnische Selbst führt unter Umständen eine abgesonderte Existenz weiter, wenn der im Land Geborene und der eingewanderte Partner nicht gegenseitig ihre jeweils andere Küche, Musik, Geschichte und Rituale kennen- und genießen lernen. Wenn sie das doch tun, ist das Ergebnis möglicherweise begrüßenswert. Belastbarkeit der psychischen Struktur und einen gesunden Sinn für Humor vorausgesetzt, können solche Ehen sehr bereichernd sein (Kahn 1997b). Im *dritten* Fall, d.h. im Fall von Ehen zwischen Einwanderern aus zwei verschiedenen Kulturen (z.B. Mexiko und Indien), ist das Vorhandensein eines dritten Faktors (das Land, das beide Partner als ihre neue Heimat angenommen haben) für die Externalisierung aufgestauter Aggressionen in den Partnern ein zusätzlicher Gewinn. Es kann die beiden Partner aneinander binden helfen und kann – niedrig dosiert – ein nützliches Manöver darstellen.

Rechtsstatus

Da die Migration das Überqueren nationaler Grenzen einschließt, wird das Recht zu einem unbestreitbar wichtigen Faktor. Der psychologische Ausgang des Migrationsprozesses ist positiver, wenn der Immigrant legal und mit den notwendigen Dokumenten in das Einwanderungsland einreist. »Illegale Ausländer« bedienen sich häufig rechtswidriger und sogar gefährlicher Methoden, um in das neue Land zu gelangen. Daher ist es nicht überraschend, dass sie häufig über lange Zeit an posttraumatischen Auswirkungen ihres Aufenthalts leiden. Da ihnen gewöhnliche Bürgerrechte vorenthalten bleiben, erleben sie oft Gefühle tiefer Wertlosigkeit und Scham. Sie lassen sich leicht ausbeuten und leben ständig unter echter und eingebildeter Bedrohung ihrer Sicherheit und ihres Überlebens.

Zwischen den legal und illegal in ein Land Einreisenden sind diejenigen angesiedelt, deren Situation nicht eindeutig ist. Manche sind legal eingereist (z.B. als Touristen), haben jedoch ihre Visa nicht verlängert und halten sich über den im Visum festgesetzten Zeitpunkt der Ausreise im Land auf. Anderen wird als Flüchtlingen vorübergehend der Aufenthalt gestattet, ihnen werden jedoch keine Arbeitsmöglichkeiten und andere Bürgerrechte zugebilligt. Viele Personen aus diesen beiden Gruppen landen im Untergrund, als Schwarzarbeiter, unterbezahlt und überarbeitet. Zerstörte Selbstachtung, Reizbarkeit, regressives Tagträumen und schlechte Laune sind weit verbreitet in dieser Bevölkerungsuntergruppe. Die rasche und definitive Lösung ihres bürgerlichen Status und nicht der Dschungel langwieriger bürokratischer Verfahren, in denen sie sich oftmals verlieren, kann ihr soziales Leid heilen. Erst nach Beseitigung dieses Hindernisses kann die intrapsychische Trauerarbeit beginnen.

Die Ehen von Einwanderern sind ebenfalls vom rechtlichen Status der beiden Partner betroffen. Am stärksten kommt dies in Fällen zum Ausdruck, in denen die Ehe explizit mit dem Ziel geschlossen wird, den Status eines ständigen Einwohners zu erlangen. Der Partner, der dem anderen zu dem Visum verhilft, mag sich ausgenutzt fühlen, und der Empfänger des Visums fühlt sich unter Umständen minderwertig und empfindet innerlich Scham für sein Tun. Solche Tendenzen können sicherlich durch gegenseitige Liebe der Partner gemildert werden. Andererseits können diese Gefühle jedoch zur Brutstätte weiterer ehelicher Probleme werden. Eine ähnliche Situation ist gegeben, wenn ein Neueinwanderer einen Partner »aus der Heimat« heiratet und ihn oder sie in das Einwanderungsland bringt. Bis letzterer Partner den Status eines ständigen Einwohners erhält, ist das Potential der Ausbeutung, der Kontrolle und sogar des Missbrauchs in solchen Ehen sehr groß (Prathikanti 1997).

Homosexualität und Immigration

In meinen früheren Arbeiten über Immigration habe ich nicht nur die Rolle des Geschlechts außer Acht gelassen, sondern auch versäumt, den Faktor der Homosexualität mit einzubeziehen. Durch weiterführende Lektüre, klinische Erfahrung und sozialen Austausch mit Homosexuellen habe ich inzwischen festgestellt, dass zwischen Homosexualität und Immigration komplexe und vielschichtige Beziehungen bestehen.

Erstens traf ich bei Knafo und Yaari (1997) auf die Beobachtung, dass Homosexuelle wegen der ausgesprochen negativen Haltung ihnen gegenüber in vielen Kulturen in wesentlich größeren Zahlen emigrieren, als demografisch zu erwarten wäre. *Zweitens* wurde ich auf ähnliche Weise gewahr, dass Personen, die ihre Homosexualität vor anderen oder gar vor sich selbst verborgen gehalten hatten, ihre sexuelle Neigung nach der Einwanderung in eine tolerantere Kultur zu enthüllen bereit sind. Mit anderen Worten, Migration kann versteckte Homosexualität ans Licht bringen. Für viele lateinamerikanische Frauen stellt die Migration »eine metaphorische Grenzüberschreitung im Bereich der persönlichen Entwicklung dar, welche homoerotischem sexuellem Begehren und Identitätsfragen erlaubt, an die Oberfläche zu treten« (Gonzalez und Espin 1996, S. 590). *Drittens* scheint es unter der homosexuellen Bevölkerung im Westen (besonders in den Vereinigten Staaten) einen größeren Anteil an heterosexuellen Ehen homosexueller Individuen aus Ländern der Dritten Welt zu geben. Durch den Druck der Familien und der Gesellschaft gezwungen, haben diese Personen oft sogar Kinder. Ihr Leben verläuft ähnlich wie das der älteren Generation Homosexueller im Westen, die auch ein gesellschaftlich akzeptables Leben hatten führen müssen. *Viertens* scheinen eine Reihe heterosexueller Ehen von Einwanderern aus Ländern der Dritten Welt geschieden zu werden, weil einer der Partner nach der Einwanderung seine bisher unterdrückte Homosexualität akzeptiert. *Fünftens* kann die größere »Rollenflexibilität« unter nordamerikanischen Homosexuellen destabilisierend auf homosexuelle Einwanderer aus Ländern wirken, in denen diese Rollenordnung rigider ist. Manalansan (1996) hat die Identitätskonflikte homosexueller philippinischer Männer beschrieben, die in die USA eingewandert sind. Er stellt fest, dass sich homosexuelle Männer auf den Philippinen oft weiblich kleiden, sich feminin verhalten und versuchen, für Frauen gehalten zu werden. Nach ihrer Ankunft in den USA lehnen sie die assimilierteren homosexuellen philippinisch-amerikanischen Männer ab, da letztere sich männlicher geben. Schließlich kann auch zielunterdrückte Homoerotik durch die Migration beeinflusst werden. In vielen Ländern der Dritten Welt scheint ein größeres Maß an Körperkontakt zwischen männlichen Freunden (Händehalten, Arm um die Schulter legen, Kuss auf die Wange) erlaubt zu sein, ohne als »Homosexualität« missverstanden zu werden. Mit der Ankunft in nordamerikanischen oder westeuropäischen Ländern verlieren diese Individuen diese »positive« und zielunterdrückte Homoerotik und entwickeln unter Umständen eine Phobie gegenüber ihrer früheren Arglosigkeit in dieser Hinsicht. Die Tatsache, dass dieser Verlust kaum thematisiert wird, macht ihn umso schmerzhafter.

Träume

Während der Einfluss der externen Realität auf die Art und den Inhalt von Träumen sich am klarsten in posttraumatischen Störungen, angesichts ungelösten Kummers (Volkan 1981) und am Ende der Abschlussphase der Analyse (Cavenar and Nash 1976, Oremland 1973) zeigt, ist es erwiesen, dass selbst einfache Alltagsereignisse Träume auslösen und ihren Inhalt beeinflussen können (Erikson 1954, Freud 1900). Daher überrascht es nicht, dass die Immigration als begleitender psychosozialer Umbruch einen enormen Einfluss auf die Träume hat.

Vier solcher Auswirkungen sind erkennbar: *Erstens* haben Exilanten und Flüchtlinge unter Umständen beunruhigende Träume hinsichtlich der traumatischen Ereignisse um die Ausreise aus ihrem Heimatland; Flüchtlingskinder leiden bekanntermaßen besonders unter Albträumen (Carlin 1990; Sack et al. 1986). *Zweitens* können in der Zeit kurz vor der Auswanderung spezielle Traumtypen auftreten. Motive des Todes und der Wiedergeburt, das Durchschreiten eines Tunnels, Verlust physischen Eigentums und die Veränderung der äußeren Erscheinung scheinen in diesen Zeiten vorzuherrschen. *Drittens* liefern in der Zeit unmittelbar nach der Einwanderung Identitätskonflikte den Inhalt für Träume. Ein junger Mann, der vor kurzer Zeit aus Israel in die USA emigriert war, träumte immer wieder, dass er in einem Wohnwagen auf einer Insel lebt (Portnoy 1999, persönliche Korrespondenz). Weitere Szenarien, die das Gefühl, nirgendwo völlig hinzugehören (Meaders 1997) oder den verzweifelten Versuch widerspiegeln, nach Hause zurückzukehren, jedoch auf dem Weg ständig neuen Hindernissen zu begegnen, können sich ebenfalls in Träumen zu manifestieren beginnen. Mit der Lösung von Identitätskonflikten zeigt sich häufig eine Veränderung in den Trauminhalten; die nächtlichen Exkurse beginnen nun, das Erscheinen des bikulturellen Selbst des Immigranten darzustellen. Während diese Träume als solche betrachtet werden können, die den »Stand der Dinge« darstellen (Fairbairn 1952) oder als »Selbststatus-Träume« (Kohut 1977), hat die Dynamik der Wunscherfüllung natürlich fortwährend einen Anteil an der Traumbildung. Und *schließlich* – während Neueinwanderer dazu tendieren, in ihrer Muttersprache zu träumen – erscheinen mit zunehmender kultureller Anpassung immer mehr Wörter der Sprache des Einwanderungslandes in den Träumen. Ein noch höherer Grad der Assimilation ist dann erreicht, wenn visuelle Wortspiele und Metaphern aus der neuen Sprache in den Träumen vorkommen. Eine pakistanische Rechtsanwältin, die seit fünfzehn Jahren in den USA lebte, träumte z.B., dass sie mit einem nassen Handtuch in der Hand auf ihrem Balkon stand und das Handtuch dann zu Boden fallen ließ. Verwirrt über diesen Traum, erwähnte sie ihn in der Psychotherapie. Ihre Assoziationen enthüllten, dass sie versucht hatte, eine sehr schwierige Situation zu verändern und nun dabei war, den Kampf aufzugeben. Mit anderen Worten, sie hatte »das Handtuch geworfen«. Da es keine solche Redewendung in ihrer Muttersprache gab, war die visuelle Darstellung eines Konstrukts der von ihr angenommenen Sprache in der Tat bemerkenswert.

Die veränderte Beziehung zwischen Mensch und Tier

Die Immigration kann auch die Beziehung von Menschen zum Tier verändern. Dies trifft besonders im Falle der Migration aus einer vorwiegend agrarischen Gesellschaft in eine Industrienation zu, gilt aber auch für Migrationen aus ländlichen Gebieten in große Städte innerhalb desselben Landes. In der ländlichen Bevölkerung ist die psychologische Distanz zwischen Mensch und Tier bedeutend kleiner als in Industrienationen. Tiere aller Arten – Kühe, Büffel, Pferde, Esel, Katzen, Hunde, Kamele, Affen, Schlangen, Spinnen, Schmetterlinge und sogar Elefanten, Bären und Tiger – können Teil der alltäglichen Existenz von Menschen sein. Sie werden zu Trägern mythischer Projektionen, unausgedrückter persönlicher Gefühle, phallischen Exhibitionismus, zu Spendern mütterlichen Trosts, zu Zielen dunkler Erotik und zu brüderlichen Begleitern auf dem Lebensweg (Akhtar und Brown 1999, Akhtar und Volkan 1999a, b, Freeman in der Presse). Wenn eine Person, die so aufgewachsen ist, in ein Land zieht, in dem der Kontakt zu Tieren auf Haustiere und Zoobesuche reduziert ist, geht etwas Subtiles und doch Ausschlaggebendes aus ihrer subjektiven Erfahrung verloren. Während ich mich hier auf einen tiefergehenden Verlust der Beziehung zu Tieren beziehe, darf die Tatsache nicht übersehen werden, dass Haustiere im Rahmen der Migration vielfach zurückgelassen werden.[26] Die daraus resultierende Veränderung der

26 Dies muss natürlich nicht so sein. Freuds Hunde reisten mit ihm, als er in hohem Alter aus Wien nach London emigrieren musste (Gay 1988). Ein noch ausdrucksstärkeres Zeugnis für die Beibehaltung einer Beziehung zu Haustieren ist der Fall des Psychoanalytikers Dominic Mazza (persönliche Korrespondenz, 1999). Geboren und aufgewachsen im ländlichen Scranton, Pennsylvania, begann Mazza seine psychoanalytische Ausbildung im kosmopolitischen Washington, D.C. Während seines fünfzehnjährigen Aufenthalts dort hatte er immer das Gefühl, ein Immigrant zu sein. Als er sich entschloss, nach Scranton zurückzugehen, öffnete er das Grab seines Dobermanns, Damien, und beerdigte die Überreste im Hof seines Hauses in Scranton.

Umgebung führt zu einer Beeinträchtigung der Fähigkeit des Ich zu zeitlicher Kontinuität, und der Schmerz bleibt unbemerkt, da er von den im Einwanderungsland Geborenen nicht wahrgenommen wird.[27] Die häufige Verwendung von Tiermetaphern durch aus den Ländern der so genannten Dritten Welt eingewanderte Dichter bezeugt das unterschwellige Vorhandensein solchen Schmerzes. Während sie durch die Gänge eines Supermarkts geht, fragt sich die indianisch-nordamerikanische Dichterin Panna Naik:

»Milk is ›fortified, homogenized,
pasteurized, and vitamins added‹.
How do the cows feel, I wonder?« [Persönliche Korrespondenz, 1999]

[»Milch ist ›gestärkt, homogenisiert,
pasteurisiert und mit Vitaminen angereichert‹.
Ich frage mich, wie sich die Kühe wohl dabei fühlen?«]

Indem er das Leid armer, arbeitsloser Migranten beschreibt, bedient sich der kolumbianisch-nordamerikanische Dichter Carlos Castro Saavedra (1986) eines sehr zynischen Bildes:

Out of work
Just like those dogs
Who silently urinate on the corners of the world. [S. 94]

[Arbeitslos
Genau wie jene Hunde
Die still und heimlich in die Ecken der Welt urinieren.]

Und Indran Amirthanayagam (1995), eine aus Sri Lanka eingewanderte nordamerikanische Dichterin, beklagt wehmütig den Verlust der Spielkameraden ihrer Kindheit:

What happended to the elephants?
The conversation goes on and on
What happened to the elephants
and Rangoon, where does the Rhino roam?« [S. 37]

27 Alexander Solschenizyn (1969), bis vor kurzem selbst Exilant, drückt dies so aus: »Heutzutage halten wir nicht viel von der Liebe eines Menschen zum Tier, wir lachen über Leute, die an Katzen hängen. Wenn wir jedoch aufhören, Tiere zu lieben, verlieren wir dann nicht eines Tages auch die Liebe zum Menschen?«

[Was ist mit den Elefanten geschehen?
Das Gespräch plätschert immer weiter
Was ist mit den Elefanten geschehen
und Rangun, wo wandert das Rhinozeros?]

Die unterschiedliche Art und Weise, wie ein bestimmtes Tier im Herkunfts- und Einwanderungsland gesehen wird (in Indien z.B. gilt die Eule als dumm und in den USA als weise), belastet ebenfalls das Ich. Sie verändert das Wesen der in diesem Tier beinhalteten Projektionen. Daher führen letztendlich auch auf Tiere bezogene Schimpf- oder Koseworte zu Verwirrung, Widersprüchen und Verkümmerung.

Es sollte jedoch auch anerkannt werden, dass Tiere hilfreich für den Migrationsprozess sein können. Die Gesellschaft von Haustieren während der Migration kann tatsächlich sehr tröstlich sein. Auch in Situationen, in denen eine Person plötzlich zum Exilanten im eigenen Land wird – in einer *Emigration ohne Verlassen der Heimat* (Kahn 1997c, S. 255, Hervorhebung hinzugefügt), können Tiere eine wichtige Rolle bei der Stabilisierung der Psyche spielen. Volkan (1976) führt ein Beispiel zypriotischer Türken an, die zwischen 1963 und 1968 in von ihren Feinden umzingelten Enklaven eingeschlossen waren und die ein Symbol ihrer eingekerkerten Selbst schufen – einen Sittich in einem Käfig. Tausende dieser Vögel wurden von ihnen als Haustiere angenommen. Es schien, als könnten die zypriotischen Türken ihre Hoffnung auf Freiheit solange aufrechterhalten, wie die Vögel fröhlich weiter sangen.

Zusammenfassung

> Nur die sich selbst hassen, ihre Familie, ihre Kultur, können sie aufgeben wollen. Um Amerikaner zu werden, muss ich selbst Amerikaner werden. Mein Latino-Geist muss überleben, denn er ist ein Teil von mir. Ich möchte meine Kultur bewahren, die Wichtigkeit der Freundschaft, den Ausdruck der Zuneigung, und ein Gefühl für die Geschichte, weit verbreitet unter Latinos und unerlässlich für gesellschaftlichen Fortschritt. [Sabelli 1997, S. 175]

Dieses Kapitel hat deutlich gemacht, dass die Immigration ein komplexer psychologischer Prozess mit starkem Einfluss auf die Identität von Individuen ist. Es legt dar, dass Migration entweder von einem Land ins andere oder von einer kulturell andersartigen Region des gleichen Landes in eine andere stattfinden kann. Beide Arten der Immigration lösen einen Destabilisierungs-Restabilisierungsprozess gegenüber der psychischen Struktur aus. Dieses Kapitel hat die Faktoren erläutert, die den Ausgang eines solchen Prozesses bestimmen. Zehn solcher Faktoren wurden identifiziert: Sie umfassen (1) die Umstände der und Gründe für die Migration, (2) den Zugang zum emotionalen Auftanken, (3) das Alter zum Zeitpunkt der Migration, (4) den persönlichen Charakter vor der Immigration, (5) das Wesen des Herkunftslandes, (6) das Ausmaß der kulturellen Unterschiede, (7) die Aufnahme durch die Bevölkerung des Einwanderungslandes, (8) die Erfahrungen der Nützlichkeit im Einwanderungsland, (9) interkulturelle Ehen, (10) die Geburt von Kindern im Einwanderungsland. Einige andere Bereiche, die bisher fast gar nicht in der Literatur zur Migration behandelt wurden, werden ebenfalls diskutiert. Sie umfassen (1) die Rolle physischer Merkmale, (2) den Einfluss des Geschlechts, (3) Ehe und Immigration, (4) den Rechtsstatus, (5) Homosexualität und Immigration, (6) Träume und (7) die veränderte Beziehung zwischen Mensch und Tier als Resultat der Immigration. Dieses komplexe Puzzle von Faktoren, die den Ausgang des Migrationsprozesses beeinflussen, im Gedächtnis behaltend sind wir nun bereit, das Konzept der Identität selbst zu untersuchen.

Teil II
IDENTITÄT

2 Entwicklung, Phänomenologie und klinische Relevanz der Identität

Das Konzept der Identität, geprägt von Tausk im Jahre 1919, hatte stets eine unklare Stellung in der Psychoanalyse und Psychiatrie inne. Als sowohl intrapsychisches als auch interpersonelles Konstrukt wurde die Identität in der psychoanalytischen Theorie immer für ambivalent gehalten. Darüber hinaus war das Konzept in der deskriptiven Psychiatrie nicht weit verbreitet, da seine phänomenologischen Bestandteile nicht genügend detailliert erläutert worden sind. Trotz dieser Probleme hat das Konzept in beiden Traditionen überlebt, ein Umstand, der für seine klinische Bedeutung spricht, insbesondere im Hinblick auf schwere Persönlichkeitsstörungen. Es ist daher nicht verwunderlich, dass das Konzept im Kontext eines kombinierten psychoanalytisch-psychiatrischen Fokus auf die Borderline-Persönlichkeit (Grinker et al. 1968, Gunderson und Singer 1975, Kernberg 1967), eine beispielhafte Illustration schwerer Charakterpathologie, erneut im klinischen Rampenlicht erschien. Das in letzter Zeit verstärkte Interesse an der psychodynamischen Arbeit mit Einwanderern, Flüchtlingen und kulturell andersartigen Bevölkerungsgruppen an sich (Akhtar 1995a, Fischer 1971, Freeman 1997, Holmes 1992, Kakar 1985, Pérez Foster et al. 1996, Roland 1996, Taketomo 1989) hat auch den Anstoß für eine erneute Überprüfung der Identität als psychische Struktur gegeben. Eine gründliche Erklärung ihrer Entwicklung und Phänomenologie wurde jedoch noch nicht versucht. Mein Ziel ist es, hier diese Lücke zu füllen, indem ich eine Synthese der verstreuten Literatur über Identität vornehme. Wenngleich eine Reihe intellektueller Disziplinen (z.B. Soziologie, Philosophie, Anthropologie) Einblicke in dieses Konzept anbieten, konzentriere ich mich auf die im Großen und Ganzen klinischen Perspektiven der Psychiatrie, Psychoanalyse und klinischen Psychologie.

Ich möchte mit der Hervorhebung der historischen Entwicklung des

Konzepts beginnen und anschließend die Literatur über die Entwicklungsursprünge der Identität zusammenfassen. Daraufhin soll ein gemischtes Porträt des Konzepts unter Berücksichtigung der diversen phänomenologischen Facetten präsentiert werden, ehe ich in einem weiteren Schritt die klinische Relevanz hervorheben und mit einer Diskussion über verschiedene Wege zur Bewertung von Konsolidierung oder Schwächung der Identität schließen werde.

Die historische Entwicklung des Konzepts

> Auf ihrer Suche nach einem neuen Gefühl der Kontinuität und Gleichheit müssen Heranwachsende viele ihrer früheren Kämpfe erneut durchstehen, obwohl sie, um das zu tun, wohlmeinende Menschen künstlich dazu ernennen müssen, die Rolle ihrer Gegner zu spielen: und sie sind jederzeit dazu bereit, bleibende Idole und Ideale als Hüter einer endgültigen Identität einzusetzen. [Erikson 1950b, S. 261]

> Das Gefühl oder Bewusstsein der Identität umfasst Vergleich und Gegensatz – mit einiger Betonung auf grundlegender Ähnlichkeit, aber mit besonderer Hervorhebung offensichtlicher Andersartigkeit. [Greenacre 1957, S. 132]

Die frühe Literatur deskriptiver Psychiatrie, und besonders diejenige, die sich mit der Phänomenologie verschiedener Psychosen befasst, porträtiert viele Arten von Identitätsstörungen. Diese umfassen die subjektive Erfahrung, jemand anderes als man selbst, mehr als ein Individuum, ein Tier (die Wahnvorstellung der »zoophilen Metamorphose«), eine übernatürliche Kreatur oder gar Gott zu sein (Batchelor 1969, Bleuler 1908, Diefendorf 1921, Fish 1964, Hinsie and Campbell 1975, Slater and Roth 1969, s. auch Akhtar und Brown 1999). Das Interesse an Mehrfachpersönlichkeiten, gegenwärtig als Dissoziative Identitätsstörung (DSM-IV 1994, S. 484–487) bezeichnet, beruft sich implizit auch auf das Konzept der Identität, obgleich die für gewöhnlich verwendeten Begriffe die der »gespaltenen Persönlichkeit«, der »Bewusstseinsspaltung«, des »doppelten Bewusstseins« usw. waren (Breuer und Freud 1893–1895, Janet 1907, Prince 1905). Ähnlich scheinen einige der frühen Charaktertypologien wie z.B. »krankhafte Lügner«, »Triebverbrecher«, »Berufsverbrecher« und »krankhafte Landstreicher« (Kraeplin 1905) klar auf den Kern der Identität der beteiligten Individuen bezogen gewesen zu sein. Der Begriff »Identität« selbst kam jedoch in diesen Systemen nicht vor.

Im Jahre 1919 führte Tausk den Begriff in die psychoanalytische Literatur ein. Tausk untersuchte, wie das Kind sein Selbst entdeckt, und behauptete, dass ein Mensch sich im Laufe seines gesamten Lebens ständig wieder finden und neu erfahren muss. Freud gebrauchte den Begriff »Identität« als Fachbegriff nur ein einziges Mal im technischen Kontext (Guttman et al. 1980). Dies war in seiner Ansprache an »Bnai Brith«, in der er von seiner »inneren Identität« (Freud 1926a, S. 274) als Jude sprach. Sein seltener Gebrauch des speziellen Begriffs bedeutet jedoch nicht, dass einige seiner Ideen nicht von großer Bedeutung für das Konzept sind. Dies ist insbesondere deshalb so, da er den Begriff *das Ich* (ins Englische übersetzt *the ego*) auf zwei unterschiedliche Weisen gebrauchte; zum einen für das »ausführende Organ«[28] des Geistes und zum anderen für das »Selbst der Person als ganze« (Strachey et al. 1923, S. 7). Diese spätere Konzeptualisierung scheint sich mit dem heutigen Begriff der *Identität* zu überschneiden. Durch die Untersuchung der zentralen Hypothesen Freuds hinsichtlich des Ich können wir seinen Standpunkt zur Identität ausmachen.

> Im Prozess der Entwicklung eines Kindes zum reifen Erwachsenen finden wir eine immer extensivere Integration seiner Persönlichkeit… [1921, S. 18]… Das Ich ist zuallererst ein körperliches Ich. [1923, S. 26]… Das Wesen des Ich ist der Niederschlag aufgegebener Objektbesetzungen und … es enthält die Geschichte jener Objektwahl. [1923, S. 29] … Das Ich-Ideal ist … der Erbe des Ödipuskomplexes. [1923, S. 26]… Anatomie ist Schicksal. [1924, S. 178]… Aufgrund ihrer bisexuellen Disposition und wechselseitigen Vererbung vereinen alle menschlichen Individuen in sich maskuline und feminine Charakteristika. [1925, S. 258]

Das Wort *Identität* kommt hier natürlich nicht vor, und doch zeichnen diese kurzen Feststellungen zusammen mit seiner Erklärung vor der »Bnai Brith« ein klares Bild von Freuds impliziter Sicht der Entstehung und Konsolidierung der Identität. Diese Sicht ist sehr umfassend und beinhaltet somatische Untermauerungen, Geschlechtsunterschiede, frühe Identifikationen, die Rolle des Ödipuskomplexes und seine Lösung, die fortlaufende synthetische Funktion des Ich und die ethnischen und moralischen Dimensionen des Charakters. Was bei Freud implizit und dennoch fühlbar präsent blieb, sollte von seinen Nachfolgern weiterentwickelt werden, wenn auch erst nach etlichen Jahrzehnten relativer Interesselosigkeit an dem Konzept der Identität.

28 Hervorhebung durch d. Übers.

In den 1950er Jahren belebte Erikson (1950a, b, 1956, 1958) den Begriff in seinen Beiträgen zur Charakterbildung. Erikson (1959) gebrauchte den Begriff *Ich-Identität* zur Bezeichnung »sowohl eines andauernden Empfindens des Gleichseins innerhalb des Selbst als auch des andauernden Teilens einer Art essenziellen Charakters mit anderen« (S. 12). Später verzichtete er auf das Präfix »Ich«, nicht zuletzt um sich Hartmanns (1959) Unterscheidung zwischen Ich und Selbst anzupassen. Erikson betonte, dass die Identität viele Konnotationen haben könne und sich einerseits auf »*das bewusste Gefühl individueller Identität*, andererseits auf ein unbewusstes Streben nach *der Kontinuität persönlichen Charakters*, wieder andererseits auf ein Kriterium der stillschweigend verlaufenden *Ich-Synthese* und schließlich auf eine innere *Solidarität* mit den Idealen und der Identität der Gruppe beziehen könne« (S. 102, Hervorhebung im Original). Während Erikson feststellte, dass die Identitätsbildung ein lebenslanger Prozess ist, dessen Wurzeln auf die früheste Zeit der Selbsterkenntnis zurückgehen, wies er der Periode der Adoleszenz in der Konsolidierung der Identität einen besonderen Platz zu. Er betrachtete den Heranwachsenden als jemanden, der versucht, das, was er über sich selbst und seine Welt weiß, in ein stabiles Kontinuum vergangenen Wissens, gegenwärtiger Erfahrungen und zukünftiger Ziele zu integrieren, um ein kohäsives Empfinden persönlichen Fühlens herauszuarbeiten. Das Scheitern an dieser Aufgabe führt zu einem chaotischen Gefühl des Menschseins, sowohl im subjektiven wie auch im gesellschaftlichen Sinn.

Wenngleich Eriksons Terminologie weitgehend akzeptiert wurde und seine Pionierarbeit dem psychoanalytischen Studium der Identität maßgeblichen Anstoß gab, so blieben doch Bereiche, die weiterer Klärung bedurften. Diese umfassten die relative Bedeutung der Säuglings- und Adoleszenzphasen für die Konsolidierung der Identität, die Unterscheidungen zwischen der in der Adoleszenz üblichen Identitätskrise und der Identitätsdiffusion, und schließlich die Verbindung zwischen letzterem Syndrom und den klassischeren Klassifikationen der Charakterpathologie. Jacobson (1954), Kernberg (1975, 1976, 1980), Mahler (1958a, 1967) und Mahler und Kollegen (1975) erkannten später diese Unzulänglichkeiten und versuchten, die Lücken zu füllen.

Entwicklungsursprünge der Identität

> Indem das Kind zahlreiche Erfahrungen der Frustration, der Enttäuschung, des Scheiterns und damit einhergehende feindselige Erfahrungen des Neids, der Rivalität und des Wettbewerbs durchläuft, lernt es zu gegebener Zeit den Unterschied zwischen erträumten und mehr oder weniger realistischen Selbst- und Objektbildern. So bilden nicht nur die liebenden, sondern auch die feindseligen Komponenten der infantilen selbst- und objektgerichteten Bestrebungen den Treibstoff, der dem Kind ermöglicht, seine Identitätsempfindungen zu entwickeln.
> [Jacobson 1964, S. 61]

> Verschiedene Perioden der Kindheit bestimmen unterschiedliche Integrationen der Ich-Identität, und die allgemeine Integration der Ich-Identität, die sich aus all diesen partiellen Ich-Identitäten ergibt, funktioniert normalerweise als ein Versuch, sie alle in einer umfassenden, harmonischen Struktur zusammenzufassen. [Kernberg 1976, S. 32]

Jeder Versuch, die Entwicklungsursprünge der Identität aufzuspüren, wird durch zwei Faktoren erschwert. *Erstens* hatte der Begriff *Identität* eine bewegte Geschichte. Besonders die psychoanalytische Theorie stand dem Konzept stets ambivalent gegenüber, wahrscheinlich aufgrund seiner hybriden Natur. Die Identität ist weit davon entfernt, ein bloßes intrapsychisches Konstrukt zu sein, sondern hat unverkennbare soziale Bezugspunkte. Sie reicht daher an Bereiche heran, wo die psychoanalytische Theorie seit jeher ihre Schwachstellen hat, wenngleich dies durch das jüngste Aufkommen einer intersubjektiven Gewichtung (Dunn 1995, Hoffman 1992, Ogden 1995, Stolorow und Atwood 1989) in ihren unterschiedlichen Konzeptualisierungen in gewissem Maße berichtigt zu werden scheint. *Zweitens* behandeln unterschiedliche Autoren verschiedene Phasen der Identitätskonsolidierung (z.B. Säuglingsalter, Adoleszenz), verwenden unterschiedliche Methoden (wie Beobachtung von Kindern, deduktives Theorisieren, analytische Rekonstruktion) und benutzen sogar variierende Begriffe (z.B. Identität, Selbst und in Freuds Fall, Ich). Daher ist die Vergleichbarkeit ihrer Arbeit und die Zusammenfassung ihrer Beobachtungen möglicherweise in Frage gestellt. Darüber hinaus gibt es auf diesem Gebiet Meinungsverschiedenheiten, und es herrscht immer noch große Unsicherheit hinsichtlich vieler Aspekte dieser Materie. Die hier angebotene Zusammenstellung ist daher auch eben nur das: eine Synthese. Ihr Ziel ist es, einen gewissen Konsens in der Sicht der Identitätsentwicklung darzustellen sowie auch Bereiche aufzuzeigen, die noch umstritten sind. Sie soll betonen, dass die Konsolidierung der Identität ein sich immer weiter entwickelnder Prozess ist, der vor der Geburt des Individuums beginnt, sich im Laufe des gesamten Lebens fortsetzt und sogar im Alter noch andauert.

Die Keime der Identität vor der Geburt

Die Ursprünge der Identität eines Kindes können nicht nur bis in die ersten Tage seines Säuglingsdaseins zurückverfolgt werden, sondern sogar bis in die Zeit vor seiner Geburt. Zwei Faktoren bilden die Basis für den *Grundkern* (Weil 1970) des Kindes: sein genetischer Bauplan und die elterlichen Wünsche und Erwartungen hinsichtlich des ungeborenen Kindes.[29] Ersterer stellt die festgefügten psychomotorischen Neigungen, das *Temperament* (Thomas und Chess 1977, 1984), das mit den frühen umweltbedingten Einflüssen in ein dialektisches Zusammenspiel tritt. Letztere beeinflussen die Art und Weise, wie das Neugeborene psychologisch in der mütterlichen Aufmerksamkeit »gehalten« (Winnicott 1965) wird. Hier spielen die speziellen Familienmythen, im Widerstreit miteinander stehende Wünsche auf Seiten der Eltern und intergenerationelle Übertragung traumatischer Ereignisse eine wichtige Rolle in der Identitätsbildung des späteren Kindes. In diesem Zusammenhang ist es wichtig anzumerken, dass der elterliche Trauer-Befreiungsprozess in der Immigration bedeutenden Einfluss auf die grundlegende Selbstrepräsentation ihrer Nachkommen haben kann. Kinder, die während des frühen Migrationsprozesses geboren werden, leiden womöglich mehr als solche, die geboren werden, wenn die Eltern bereits in ihrer intrapsychischen Trauer- und Anpassungsarbeit weiter fortgeschritten sind.[30] Ein weiterer ungünstiger Fall tritt ein, wenn ein Kind kurz nach dem Verlust einer im Leben der Mutter bedeutenden Person (z.B. eines geliebten Elternteils) empfangen wird. Ein solches Kind wird möglicherweise in der elterlichen Psyche unbewusst mit dem oder der Verstorbenen gleichgesetzt. Diese Erscheinung ist keinesfalls allgegenwärtig und wird meist mit ungelöster Trauer seitens der Mutter in Verbindung gebracht (Volkan 1987). Unter solchen Umständen ist die Psyche des »Ersatzkindes« (Cain und Cain 1964,

29 Für eine etwas andere Perspektive das intrauterine Leben betreffend s. Piontelli (1987, 1988).

30 Jüngere Kinder haben natürlich auch den Vorteil, dass sie von älteren Geschwistern lernen können, die bereits in der neuen Kultur geboren und aufgewachsen sind.

Poznanski 1972) Empfängerin nicht nur der erwartungsgemäßen Wünsche der Mutter, sondern auch der »abgelagerten Repräsentationen« (Volkan 1987) des früheren Liebesobjekts der Mutter. Das Kind ist daher anfällig für die Entwicklung einer zwiespältigen Identität mit potenziell lebenslangen widersprüchlichen Anforderungen an das Ich. Mit der Geburt des Kindes nehmen diese Möglichkeiten realistische Gestalt an, was häufig implizit Ausdruck im Rufnamen des Kindes findet (Abraham 1911).

Frühe Kindheit

Der menschliche Säugling kommt vorbereitet auf die Teilnahme an zwischenmenschlicher Kommunikation auf die Welt (Emde 1983, Stern 1985). Unter den Fertigkeiten, über die das Kind bei der Geburt verfügt und welche solcherart Kommunikation ermöglichen, sind »die Neigung zur Teilnahme am Blickkontakt, die Ansprechbarkeit für die Aktivierung und Tröstung durch Halten, Berührung und Wiegen und eine Neigung zu langanhaltender Aufmerksamkeit hinsichtlich stimulierender Eigenschaften der menschlichen Stimme und des Gesichts« (Emde 1983, S. 171).

Diese »soziale Voranpassung« (Emde 1983, S. 171) des Säuglings findet ihre Ergänzung in der Mutter. Sie richtet Sprache und Gesten an ihr Kind in einem einfachen und sich wiederholenden Muster. Wichtiger für die Entwicklung der Identität ist der Umstand, dass die Mutter ein bestimmtes Motiv an ihr Kind weitergibt. »Die Mutter prägt dem Säugling keine Identität auf, sondern ein Identitätsmotiv. Dieses Motiv ist irreversibel, ist jedoch variierungsfähig, und diese Variationen bilden den Unterschied zwischen menschlicher Kreativität und einer ›*Schicksalsneurose*‹ (Lichtenstein 1961, S. 208, kursiv im Original). Dem treibenden Druck dieses Identitätsmotivs gegenübergestellt ist ein Sehnen nach der gänzlichen Aufgabe der menschlichen Eigenschaft der Identität. Hierfür schlägt Lichtenstein (1961, 1963) den Begriff »Metamorphose« vor. Er betrachtet Identität und Metamorphose als inkompatibel, aber dennoch komplementär, da das menschliche Leben in der Oszillation zwischen diesen beiden Extremen besteht.[31]

---

31 Bach (1985) setzte solche Schwankungen zwischen subjektiver und objektiver Selbstwahrnehmung später in Beziehung zu der Unbeständigkeit im Trennungs-Individuationsprozess. Er wies darauf hin, dass Individuen, die Probleme haben, sich selbst gleichzeitig subjektiv *und* objektiv zu erfahren, auch das chronische Dilemma hinsichtlich »Selbstliebe oder Objektliebe, Isolation oder Verschmelzung, Sadismus oder Masochismus erleben und [dass

Eine andere, jedoch nicht grundverschiedene Schwankung in der frühen Identität wird von Mahler (1958a, b, 1967, Mahler et al. 1975) beschrieben. Als sie beobachtete, wie der menschliche Säugling aus der psychobiologischen Schale des normalen Autismus in die psychische Umhüllung der symbiotischen Verbindung mit der Mutter krabbelt, legte Mahler auch die Grundlage für die Beobachtung einer potenziellen Spannung zwischen Identitätsverlust durch Regression in den Autismus und Identitätsbewahrung (wenn auch in verwobener Form) durch menschliche Symbiose. Wichtiger noch, Mahler verfolgte die Schritte, die der Säugling aus dieser Symbiose heraus unternehmen muss, um seine psychische Getrenntheit und Individualität zu entwickeln. Diese Schritte – Differenzierung, Übung, Annäherung und »der Weg zur Objektbeständigkeit« – bilden gemeinsam den Trennungs-Individuationsprozess. Dieser Prozess beginnt mit 5–6 Monaten und dauert an bis ins Alter von 30–36 Monaten, wenngleich das Ende seiner letzten Teilphase in gewisser Weise offen ist. Beim Durchlaufen der Teilphasen der Differenzierung (5–9 Monate) und der Übung (etwa 9–18 Monate) grenzt das Kind sein eigenes psychisches Ich von dem seiner Mutter ab. Diese Abgrenzung manifestiert sich in der Entstehung der Fähigkeit des Kindes zur Selbsterkennung sowohl im Spiegel als auch durch den Gebrauch von Personalpronomen, der zu dieser Zeit beginnt, d.h. im Alter zwischen 18 und 21 Monaten (Emde 1983, Lewis und Brooks-Gunn 1979). Das gestärkte Selbstempfinden des Kindes findet auch Ausdruck in seiner Fähigkeit, ab einem Alter von etwa 20 Monaten sein eigenes Verhalten zu beschreiben (Kagan 1981). Die Getrenntheit leitet jedoch auch die Rapprochement-Teilphase (Wiederannäherungs-Teilphase) ein (etwa 18–24 Monate), während derer das Kind sein neugewonnenes Selbstsein auf ambivalente Weise behauptet und sich zur Bestätigung ängstlich an die Mutter klammert. Ist die Mutter weiterhin emotional verfügbar, legen sich diese Schwankungen mit der Zeit. Dies trägt zur Zusam-

---

dies] von einer spiegelnden (kontrollierenden) Übertragung oder einer idealisierenden (unterwürfigen) Übertragung begleitet wird. Der Sadomasochismus spiegelt natürlich die Tatsache wider, dass die Objektlinie der Annäherung sich mit der instinktmäßigen Linie der Analität überlappt, und die Nötigung des Objekts dient der Reduzierung oder Verleugnung des Trennungsbewusstseins«. (S. 71) Außer dass er die Schwankungen zwischen interner und externer Selbsterfahrung ätiologisch zu den Arbeiten Balints (1968), Kohuts (1977) und vor allem zu denen von Mahler und Kollegen (1975) in Beziehung setzt, beschreibt Bach in eloquentem Detail die schmerzhaften Behinderungen im Liebes- und Arbeitsleben »des Patienten, [der] entweder in einem versunkenen Zustand gefangen sein kann, ohne sich seiner selbst bewusst zu werden oder [der] sich ständig seiner selbst bewusst ist, ohne die Fähigkeit zu besitzen, sich von sich zu lösen« (S. 72).

menfügung der widersprüchlichen Selbstbilder des Kindes bei (z. B. passives, abhängiges »Schoßkind« und überschäumendes, fröhliches und selbstsicheres Kleinkind oder feindselige und liebevolle Selbstrepräsentationen, etc.) in ein zusammengesetztes Ganzes. Das Erreichen der Beständigkeit des Selbst lässt eine kohärente, einzige Selbstrepräsentation mit minimalen Fluktuationen unter triebbedingtem Druck entstehen; dies ist die Geburt der Identität. Das parallele Erlangen von Objektbeständigkeit ist charakterisiert durch die Konsolidierung einer tieferen, beständigeren internalisierten Repräsentation der Mutter, wobei die positive Bindung an sie durch vorübergehende Frustrationen nicht ernsthaft gestört wird.

Mahlers Beobachtung, dass ein konsolidiertes Selbstempfinden zuerst im Alter von etwa 18–20 Monaten entsteht, wird von Stern (1985) angezweifelt. Er postuliert, dass Säuglinge von Geburt an das »Empfinden eines entstehenden Selbst« erleben, sich von Anfang an der Selbst-organisierenden Prozesse bewusst sind und nicht ohne die Fähigkeit zur Unterscheidung zwischen dem Selbst und dem Anderen auf die Welt kommen. Er siedelt den Beginn des »Empfindens des Selbstkerns« zwischen 2 und 6 Monaten an, also viel früher als Mahler. Stern bezweifelt, dass das Selbst aus einem symbiotischen Mutter-Kind-Gefüge entsteht und fragt statt dessen, ob das Gefühl der (und sogar die Fähigkeit zu) Verschmelzungserfahrungen selbst nicht vielmehr vom Vorhandensein eines separaten Selbstempfindens abhängt. Lewis und Brooks-Gunn (1979), Emde (1983) und Kagan (1981) andererseits stimmen mit Mahler überein, indem auch sie das Erscheinen eines halbwegs kohärenten Selbst im Alter zwischen 18 und 20 Monaten ansiedeln. Mahlers Sichtweise wird auch von Jacobson (1954) und Kernberg (1975, 1976, 1980) ergänzt, welche sich auf die Prozesse früher Internalisierungen und ihre intrapsychischen, strukturbildenden Unbeständigkeiten konzentrieren.

Jacobson führte die Begriffe »Selbstrepräsentation« und »Objektrepräsentation« (innerpsychische Bilder des Selbst und seiner entsprechenden Objekte) ein, welche die Tatsache hervorheben, dass die an der Identitätsbildung beteiligten Phänomene letzen Endes intrapsychischen und nicht interpersonellen Charakters sind. Jacobson schlug außerdem das Konzept einer verschmolzenen Selbst-Objekt-Repräsentation als erste intrapsychische Struktur vor, aus der dann die Fähigkeit zur Bildung der unterscheidenden Selbst- und Objektrepräsentationen als getrennte Repräsentationen hervorgeht. Noch später gebiert dann die Zusammenfügung der widersprüchlichen (libidinösen und aggressiven) Selbstrepräsentationen eine kohärente Identität.

Jacobsons Sichtweisen wurden von Kernberg weiterentwickelt, der einen Drei-Stufen-Prozess der Identitätsbildung mit sequenziellem Anstieg in den späteren Entwicklungsstufen formulierte. Hierbei wird die erste Stufe häufiger mit der frühen Kindheit assoziiert, die zweite mit der späten Kindheit und die dritte mit der Adoleszenz. Die drei Stufen werden nur aus Gründen der didaktischen Vereinfachung in diesem Abschnitt über die frühe Kindheit gemeinsam präsentiert.

Die *erste* Stufe in Kernbergs Prozess besteht in der Introjektion, wodurch gewisse, affektiv geladene, spezifische Eigenschaften Anderer internalisiert werden ohne sie völlig in das Selbstbild zu integrieren. Solch »eine organisierte Anhäufung von Erinnerungsspuren« (Kernberg 1976, S. 29) enthält ein Objektbild, ein Selbstbild sowie die affektive Färbung der Interaktion, die das Selbst und das Objekt aneinander bindet. Die *zweite* Stufe besteht in der Identifikation, welche eine weniger konkrete, dafür aber rollenorientiertere Internalisierung bedeutsamer Anderer in Beziehung zum Selbst impliziert. Im Gegensatz zum Introjekt fühlen sich Identifikationen nicht wie ein »Fremdkörper« im Selbst an; topografisch gesprochen liegen Identifikationen »tiefer« im System des Selbst als Introjekte, die von der Erfahrung her betrachtet oft vorbewusst sind. Offensichtlich ist an der Identifikation ein komplexeres Ich mit fortgeschritteneren kognitiven und fortdauernden Fähigkeiten beteiligt als an der Introjektion. Die *dritte* Stufe besteht in der Identitätsbildung, wodurch diverse Identifikationen in ein harmonisches Ganzes zusammengeführt werden. In diesem Prozess werden individuelle Identifikationen »depersonifiziert« (Jacobson 1954), d.h. sie verlieren ihre Ähnlichkeit mit ihren ursprünglichen Quellen. Dieses selektive Abstoßen und gegenseitige Angleichen früherer Identifikationen führt zu einer neuen psychischen Konfiguration, der Ich-Identität.

Spätere Kindheit

Die »konstitutionell prädestinierten geschlechtsdefinierten Unterschiede im Verhalten von Jungen und Mädchen« (Mahler et al. 1975, S. 224) werden psychologisch umso ausgeprägter, je mehr sich das Kind der Unterschiede zwischen den Geschlechtern bewusst wird (Freud 1925). Diese traditionelle Sichtweise der Entwicklung wird in Frage gestellt von den Beobachtungen Galensons und Roiphes (1971), die ihrerseits vorschlagen, dass geschlechtliche Gefühle vagen, internen Charakters (bei Mädchen) und lokalisierten, externen

Charakters (bei Jungen) bereits früher auftreten und zu den subtilen Unterschieden im Trennungs-Individuationsprozess der beiden Geschlechter beitragen (Olesker 1990). In der phallisch-ödipalen Phase der Entwicklung entstehen jedoch Körperbildrepräsentationen aus prägenitalen libidinösen Positionen und bisexuellen Identifikationen, um die Fundamente zukünftiger sexueller Identität zu verstärken.

Zu diesem Zeitpunkt tritt der Ödipus-Komplex in Erscheinung. Libidinöse Bestrebungen sowohl »positiven« (gegenüber dem gegengeschlechtlichen Elternteil) als auch »negativen« Charakters (gegenüber dem gleichgeschlechtlichen Elternteil) entwickeln sich. Der Verzicht auf positives ödipales Verlangen errichtet eine Inzestbarriere in der Psyche und legt das strukturelle Fundament (Über-Ich) für alle späteren Moralvorstellungen. Die kindliche Akzeptanz der zeitlichen Verzögerung zwischen seinen oder ihren ödipalen Sehnsüchten und dem Erlangen der Geschlechtsreife vertieft die Akzeptanz der Realität im Allgemeinen. Die daraus entstehende narzisstische Verletzung wird durch die Projektion infantilen Narzissmus auf die Eltern (insbesondere den gleichgeschlechtlichen Elternteil) und die Bildung des Ich-Ideals kompensiert. Diese Struktur impliziert sowohl Hoffnung als auch Zukunft, und erleichtert demzufolge den »Eintritt [des Kindes] in eine zeitliche Ordnung« (Chasseguet-Smirgel 1985, S. 28). Diese Entwicklung wird begleitet vom Erwerb der Generationseinordnung (d. h. des Sohn- oder Tochter-Seins im Gegensatz zum bloßen Junge- oder Mädchen-Sein) und – daraus folgend – geschichtlicher Kontinuität. Die Identität erhält nun die Perspektive der Zugehörigkeit zu einer Gruppe, d. h. zu der Familie, aus der man stammt, und im weiteren Sinne zu anderen, ähnlichen Familien. Die daraus resultierenden Identifikationen des »wir« und die damit verbundene Abgrenzung vom »sie« fügen der Selbsterfahrung kulturelle und ethnische Dimensionen hinzu.

Mit dem Abklingen des Ödipus-Komplexes wird die relativ ruhige Phase der »Latenz« eingeläutet. Das Erproben der aufkeimenden motorischen und kognitiven Fähigkeiten fördert Sekundärnarzissmus und stärkt das Gefühl dafür, wer man ist und was man vermag. Die Identität bleibt während dieser Zeit mehr oder weniger stabil.

Adoleszenz

Während der Adoleszenz tritt die Frage der Identität noch einmal mit voller Macht an die Oberfläche. Während psychologische Getrenntheit bisher von einer sicheren Internalisierung der elterlichen homöostatischen Funktionen abhing (Freud 1923, Mahler 1958a, b, 1967, Mahler et al. 1975, Settlage 1991), bedarf der Erwerb solcher Getrenntheit in der Adoleszenz eines umgekehrten Vorgangs; dies ist der *zweite Individuationsprozess der Adoleszenz* (Blos 1967). Emotionale Abkopplung vom internalisierten frühen Objekt wird in dieser Phase notwendig und führt, gepaart mit den für diese Periode charakteristischen Triebaufwallungen, zu einer gewissen Instabilität des Ich. Progressive und regressive Tendenzen wechseln sich ab, zuweilen mit beängstigender Schnelligkeit. Regressive Tendenzen verursachen das Festhalten an früheren Arten des Selbstausdrucks. Progressive Tendenzen, sowohl defensive als auch autonome, kündigen neue Selbst-Konfigurationen an. Einerseits findet eine beharrliche Abkopplung von früherem elterlichen, in Form des Über-Ich internalisierten, Diktat statt. Andererseits besteht eine gleichermaßen hartnäckige Abhängigkeit von den Werten der Peergroup. Versuchte Identifikationen und Rollenexperimente im letzteren Kontext zusammen mit der »haltenden Umwelt« (Winnicott 1965) belastbarer Familienbande vergrößern allmählich die Ich-Autonomie und vermitteln ein größeres Gefühl innerer Festigkeit, Beständigkeit und abstrakter Moralvorstellung.

Geschlechterspezifische Unterschiede in der Identitätsentwicklung werden während der Adoleszenz wieder offenkundig (Blos 1967, Fischer und Fischer 1991, Money und Ehrhardt 1972). Da die Adoleszenz die Regression begünstigt, ziehen sich sowohl Jungen als auch Mädchen von ödipalen Konflikten zurück und ringen mit Fragen der Kontrolle, Autonomie, Geschlechtsidentität und der optimalen Distanz von bedeutsamen Anderen. Für den Sohn ist der Weg zurück zu regressiver Nähe zur Mutter versperrt, da diese seine geschlechtliche Identität bedrohen würde. Er hält sich an seinen Vater und noch stärker an männliche Gleichaltrige zur Gestaltung seiner sozialen Identität. Bei Mädchen ist die Regression in eine enge Beziehung zur Mutter mit den begleitenden gegenseitigen Spannungen häufiger. Sowohl Jungen als auch Mädchen erleben ein Wiederaufleben ödipaler Konflikte, die Regression im Bereich der Objektbeziehungen ist jedoch bei Mädchen häufiger als bei Jungen.

Während der Adoleszenz konsolidiert sich auch die sexuelle Identität. Verzicht auf sexuelle Absichten hinsichtlich primärer Liebesobjekte, die Versöhnung aktiver und passiver sexueller Absichten miteinander und die weitere Synthese bisexueller Identifikationen erleichtern diese Entwicklung (Blos 1967). Blos, dessen Arbeiten (1967, 1984) enorm wichtig für das Verständnis dieser Prozesse sind, legt nahe, dass die negativen ödipalen Bestrebungen erst während der Adoleszenz wirklich aufgegeben werden. Solcher Verzicht auf homoerotisches Verlangen schärft nicht nur die Heterosexualität, sondern trägt auch maßgeblich zum psychischen Bild der Art von Person bei, die zu werden man anstrebt. Tatsächlich erklärt Blos (1984), dass »das erwachsene Ich-Ideal der Erbe des negativen Ödipus-Komplexes« ist (S. 319).

Bevor ich zur nächsten Phase der Identitätsbildung (dem Erwachsenenalter) übergehe, ist es angebracht, kurz die Rolle des Vaters in der Entstehung und Konsolidierung der Identität zu diskutieren. Dies trifft umso mehr zu, als die Diskussion bisher auf die Interaktion zwischen Mutter und Kind konzentriert war.

Die Rolle des Vaters

Freud (1930) erklärte, dass er »sich kein kindliches Bedürfnis vorstellen könne, das stärker sei als das Bedürfnis nach eines Vaters Schutz« (S. 72). Während der darauffolgenden zwei Jahrzehnte maß jedoch die psychoanalytische Entwicklungstheorie der Rolle des Vaters in der kindlichen Entwicklung nicht die angemessene Bedeutung bei. Erst 1951 betonte Leowald die Wichtigkeit der Rolle des Vaters für Kinder beider Geschlechter als mächtige Kraft gegen die Bedrohung der Wiedervereinnahmung durch die Mutter. Mahler und Gosliner (1955) wiesen auf die Rolle des Vaters in der Entwicklung des Ich und der Vorläufer des Über-Ich bei Kindern hin. Greenacre (1966) beobachtete, dass eine übermäßige Idealisierung des männlichen Analytikers und der Analyse häufig die wichtige Rolle des Vaters in den ersten beiden Lebensjahren des Kindes widerspiegelte. Mahler (1967) stimmte dem zu und betonte, dass Kinder den Vater als erfrischend wahrnehmen, als eine Person, die sich von der Mutter unterscheidet und eher spielerisch mit ihnen umgeht. Benedek (1970) widmete seine Studien dem Ich-aufbauenden Einfluss der »Identifikation des Vaters mit seinem Kind und … der Identifikation des Vaters mit seinem eigenen Vater« (S. 173). Benedek stellte fest, dass es »nützlich ist, sich an den Einfluss zu erinnern, den die sich wandelnde Position des Vaters innerhalb der Familie auf die Persönlichkeitsentwicklung seiner Kinder, besonders seiner Söhne, ausübt« (S. 176). Abelin (1971), der mit Mahler zusammenarbeitete, führte das Konzept der frühen *Triangulation* ein, als er die Rolle des Vaters während der präödipalen Lebensjahre der kindlichen Entwicklung beschrieb. Abelin berichtete über Beobachtungen an Kindern, welche die Ich-aufbauende, nicht-konkurrenzorientierte (bei Jungen) und unerotische (bei Mädchen) Rolle des Vaters enthüllten.

In einer Reihe von Beiträgen, die zwei Jahrzehnte umspannen, demonstrierte Blos (1962, 1965, 1967, 1974, 1985), dass die frühe, präödipale Vater-Sohn-Beziehung das Selbst des Jungen und seine Weltsicht für ein Leben lang entscheidend beeinflusst. Der kleine Junge sucht die Zustimmung und das Lob des Vaters, und wenn diese gewährt werden, entsteht eine tiefe und bleibende Bindung zwischen den beiden. Die Zustimmung des Vaters legt im Sohn die Keime für »ein gewisses Maß an Selbstbeherrschung und Selbstbehauptung – entstehend sozusagen aus gegenseitiger Gleichheit oder geteilter Männlichkeit – welche die Außenwelt nicht nur handhabbar und überwindbar, sondern unendlich verlockend macht« (Blos 1985, S. 11). Am Ende der Adoleszenz erlaubt die Bestätigung der Männlichkeit des Sohnes durch den Vater ersterem die Einforderung männlicher Privilegien. Blos stellte fest, dass die sich zuletzt herauskristallisierende Struktur das Ich-Ideal sei, und dass dies als Ergebnis der Aufgabe negativer ödipaler Bestrebungen am Ende der Adoleszenz geschieht. Ein junger Mann muss die zärtlichen und gehorsamen Bande zu seinem Vater durch sein eigenes Gefühl für Ideale und moralische Verpflichtungen ersetzen. Ross (1979) sichtete umfassend die Literatur über den Beitrag des Vaters zur Entwicklung und fügte wichtige eigene Erkenntnisse hinzu. Er postulierte das Konzept des »Laius-Komplex« (1982), d.h. das feindselige Konkurrenzverhalten eines Vaters gegenüber seinem Sohn, erläuterte die Dialektik der Distanz und der Intimität im Entwicklungsdialog zwischen Vätern und Töchtern (1990), verfolgte die Unbeständigkeit des männlichen Bedürfnisses nach einer Vaterfigur im Laufe des gesamten Lebens (1994) und stellte fest, dass die Flucht vor einer ablehnenden väterlichen Übertragung auf einen Partner häufig das unbewusste Motiv männlicher Untreue in langjährigen ehelichen Beziehungen ist (1996).

Ich (Akhtar 1995b) habe vor Kurzem die facettenreiche Rolle des Vaters in der kindlichen Entwicklung als aus den folgenden vier Aufgaben bestehend zusammengefasst:

> (1) Indem er als schützender, liebender und kooperativer Partner der Mutter fungiert, ermöglicht und vergrößert er ihre Fähigkeit, sich dem Kind zu widmen. (2) Indem er sich als relativ neutrales, Ich-orientiertes, neues Objekt während der Rapprochement-Teilphase im Trennungs-Individuationsprozess anbietet, liefert der Vater dem Kind Stabilität, eine Zuflucht vor Konflikten und (bei Jungen) ein wichtiges Maß an »Deidentifikation« (Greenson 1968) von der Mutter. (3) Durch sein Erscheinen als romantischer Partner der Mutter am sich entwickelnden psychischen Horizont des Kindes hilft der Vater bei der Konso-

> lidierung der kindlichen Fähigkeit, die familiäre Dreiecksbeziehung und die darin enthaltenen Konflikte zu erleben, zu ertragen und davon zu profitieren. (4) Indem er sich seinem Sohn als bewundernswertes Modell zur Identifikation präsentiert und mit zurückhaltender Reziprozität auf die knospende Weiblichkeit der Tochter reagiert, bereichert der Vater die geschlechtliche Identität seiner Kinder und weist die Richtung zu ihrer späteren Auswahl sexueller Objekte. [S. 77][32]

All dies führt zu einem starken Einfluss sowohl auf das Ich als auch auf das Über-Ich, insbesondere im Bereich der Abkopplung von der Mutter, der Sprachorganisation, Modulation von Aggression, Errichtung der Inzestbarriere, Akzeptanz von Generationsgrenzen, die Fähigkeit zur Respektierung und Idealisierung Älterer, Eintritt in die zeitliche Ordnung und dadurch in ein tieferes Gefühl familiärer und ethnischer Zugehörigkeit. Vor diesem Hintergrund können wir nun Einblick in die kulturellen und subkulturellen Variationen des väterlichen Beitrags zum Heranwachsen des Kindes nehmen.

Mit diesem abgerundeten Bild, welches die Rolle beider Elternteile im Ursprung und in der Konsolidierung der Identität des heranwachsenden Kindes in Betracht zieht, können wir nun unseren Längsschnitt der Identitätsentwicklung fortsetzen und uns den weiteren Verfeinerungen im Erwachsenenalter zuwenden.

Verfeinerungen der Identität im Erwachsenenalter

Während in der Zeit der Adoleszenz eine beachtliche Konsolidierung der Identität stattfindet, ist es irrig anzunehmen, dass die Identitätsentwicklung an diesem Punkt endet. Spätere Lebensaufgaben (wie z.B. die Trennung von den Eltern und das Verlassen des Elternhauses, Verlobung und Heirat, die Berufswahl, die oftmals die Bewältigung ambivalenter Beziehungen zu den Mentoren einer Person erfordert, die Elternschaft) lassen Identitätskonflikte erneut aufleben und bieten so Möglichkeiten zur Überarbeitung von identitätsgebundenen Fragen. Der Beginn der Elternschaft ist dabei ein besonders wichtiger Wendepunkt (Colarusso 1990, 1997). Die emotionalen Herausforderungen der Kindererziehung fordern Objektbeständigkeit und beeinflussen

32 Kulturelle Unterschiede in Maß und Art der Wahrnehmung dieser Aufgaben durch den Vater sind in der Tat möglich. Dieses Gebiet ist allerdings bisher wenig erforscht und weitere Untersuchung ist hier vonnöten.

daher auch die Identität. Einerseits festigt die Weitergabe des eigenen Namens und der eigenen psychobiologischen Eigenschaften an die Nachfahren das innere Empfinden von Abstammung und Kontinuität der Generationen und stärkt so die Identität. Auf der anderen Seite muss insbesondere die Mutter als Empfängerin des kindlichen Aufruhrs der Rapprochement-Teilphase ihre eigenen reziproken Triebe und widersprüchlichen Objektrepräsentationen des Kindes angleichen. Hier dient die mütterliche Objektbeständigkeit der »Container«-Funktion (Bion 1967) für die widersprüchlichen Gefühle des Kindes, seine diffusen Selbstrepräsentationen und schwankenden Objektbindungen. Später stellt die Fähigkeit, die sexuellen Zudringlichkeiten des Kindes, sein Konkurrenzverhalten und seine Feindseligkeit während der ödipalen Phase zu tolerieren, die elterliche Befähigung zur Bewahrung optimaler Distanz auf die Probe. Das verminderte kindliche Bedürfnis nach den Eltern während der Latenz und die intensiven, die Eltern oftmals emotional sehr belastenden Haltungs-, Gefühls- und Distanzschwankungen während der Adoleszenz verlangen in ähnlicher Weise nach elterlicher Objektbeständigkeit und Identitätsfestigkeit, wenn alles gut verlaufen soll.

Noch später, in mittlerem Alter, wird eine Erweiterung der innersten Selbstrepräsentation und eine ausgleichende Vertiefung der Persönlichkeit induziert, zu der man tatsächlich geworden ist. In seinen Schriften betonte Erikson (1950a, 1956) die neue psychologische Ebene der Identitätsintegration im späteren Leben. Kernberg (1980) erweiterte diese Thematik auf die innere Welt. Ihm zufolge sollte man sich in mittlerem Alter

> mit den sich aus dem Charakter ergebenden Veränderungsbeschränkungen, der eigenen Persönlichkeitsstruktur sowie den damit verbundenen repetitiven Zyklen der Aktivierung der eigenen internalisierten Objektbeziehungen abfinden, welche wieder und wieder als beschränktes Repertoire »persönlicher Mythen« inszeniert werden. … Sich selbst in diesen Grenzen zu akzeptieren, ist ein wichtiger Aspekt emotionaler Reife, welche im Gegensatz zu narzisstischer Rationalisierung, Verleugnung, Resignation und Zynismus und zu masochistischer Selbstbeschuldigung steht. [S. 127]

Kohut (1977) beschreibt das mittlere Alter auch als eine Zeit, in der »wir uns fragen, ob wir unseren innersten Absichten treu geblieben sind« (S. 241). Solcherart Selbstprüfung wird unvermeidlich mit Trauer um die Selbstrepräsentationen assoziiert, welche im gelebten Alltag stumm und unausgedrückt geblieben sind. Es macht sich eine gewisse Traurigkeit bemerkbar, und die subjektive Wahrnehmung der verfließenden Zeit wird akut. Mein Gedicht

»Calendar« [»Kalender«] aus dem Jahre 1992 versucht, diesen sehr untergründigen Kummer des mittleren Alters einzufangen.

A page turns
And suddenly what was love
is simply a »valuable experience« from the past.
You stop pushing the outsides of the envelope,
stay within,
feel relieved that the polyp in your throat is benign,
can be removed easily.
A page turns.
You need glasses to read.
Your son leaves for college.
And, suddenly, fall is in the air.

[Eine Seite schlägt um.
Und plötzlich, was Liebe gewesen
ist nur mehr eine »wertvolle Erfahrung« der Vergangenheit.
Du hörst auf, dich gegen die äußere Hülle aufzubäumen,
bleibst darin,
erleichtert, dass der Polyp in deinem Hals gutartig ist
und problemlos entfernt werden kann.
Eine Seite schlägt um.
Du brauchst eine Brille zum Lesen.
Dein Sohn geht aufs College.
Und plötzlich liegt Herbst in der Luft.]

Dieser »Herbst« ist jedoch nicht bar allen Nutzens für das Ich. Das Loslassen der Kinder bietet größere Gelegenheit zur Vertiefung der Intimität mit dem Lebenspartner und zu intensiverem Engagement am Arbeitsplatz. Größere finanzielle Sicherheit, mehr Zeit zur Selbstreflexion und erleichtertes Reisen bieten ebenfalls mehr Möglichkeit zum Wachsen des Ich und zur Verfeinerung der Identität. Die Geburt von Enkelkindern im späten mittleren Alter ist besonders erfreulich, da sie »genetische Unsterblichkeit« (Colarusso 1997, S. 91) spendet und die Illusion eines Selbst, das die Zeit überdauert (s. auch Cath 1997). Die starke emotionale Beziehung zu den Enkelkindern dient mehreren Zwecken. Colarusso zufolge sind dies: (i) Ein narzisstischer Puffer gegen den Stachel des Alters und die Unvermeidlichkeit des Todes, (ii) eine Chance zu magischer Heilung des eigenen Lebens durch genetische Unsterblichkeit und (iii) eine Verleugnung unabänderlicher Mängel im Selbst durch selektive Identifikation mit bestimmten Eigenschaften des Enkelkindes (S. 90–91).

Wenn man sich im Alter schließlich dem Tode nähert und sich sozusagen »auf dem Weg zur zweiten Symbiose« (Madow 1997) befindet, muss man eine tiefe und post-ambivalente Sicht der Welt entwickeln, in der man gelebt hat und die zu verlassen man im Begriff ist, damit dieser endgültige Übergang reibungslos verläuft.

Phänomenologische Aspekte

> Das bewusst verfügbare Identitätsgefühl leitet sich aus dem gegenwärtigen Selbstkonzept ab, während ein dauerhaftes Identitätsgefühl aus übergeordneten Selbst-Schemata abgeleitet wird, welche verschiedene untergeordnete Selbstkonzepte und persönliche Rollen für die Beziehung zu anderen enthalten. [Moore und Fine 1990, S. 93]

> Um das Gefühl der Zugehörigkeit und der Kontinuität zu bewahren, ist es wichtig, mit gewohnten Symbolen in Berührung zu kommen: Kleidung, Sprache, Speisen und die Teilnahme an Ritualen; sie alle bestärken das Identitätsgefühl. [Ramanajum 1997, S. 144]

Realistisches Körperbild

Die Identität eines Individuums ist tief verankert im Gefühl seiner oder ihrer körperlichen Existenz. Freuds (1923) Erklärung, »das Ich [sei] zuallererst ein körperliches Ich« (S. 26) meint genau dieses Phänomen. Zwei Jahre nach dieser Feststellung Freuds beschrieb Schilder (1935) das Konzept des Körperbildes – der psychischen Repräsentation des Körpers – und betonte, dass sich dieses Bild in einem fortlaufenden Prozess der Konstruktion und Rekonstruktion im Laufe des ganzen Lebens entwickelt. Individuen mit einem gefestigten Körperbild sind in der Lage, beständige und realistische Wahrnehmungen ihrer körperlichen Eigenschaften aufrecht zu erhalten. Wie Winnicott (1960) es formulierte, zeigen sie eine echte »psychosomatische Existenz«. Sie fühlen sich fest verwurzelt in ihrem Körper, »erkennen« bereitwillig ihr Spiegelbild und sind in der Lage, ihr Gewicht, ihre Erscheinung und ihre körperlichen Ausmaße realistisch einzuschätzen. Ihr Ich ist widerstandsfähig und sie sind in der Lage, sich gewöhnlichen (Haarverlust, Schwangerschaft) und außergewöhnlichen (Amputation, Entstellungen infolge eines Unfalls) Veränderungen ihres Körpers anzupassen (Abse 1966, Winnicott 1949).

Subjektive Empfindung des Gleichseins

Eine gefestigte Identität versorgt das Individuum mit der intrapsychischen Erfahrung der subjektiven Empfindung des Gleichseins. In unterschiedlichen gesellschaftlichen Situationen fühlen und handeln solche Individuen in einer Art und Weise, die ihnen selbst treu bleibt. Sie erfahren sich selbst im Wesentlichen als eine Persönlichkeit und bewahren innerlich ähnliche Präferenzen unter wechselnden Umständen (Erikson 1950a, b, 1956, 1958, 1962). In der Interaktion mit verschiedenen Altersgruppen oder mit Individuen, mit denen sie ein unterschiedliches Maß an Vertrautheit verbindet, können sie ihr Verhalten anpassen, ohne das Kerngefühl innerer Gleichheit zu verlieren. Der Grad solcher kontextbezogener Flexibilität variiert zwar von Kultur zu Kultur, tatsächlich nehmen aber alle Individuen gelegentlich zu einem gewissen Grad von gekünsteltem Verhalten Zuflucht, nicht jedoch bis zur Selbsttäuschung. In dieser Hinsicht ist die Beobachtung Winnicotts (1965) hilfreich, dass im gesunden Zustand das falsche Selbst durch »die gesamte Struktur der höflichen und gesitteten sozialen Verhaltensweisen repräsentiert ist« (S. 143).

Konsistente Attitüden und Verhaltensweisen

Individuen mit gesunder Identität verfügen über konsistente Attitüden und Verhaltensweisen. Sie lassen eine stabile Investition in persönliche Werte und Ideologien erkennen und eine damit verbundene Fähigkeit, das Wesentliche zu erkennen, sich darauf zu konzentrieren und es zu artikulieren. Solche Menschen verfügen auch über ein Repertoire angemessener und vorhersagbarer Verhaltensweisen. Sie können schüchtern oder extrovertiert sein, habgierig oder bescheiden, aber nicht beides. Ihre politischen Einstellungen, ästhetischen Interessen, Geschmacksrichtungen in Speisen oder Musik bleiben unverändert, egal in welchem Rahmen. Der Drang nach einem vom vorherrschenden Selbstgefühl abweichenden Verhalten wird unterdrückt oder bewusst blockiert oder entmutigt, wodurch ein Gefühl innerer Beständigkeit aufrechterhalten wird. Gleichzeitig muss jedoch betont werden, dass eine gesunde Identität keine rigide, monolithische Homogenität (Eisnitz 1980, Pfeiffer 1974) impliziert. Eine normale, gut integrierte und gut funktionierende Identität besteht in der Tat aus vielen Untereinheiten von Selbstrepräsentationen (Eisnitz 1980), welche sich im Falle des psychologischen Bedürfnisses manifestieren. Kontextuelle Fließfähigkeit[33] dieser Art ist jedoch von Identitätsdiffusion zu unterscheiden. Was eine kohäsive Identität von einer mangelhaft eingebetteten unterscheidet, ist die allumfassende Synthese der ersteren, der unbefangene Übergang zwischen unterschiedlichen Selbstrepräsentationen und eine optimale Mischung von Realitätsprinzip und der vom Ich-Ideal diktierten Richtung hinsichtlich der Manifestation oder Nicht-Manifestation verschiedener Facetten des Selbst. Die Kette der Identität hat zwar viele Glieder, diese sind jedoch verbunden durch einen Strang der Bedeutsamkeit und Anpassungsfähigkeit.

Zeitliche Kontinuität

Eine wichtige Eigenschaft von Individuen mit gefestigter Identität ist ihre Fähigkeit, persönliche Kontinuität im Wechsel der Zeiten und in Perioden des Wandels zu bewahren (Erikson 1950a, 1956, Lichtenstein 1963). Sterns (1985) Konzept der »Geschichte des Selbst«, d.h. eines Gefühls für Dauerhaftigkeit und eines Weiterlebens mit der eigenen subjektiven Vergangenheit, weist auf diese spezielle Fähigkeit hin. Individuen, die sie besitzen, erhalten echte Bindungen zu ihrer Vergangenheit aufrecht, finden sich gelassen mit ihren aktuellen Realitäten ab und sind in der Lage, sich ihre Zukunft vorzustellen. Sie erhalten den regelmäßigen Kontakt zu Personen und Orten aus ihrer Vergangenheit aufrecht, bewahren Fotos und Erinnerungsstücke von unterschiedlichen Erlebnissen auf, schreiben persönliche Tagebücher oder tragen auf andere Weise zum Erhalt einer Synthese der Vergangenheit mit der Gegenwart bei. Zuweilen ist für eine solche zeitliche Synthese der Besuch von Orten aus der Vergangenheit vonnöten, das Treffen mit alten Freunden, Eltern oder gar der Besuch der elterlichen Gräber (Akhtar und Smolar, 1998). Manchmal jedoch kann die Zusammenfügung unterschiedlicher Zeitsegmente des Lebens nur in Fantasie und Träumerei geschehen. Dies kommt sicherlich häufiger bei Immigranten vor und ist sehr treffend in dem folgenden Gedicht von Darius Cooper (1995), einem indischstämmigen nordamerikanischen Dichter, beschrieben.

33 Die Tatsache, dass Inder und Pakistaner über sehr fließende Identitäten verfügen, wurde sowohl von Ewing (1991) als auch von Roland (1996) angeführt.

As darkness falls,
I look at my son's beautiful sleeping face,
His tiny palms
Firmly closed
Over the weight of his world,
And I think of my parents
As they dream of holding him
In their arms,
In a small town
Far far away. [S. 41]

[Wenn es Nacht wird
Schaue ich auf das schöne, schlafende Gesicht meines Sohnes,
Seine kleinen Hände
Fest geschlossen
Um das Gewicht seiner Welt.
Und ich denke an meine Eltern,
Wie sie träumen, ihn
in ihren Armen zu halten,
In einer kleinen Stadt
Weit, weit fort.]

Zeitliche Dynamik verhindert das Erstarren der Identität in einer bestimmten persönlichen Zeitspanne und eröffnet so die Möglichkeit für Verwandlungen im Laufe des Lebens (Akhtar 1984, Kernberg 1980, Levinson et al. 1978, Wolman und Thompson 1990). Solche Verwandlungen sind jedoch kumulativ und diskret, nicht grotesk (wie z.B. die »Midlife-Crisis«). Idealerweise gleicht die Entwicklung dem Wachsen eines Baums, bei dem sich immer mehr Ringe um den Stamm bilden, ohne dass sich jedoch die Form verändert, die immer erkennbar bleibt. Dieses Paradox, demzufolge Individuen mit gefestigter Identität sich so oft verändern und doch immer dieselben bleiben, wird von Emde (1983) einer allgegenwärtigen affektiven Kontinuität im psychischen Leben zugeschrieben.

Authentizität

Als Gegenstand psychologischer Untersuchung wurde die Authentizität im westlichen psychologischen Denken mit einer Unzahl von Definitionen belegt (Frankl 1959, Maslow 1971, Trilling 1968). *Merriam-Webster's New Collegiate Dictionary* (1987) definiert den Begriff ›authentisch‹ als das, was

»akzeptabel und glaubwürdig ist, tatsachen- oder realitätskonform, nicht eingebildet oder falsch« (S. 117) Nach dieser Definition führt Webster's an, dass die Authentizität darin besteht, dass etwas tatsächlich und genau so ist wie von ihm behauptet wird, unverfälscht, völlig unverstellt, aufrichtig und vertrauenswürdig.

Aus dieser Perspektive heraus gesehen sind Individuen mit kristallisierter Identität authentisch (Akhtar 1984, Kernberg 1975, 1976, Volkan 1976, Winnicott 1965). Sie wissen um eine intrapsychische und interpersonelle Ideologie, welcher die Erfahrung zugrunde liegt, sich selbst und anderen gegenüber treu zu sein, und sind ihr verpflichtet. Sie sind sowohl zur Originalität fähig als auch in der Lage, Tatsachen über sich selbst zu erkennen und zu akzeptieren, so wie sie sie sehen. Die Vorliebe für gewisse Speisen, die Auswahl von Kleidung, Kunst-, Literatur- oder Musikgeschmack, die Auswahl der Wohnungseinrichtung und der Freizeitaktivitäten rührt aus einer tiefen und meist unbewussten Synthese früher Identifikationen mit der eigenen tatsächlichen Lebenserfahrung her. Es gibt nur geringe Anstrengungen, andere in diesen Dingen nachzuahmen.[34]

Geschlecht

Individuen mit konsolidierter Identität besitzen subjektive Klarheit über ihr Geschlecht (Jacobson 1954, Mahler et al. 1975, Volkan 1976). Die geschlechtliche Identität, ein Indiz der Entwicklung des Ich, besteht aus drei für eine integrierte Selbst-Identität unerlässlichen Aspekten. Es sind dies (1) die geschlechtliche Kernidentität (Stoller 1968) oder das Bewusstsein bzw. die Akzeptanz der Tatsache, dass man aufgrund des Besitzes männlicher oder weiblicher Genitalien männlichen oder weiblichen Geschlechts ist, (2) die Geschlechterrolle (Green 1975) oder das offenkundige geschlechterspezifische Verhalten anderen Menschen gegenüber und (3) die Hinwendung zu einem Sexualpartner oder das bevorzugte Geschlecht des Liebesobjekts einer Person. Eine kohäsive geschlechtliche Identität steht im Einklang mit dem eigenen biologischen Geschlecht, wobei die geschlechtliche Kernidentität, Geschlechterrolle und sexuelle Partnerorientierung in Harmonie zueinander

34 Kernbereiche fehlender Authentizität (z.B. hinsichtlich der Kleidung oder des Akzents) sind charakteristisch für die frühen Phasen der Immigration, und sie existieren neben einer echten Fähigkeit zur Unverfälschtheit in den Lebensbereichen, die von der Migration untangiert bleiben.

stehen. Dies lässt sich in heterosexuelle Objektwahl übertragen – eine zunehmend kontroverse Angelegenheit – und in ein gesellschaftlich als geschlechtskonsistent anerkanntes allgemeines Verhalten. Eine solche solide Geschlechtsidentität ergibt sich aus dem Zusammenspiel anlagebedingter Gegebenheiten und kultureller Faktoren in tiefer Akzeptanz des Geschlechtsunterschieds, der Vorherrschaft der Identifikationen mit dem gleichgeschlechtlichen Elternteil und aus einer Anerkennung der Komplementarität des anderen Geschlechts (Green 1975, Mahler et al. 1975, Stoller 1968).

Ethnizität und Gewissen

Ethnizität oder Volkszugehörigkeit bezieht sich auf die Kultur eines Volkes und umfasst Werte, Kindererziehungsmethoden, Geschichtsempfinden, Ausdrucksformen und Muster interpersonellen Verhaltens (Hughes 1993). Volkszugehörigkeit wird an die Kinder weitergegeben, indem sie den kulturellen Gebräuchen der Familie ausgesetzt werden, und durch die ethnische »Sprache« innerhalb der Familie. Durch die Identifikationen mit den Eltern, insbesondere während der ödipalen Phase, eignet sich das Kind nach und nach ein Gefühl für Generationskontinuität an (Chasseguet-Smirgel 1984). Die Ausweitung dieses Empfindens mündet in ein Gefühl der Zugehörigkeit zu einer historischen Gemeinschaft. In Volkans (1988) Worten identifiziert sich ein Mensch durch die Identifikation mit anderen in der eigenen Gruppe – Elternfiguren, Peergroups, Lehrer, religiöse Autoritäten, Gemeinde- und nationale Führerfiguren – mit deren emotionaler Investition in Religion, Ethnizität, Nationalität, etc. und beteiligt sich an der Ausgrenzung solcher Personen, die sich von der Gruppe abheben und ihr abträglich sind« (S. 49).

Solch ethnische Identität drückt sich »sowohl im positiven (*wir tun das*) als auch im negativen Sinne (*wir tun nicht das, was sie tun*) aus (Thomson et al. 1993, kursiv im Original). Das frühe ethnische Empfinden, welches zuweilen an Ethnozentrismus grenzt, erfährt eine ›Verdünnung‹ während der Adoleszenz, wenn eine gewisse Deidentifikation mit den elterlichen Gebräuchen eintritt (Blos 1967, Jacobson 1954, Money und Ehrhardt 1972). Die breitere Interaktion mit diversen gesellschaftlichen und ethnischen Gruppen, welche in dieser Zeit stattfindet, ermöglicht eine Verminderung des kindlichen Ethnozentrismus. Ethnizität lebt jedoch auch jenseits der Adoleszenz weiter und vermittelt der Identität des Erwachsenen ein Gefühl historischer Tiefe.

Im Verhalten kommt dies in einem Bewusstsein, wenn nicht sogar in aktiver Observanz religiöser Feste und Gebräuche zum Ausdruck, einer subtilen Präferenz homoethnischer Bindungen, einer Vorliebe für bestimmte Speisen und Musik und im Gebrauch sprachlicher Ausdrücke in Übereinstimmung mit den eigenen ethnischen Wurzeln. Eine verwandte Erscheinung ist der Umstand, dass Menschen mit gesunden Identitäten ein internalisiertes Wertesystem erkennen lassen. Ideale und persönliche Überzeugungen bleiben konstant im Laufe der Zeit, und es existiert keine wirkliche Verwundbarkeit, die von Demagogen oder esoterischen Sekten zur Manipulation ausgenutzt werden könnte.

Klinische Relevanz

> Identität ist ein kohärentes Selbstgefühl. Sie hängt von dem Bewusstsein ab, dass die eigenen Anstrengungen und das eigene Leben sinnvoll sind, dass sie Bedeutung haben in dem Kontext, in dem sich das Leben abspielt. Sie hängt auch von stabilen Werten ab und von der Überzeugung, dass die eigenen Taten und Werte harmonisch miteinander verbunden sind. [Wheelis 1958, S. 19]

> … Identitätsdiffusion wird in der Vorgeschichte stark widersprüchlichen Verhaltens oder in einem Wechsel zwischen emotionalen Zuständen reflektiert, welche so stark widersprüchliches Verhalten und eine ebenso drastisch widersprüchliche Selbstauffassung implizieren, dass sich der Interviewer sehr schwer tut, den Patienten als »ganzen« Menschen zu sehen. [Kernberg 1984, S. 13]

Die Erkennung der Komponenten einer wohlgefestigten Identität ist relevant für alle drei Aspekte der Behandlung von Patienten in der klinischen Psychiatrie: Differentialdiagnose, Behandlung und Einschätzung der Prognose. Im Bereich der Diagnostik kann man mit einiger Sicherheit annehmen, dass die zugrundeliegende Psychopathologie um so gewichtiger ist [ausfällt], je größer die Identitätsstörung ist. In der Tat scheint es Identitätsstörungen steigender Schweregrade in nachstehender Abfolge zu geben: (1) Die *Identitätskrise*, ein vorübergehender Umbruch im Identitätsempfinden eines Individuums während der Adoleszenz, (2) die *Identitätsdiffusion*, welche Störungen in den oben beschriebenen sieben Errungenschaften der Identität beinhaltet, und welche typisch ist für Borderline-, narzisstische, schizoide, hypomanische, antisoziale, paranoide, Als-ob- und schizotypische Persönlichkeiten (Akhtar 1984, 1992b, Akhtar und Samuel 1996, Erikson 1956, 1958, Grinker et al. 1968, Kernberg 1970, 1975), (3) die *Identitätsdissoziation*, welche die amnestisch abgekapselte Existenz personifizierter Selbstrepräsentationen beinhaltet und vor allem bei multiplen Persönlichkeiten auftritt (Akhtar 1984, Janet 1907, Prince 1905), und (4) die *Identitätsfragmentierung*, welche sich auf die bizarren Umformungen des Selbst bezieht, den Zusammenbruch der Grenzen der eigenen Identität, und charakteristisch für psychotische Dekompensation ist (Akhtar und Brown 1999, Batchelor 1969, Bleuler 1908, Diefendorf 1921, Fish 1964, Hinsie und Campbell 1975, Slater und Roth 1969).

Da die groben Formen der Identitätsstörungen (z.B. Fragmentierung, Dissoziation) oftmals leicht erkennbar sind, liegt die Wichtigkeit des Identitätskonzepts hauptsächlich in seiner Nützlichkeit bei der Unterscheidung zwischen »hochgradigen« oder neurotischen Arten von Persönlichkeitsstörungen (z.B. vermeidend, zwanghaft) und »niedriger eingestuften« oder schweren Persönlichkeitsstörungen (z.B. Borderline, antisozial, paranoid, schizoid) (Kernberg 1970). Individuen ersteren Typs besitzen eine kohäsive Identität, während diejenigen letzteren Typs unter dem »Syndrom der Identitätsdiffusion« (Akhtar 1984, 1992b, Erikson 1956, 1958, Grinker et al. 1968, Kernberg 1970, 1975) leiden. Sie zeigen Defekte in den oben beschriebenen sieben Aspekten der Identität. Das Maß, in dem sich die Identitätsdiffusion offensichtlich manifestiert, variiert jedoch ungemein. Borderline-Individuen zeigen diese Erscheinungen offener als narzisstische Patienten, die besser integriert sind. Auch manifestiert sich die Identitätsdiffusion nicht im gleichen Maß bei allen Patienten mit dieser Störung. Bei narzisstischen Patienten mag die fehlende Authentizität prominenter sein, bei Borderline-Patienten die zeitliche Diskontinuität und bei schizotypischen Patienten das Gefühl der Leere. Solche klinischen Eindrücke können, operationalisiert und repliziert, bei der Entwicklung besserer phänomenologischer Profile dieser Krankheitszustände helfen. Die Konzepte der Identität und Identitätsdiffusion haben auch Implikationen für die Behandlung. Individuen mit gefestigter Identität bedürfen anderer therapeutischer Strategien als diejenigen, die unter Identitätsdiffusion leiden. Die Psychoanalyse, welche unbewusste Dynamiken, Verteidigungshandlungen und Übertragungsmanifestationen im Rahmen von Ich-Regression untersucht, ist nur für Individuen mit gefestigter Identität geeignet (Akhtar 1992b, Bachrach und Leaff 1978). Hierfür gibt es drei Gründe. *Erstens* haben Individuen mit gefestigter Identität die Fähigkeit, sich zu anderen als getrennte und autonome Objekte in Beziehung zu setzen. Diese Fähigkeit erleichtert die Entwicklung und den Erhalt einer »therapeutischen« (Greenson 1965) oder »Arbeits-« (Brenner 1979) Beziehung mit dem Analytiker, eine notwendige Voraussetzung für die Beobachtung von Übertragungsfantasien und Gefühlen mit einem gewissen Abstand. Auf der Übertragung basierende Missverständnisse sowie emotionaler Aufruhr können so einer genauen Prüfung unterzogen und dem Verständnis zugänglich werden und bleiben. *Zweitens*, da die »Vorherrschaft der Liebe das Bindemittel der vereinigten Repräsentation ist« (Settlage 1991, S. 352), bringen Individuen mit gefestigter Identität per Definition mehr Liebe als Hass mit in die klinische Behandlung. Das Ausmaß der mit ihren Konflikten assoziierten Aggression kann im Rahmen eines verbalen Dialogs und innerhalb der der Psychoanalyse inhärenten illusorischen Natur der Beziehung bewältigt werden. Mit anderen Worten: Hass treibt sie nur in geringfügigem Maß zu feindseligen und gefährlichen Handlungen und kann daher in den therapeutischen Dialog eingebunden werden, ohne dass der Therapeut neutralen Boden verlassen muss. *Drittens* ist eine gefestigte Identität ein Indikator für einen günstigen Ausgang von Psychotherapie und Psychoanalyse, da sie einen besser integrierten Charakter und eine größere Fähigkeit zur Nutzbarmachung einblickorientierter Interventionen impliziert.

Individuen mit Identitätsdiffusion hingegen fehlt der harte Kern der Selbst-Erfahrung, welcher notwendig ist für eine regressive und potenziell destabilisierende Behandlung wie die Psychoanalyse. Selbst diejenigen Personen in dieser Gruppe, die einer tiefgreifenden und nachhaltigen Veränderung in ihrem Leben unterworfen und dazu motiviert sind, bedürfen einer Kombination aus einblickorientierten und unterstützenden Methoden. Es gibt viele Behandlungsansätze in dieser Richtung, wie aus dem enormen Zuwachs an Literatur zu diesem Thema in den letzten zwanzig bis dreißig Jahren ersichtlich wird. Unter den hier vertretenen Sichtweisen sind solche, die auf der Objektbeziehungstheorie (Kernberg 1975, 1976, 1984, Volkan 1976, 1987) oder der Klein'schen Metapsychologie (Grotstein 1981, Rosenfeld 1987) beruhen, Sichtweisen der unabhängigen Gruppe britischer Psychoanalytiker (Balint 1968, Guntrip 1969, Khan 1974, 1983) und ihrer Vertreter in den USA (Adler 1985, Lewin und Schulz 1992, Modell 1984), therapeutische Ansätze, die sich aus dem Einfluss der interpersonellen Tradition auf die allgemeine Psychoanalyse (Searles 1986) und aus bestimmten spezifischen Entwicklungsparadigmen (Masterson 1976, Rinsley 1982), Selbstpsychologie (Kohut 1977) und anderen gemischten Sichtweisen (Boyer und Giovacchini 1980, Gunderson 1985) entwickeln. Während diese Sichtweisen verschiedene Nuancen therapeutischer Methoden betonen, scheinen sie doch in der Prämisse übereinzustimmen, dass die Psychoanalyse in ihrer reinen Form nicht die geeignete Behandlungsform für Individuen mit Identitätsdiffusion ist. Unter diesem Vorbehalt können die therapeutischen Ansätze, die sich aus den oben beschriebenen theoretischen Ansätzen ergeben, im weitesten Sinne als zu zwei Lagern gehörend gesehen werden. Das eine Lager (Adler 1985, Balint 1968, Guntrip 1969, Khan 1974, 1983, Kohut 1977, Lewin und Schulz 1992, Modell 1984) legt den Akzent auf »bestätigende Interventionen« (Killingmo 1989), welche der gequälten Selbst-Erfahrung des Patienten Holding, Spiegelung und Containing spenden in dem Versuch, die Wiederaufnahme der behinderten Entwicklung zu ermöglichen, die die Grundlage für die Krankheit des Patienten bildet. Das andere Lager (Grotstein 1981, Kernberg 1975, 1976, 1984, Rosenfeld 1987, Searles 1986, Volkan 1976, 1987) unterstreicht die Notwendigkeit der Aufdeckung der unbewussten Gründe für die geistige Abschottung des Patienten und der »brückenbildenden Interventionen« (Akhtar 1995b, 1998a), welche darauf abzielen, Widersprüche aufzuheben, indem auf sie aufmerksam gemacht wird, und so die Fähigkeit zur Ambivalenz sich selbst und Anderen gegenüber zu schaffen. Es existiert auch eine Mischung dieser Ansätze (Akhtar 1992b, 1999d, Killingmo 1989, Modell 1984), und die meisten klinischen Therapeuten versuchen wahrscheinlich, ihre eigene Form des Gleichgewichts zwischen diesen beiden Positionen zu finden.

Im Lichte ihrer vielfältigen Relevanz garantiert die Identität die Bewertung des klinischen Umfelds.[35] Durch das formale Interview in der Therapiesituation können jedoch nicht alle Facetten der Identität untersucht und nicht alle Eigenschaften der Identitätsdiffusion gleichermaßen »hervorgelockt«[36] werden. Einige der letzteren (z.B. Gefühle der Leere) werden offenkundiger in den Beschwerden des Patienten, während andere (z.B. zeitliche Diskontinuität in der Selbst-Erfahrung) nur durch den Erhalt eines Längsschnittberichts über das Leben des Patienten erkennbar werden. Wieder andere Eigenschaften (z.B. subtile Störungen in der Geschlechtsidentität) fallen – zumindest zu Beginn der Therapie – hauptsächlich durch das allgemeine Gebaren des Patienten im Umgang mit dem Therapeuten auf. Und dennoch ist es fast immer hilfreich, den Patienten zu bitten, sich selbst zu beschreiben (Akhtar 1992b, Kernberg 1984). Eine solche Befragung beginnt natürlich erst, nachdem die Symptomatologie des Patienten diskutiert worden ist,

35 Für eine aktuelle Zusammenfassung psychometrischer Bestände zur Bewertung von Identitätskonsolidierung s. Akhtar und Samuel (1996).

36 Hervorhebung durch d. Übers.

deretwegen er die Therapie aufgesucht hat. An diesem Punkt kann der Interviewer etwa sagen: »So, nachdem Sie mir nun von ihren Problemen erzählt und wir eine Weile darüber gesprochen haben, könnten Sie sich selbst jetzt als Person beschreiben?« In der vom Patienten gelieferten Beschreibung sollte dann das Augenmerk auf Eigenschaften wie Beständigkeit gegenüber Widersprüchlichkeit, Klarheit gegenüber Verwirrung, Solidität gegenüber Leere, gut entwickelte und gelassen erlebte Männlich- oder Weiblichkeit gegenüber Geschlechtsverwirrung und ein Gefühl der inneren Moral und Volkszugehörigkeit gegenüber dem Mangel an einem historischen oder gemeinschaftlichen Halt gerichtet werden.

Sollte der Patient nicht in der Lage sein, eine kohärente Selbstdarstellung zu geben, sollte dies nicht automatisch als Identitätsdiffusion ausgelegt werden, denn die Gründe hierfür können auch Angst, mangelnde psychologische Ausrichtung, kulturelle Faktoren, Spracharmut oder niedrige Intelligenz sein. Diese Faktoren sollten ausgeschlossen werden, bevor man Schlüsse hinsichtlich des Vorliegens oder Nichtvorliegens einer Identitätsdiffusion zieht.

Einem weniger auskunftsfreudigen Patienten kann man häufig mit einer behutsamen Befragung entgegenkommen. Der Interviewer könnte den Patienten z.B. nach seinem Glauben, seinen religiösen Praktiken und ihrem inneren Zusammenhang mit dem, was in seiner Kindheit an ihn weitergegeben wurde, fragen: Gefühle der Volkszugehörigkeit und der Zugehörigkeit zu einer bestimmten regionalen oder kommunalen Gemeinschaft, aufrechterhaltene Bindungen an Freunde und Partner aus früheren Lebensabschnitten, Klarheit und Stabilität hinsichtlich beruflicher Ziele, geistige Interessen und Hobbys, gesetzliches Verhalten, Drogen- und Alkoholkonsum, usw. Anschließend kann er aufgrund der gesammelten Informationen eine Vermutung hinsichtlich der Identität des Patienten aufstellen. Ein Patient ist vielleicht nicht in der Lage, sich gut zu beschreiben, kann aber trotzdem eine gefestigte Identität besitzen. Umgekehrt kann man in einem Patienten

> periphere Bereiche der Selbst-Erfahrung [antreffen], welche im Widerspruch zu einem wohlintegrierten, zentralen Bereich subjektiven Erlebens steht, periphere Bereiche, die der Patient als Ich-fremd oder Ich-distonisch erlebt, und welche nicht zu dem ansonsten integralen Bild passen, das er von sich selbst hat. Diese isolierten Bereiche können eine wichtige Quelle intrapsychischer Konflikte oder interpersoneller Schwierigkeiten sein, sollten jedoch nicht mit Identitätsdiffusion gleichgesetzt werden. [Kernberg 1984, S. 37]

Im Falle von immigrierten Patienten ist die Auswertung identitätsgebundener Fragen – ohne dabei ihre übrigen Beschwerden zu verharmlosen – von größter Bedeutung. Anfängliche Gespräche mit solchen Patienten müssen die Gründe berücksichtigen, aus denen sie in das neue Land gekommen sind, und das Maß und die Art und Weise ihrer Anpassung an diese bedeutende Veränderung. Ein Ignorieren dieses wichtigen Bereichs der Psyche des Patienten – zuweilen in unbewusstem Einvernehmen mit der narzisstisch begründeten Verleugnung seines Immigrantenstatus durch den Patienten selbst (Smolar 1999) – kann in der Folge zu blinden Flecken in der Behandlung führen.[37]

Zusammenfassung

> Der Prozess amerikanischer Identitätsbildung scheint die Ich-Identität eines Individuums solange zu stützen, wie es ein gewisses Element absichtlicher Vorläufigkeit autonomer Entscheidung zu bewahren imstande ist. Das Individuum muss sich davon überzeugen können, dass es den nächsten Schritt selbst unternehmen muss und dass es, wo es sich auch immer aufhält oder hingeht, stets die Wahl hat, diesen Ort zu verlassen oder sich in die entgegengesetzte Richtung zu wenden, sollte es sich dafür entscheiden.
> [Erikson 1950, S. 286]

In diesem Kapitel habe ich die verstreute psychiatrische und psychoanalytische Literatur zu diesem Thema zusammengestellt und versucht, Licht auf die historischen Ursprünge, die Entwicklung, Phänomenologie und die klinische Bedeutung der Identität zu werfen. Die Zusammenstellung ergibt Folgendes: (1) Das Konzept der Identität besteht seit etwa achtzig Jahren. (2) Die Identität entspringt aus dem frühen Zusammenspiel des Temperaments des Säuglings mit der mütterlichen Haltung ihm gegenüber, gewinnt an Struktur aus primitiven Introjektionen, verfeinert sich durch spätere selektive Identifikationen, gliedert sich und erwirbt Generationskontinuität beim Durchlaufen des Ödipus-Komplexes und erreicht seine mehr oder weniger endgültige Form durch die Synthese widersprüchlicher Identifikationen und größerer Individuation während der Adoleszenz, wobei auch diese Form

37 Ich muss mich immer wieder über die Zahl meiner eingewanderten Kollegen wundern, die mir erzählt haben, dass ihr Einwandererstatus in ihrer ansonsten zufriedenstellend verlaufenen Analyse kaum Beachtung fand!

weiteren Verfeinerungen während des jungen Erwachsenenalters, des mittleren Alters und sogar im hohen Alter unterworfen bleibt. (3) Eine kohäsive Identität besteht aus einem realistischen Körperbild, einem subjektiven Empfinden des Gleichseins, konsistenten Attitüden, dem Gefühl für Vergänglichkeit, Klarheit hinsichtlich des eigenen Geschlechts, Authentizität und Ethnizität. (4) Identitätsstörungen legen psychopathologische Zustände nahe, wobei ernstere Identitätsstörungen mit fortschreitend schwerwiegenderen Zuständen in Zusammenhang gebracht werden, wie gravierende Persönlichkeitsstörungen, Mehrfachpersönlichkeit oder Psychosen. (5) Die klinische Auswertung ist daher relevant und kann unter Umständen auf Behandlungsmethoden und Ausgangserwartungen verweisen. Die Notwendigkeit einer solchen Auswertung ist für den Immigranten noch um ein Vielfaches wichtiger, da er fast unweigerlich mit vielfältigen Bedrohungen seiner Identität zu kämpfen hat.

3 Vier Schienen der Identitätsumformung infolge der Immigration

Ungeachtet der Frage, ob die Migration von einem Land ins andere oder von einer Region in die andere desselben Landes stattfindet, löst sie immer einen gewissen »Kulturschock« (Garza-Guerrero 1974, Handlin 1973, Ticho 1971) aus. Die daraus resultierende Angst stellt eine Herausforderung an das psychische Gefüge des Neuankömmlings dar. Eine weitere Bedrohung liegt in der Trauer über die der Immigration innewohnenden Verluste. Beide zusammen führen zu einem schwerwiegenden Aufruhr in der Identität des Individuums. Ein Zustand geistigen Fließens setzt ein und

> ein zunehmendes Gefühl der Identitätsdiskontinuität entsteht. Es ist, als hätte der Neuankömmling außerhalb seiner gewohnten Umgebung nicht mehr die nötige bestärkende Bestätigung für seine Ich-Identität ... Das Maß der Bedrohung der individuellen Identität verläuft parallel zur Tiefe der begleitenden Trauer. Daher wächst die Sehnsucht nach verlorenen Liebesobjekten (die aufgegebene Kultur), welche in der Vergangenheit ein angenehmes Gefühl der Kontinuität vermittelten, je schwerwiegender der Bruch mit der Kontinuität der Identität des Neuankömmlings ist. Und umgekehrt ist auch die Bedrohung seiner Identität um so beschwerlicher, je größer die Sehnsucht nach den verlorenen Liebesobjekten ist. [Garza-Guerrero 1974, S. 418–419]

Dieser intrapsychische Aufruhr erinnert an den »zweiten Individuationsprozess der Adoleszenz« (Blos 1967). Wenn man die Ontogenese zurückverfolgt, kann man darin auch psychodynamische Resonanzen der Trennungs-Individuationsphase der Kindheit (Mahler et al. 1975) – des ersten Schrittes auf dem Weg zur Identitätsbildung – erkennen. Solche phänomenologische Ähnlichkeit bedeutet jedoch nicht genetische Gleichsetzung. Individuen, die in viel späteren Stufen ihrer Entwicklung migrieren, durchlaufen charakterologische Prozesse, die mit Sicherheit subtiler und komplexer sind als solche, die während der frühen Kindheit und sogar während der Adoleszenz ablaufen. In diesen Individuen ist bereits eine erhebliche psychische Strukturierung erfolgt; Triebe sind verschmolzen und haben geschlechtliche Vorrangstellung erlangt, das Ich ist besser geordnet und es besteht ein post-adoleszentes Über-Ich. Ihre aus der Immigration resultierende moralische, ästhetische, sozial-temporale und sprachliche Umformung ist eher eine Frage der Anpassung des Erwachsenen als eines sich wiederholenden Kindheitsszenarios, wenngleich man die beiden nicht völlig trennen kann.

Vor diesem Hintergrund sollten die folgenden vier miteinander verbundenen Schienen der Identitätsveränderung betrachtet werden. Diese Schienen (und die damit assoziierten metaphorischen »Reisen«[38]) umfassen die Dimensionen der Triebe und Affekte (von Liebe oder Hass zu Ambivalenz), des interpersonellen oder psychischen Raums (von nah oder fern zu optimaler Distanz), der Vergänglichkeit (von gestern oder morgen zu heute) und der gesellschaftlichen Zugehörigkeit und Gegenseitigkeit (von »dein« oder »mein« zu »unser«). Solche Konzepte sind zwar gespickt mit Zweifeln und Problemen, die ich jedoch erst behandeln will, nachdem ich die vier Schienen in größerem Detail beschrieben habe.

Von Liebe oder Hass zu Ambivalenz

> Idealisierte, »absolut gute« Objektbilder müssen mit »absolut schlechten« kombiniert werden, und das gleiche gilt für gute und schlechte Selbstbilder. In diesem Prozess der Synthese werden Teile von Selbst- und Objektbildern in ganze Selbst- und Objektrepräsentationen integriert, und so werden Selbst- und Objektrepräsentationen … realistischer. [Kernberg 1975, S. 27]

> Es ist möglich, dass wir die Spaltung überwinden, indem wir schnell genug »hin- und herflackern« um neue Bilder zu sehen, vergleichbar mit der Illusion der Bewegung in Filmen, die von einer Abfolge stehender Bilder abhängt, die schnell genug ist, das Auge gefangen zu halten, um so die subjektive Erfahrung von Kontinuität zu erwecken. [Lewin und Schulz 1992, S. 51]

So wie das Kleinkind in der Rapprochement-Teilphase (Mahler et al. 1975) und der vorübergehend regressive Erwachsene (Blos 1967, Kramer 1980), ist der Einwanderer anfällig für die Spaltung von Selbst- und Objektrepräsentationen

38 Hervorhebung durch d. Übers.

(Kernberg 1967) auf libidinöse und aggressive Art und Weise. Die drastische Veränderung seiner äußeren Umgebung belastet die Anpassungsfähigkeit des Ich. Veränderte soziale Vorgaben für akzeptables Benehmen lösen Trieb-Disregulierung aus. Ein männlicher Einwanderer aus einem sexuell repressiven Land wie Saudi-Arabien oder Irak kann die zwanglose Freundlichkeit westlicher Frauen unangenehm stimulierend finden. Eine Frau mit ähnlichem Hintergrund setzt die westliche Frau möglicherweise mit der ödipalen Rivalin gleich, und ihre aggressiven und kompetitiven Bestrebungen werden geweckt. Oder die alltägliche Interaktion mit Männern kann ihre unterdrückten erotischen Sehnsüchte wecken. Im Gegensatz dazu wird ein westlicher Immigrant in einer Kultur wie der Japans, welche die Gruppenzugehörigkeit über die Individuation erhebt, möglicherweise plötzlich mit seinen abgelehnten symbiotischen Sehnsüchten und Wünschen nach masochistischer Unterwerfung unter ein distanziertes, hartes Über-Ich konfrontiert. Ungeachtet der speziellen Form, in welcher die auf die Immigration folgende kulturelle Veränderung auftritt, ist sie dazu angetan, die Belastbarkeit des Ich sowohl durch äußere als auch durch die innerlich freigesetzten Kräfte auf die Probe zu stellen.

Eine frühe Konsequenz ist das Phänomen der »desorientierenden Angst« (Grinberg und Grinberg 1989), welche aus

> dem Problem [entsteht], die eigenen Gefühle hinsichtlich zweier Gegenstände des Interesses und des Konflikts unterscheiden zu müssen: Gefühle, die auf das Land und das Volk gerichtet sind, die man zurückgelassen hat, und auf die neue Umgebung. ... Der Emigrant erlebt dies so, als würden seine Eltern sich scheiden lassen, und er gibt sich Fantasien hin, in denen er sich mit einem Elternteil gegen den anderen verbündet. Die Verwirrung wächst, sobald Kultur, Sprache, Ort, Bezugspunkte, Erinnerungen und Erlebnisse sich vermischen und gegenseitig überlagern. Verwirrungszustände entstehen auch aus den defensiven Versuchen, verfolgerische Ängste im Angesicht des Unbekannten abzuwehren. [S. 87–88]

Bevor anpassungsfähigere Verteidigungsmechanismen des Ich aufgebaut werden können, ist Regression ein Mechanismus, auf den oft zurückgegriffen wird.[39] Die Spaltung dominiert und färbt die Gefühle des Ein-

39 Eine Übungs-Teilphase wie Hypomanie ist ebenfalls charakteristisch für diese frühe Periode des Eintritts in eine neue Kultur. Sie hat sowohl defensive als auch adaptive Funktionen. Im Gegensatz zu frühen Ängsten jedoch wird diese Hypomanie nie ganz aufgegeben. Sie kommt während des gesamten verbleibenden Lebenszyklus immer wieder an die Oberfläche, wenn das Bedürfnis nach der Bewältigung neuer kultureller Herausforderungen besteht (Anni Bergman, persönliche Korrespondenz, April 1994).

wanderers hinsichtlich seiner beiden Länder und seiner Selbstrepräsentationen. Das Herkunftsland wird idealisiert, die neue Kultur abgewertet. Bei Einwanderern aus dem Osten in den Westen entsteht oft die Vorstellung, dass die westliche Kultur durch Habgier, sexuelle Promiskuität, Gewalt und Nichtachtung von Generationsgrenzen charakterisiert ist, während die östliche Kultur als ein Ort der Zufriedenheit, instinktiver Zurückhaltung, Liebe, Demut und Respekt für jung und alt gekennzeichnet ist. Für Einwanderer, die aus dem Westen in den Osten ziehen, schafft eine ähnliche Spaltung von Objektrepräsentationen eine Sichtweise des Ostens als zerfressen von Trägheit, Schmutz, Aberglauben, Unterwürfigkeit und pathetischer Austrocknung der Instinkte, während der Westen als arbeitsam, gewissenhaft, ordentlich, instinktbefriedigend und selbstverwirklichungsfördernd betrachtet wird.

Vier Punkte müssen hier hinzugefügt werden. *Erstens* sind diese gespaltenen Perspektiven Verschiebungen unterworfen; die daraus resultierende Veränderung der Empfindungen führt zu einem Gefühl der Überzeugung hinsichtlich der eigenen veränderten Sichtweisen. Einmal wird das Herkunftsland idealisiert und das Einwanderungsland abgewertet. Dann ist es umgekehrt. *Zweitens* enthalten solche widersprüchlichen Haltungen auch die projizierende Verdrängung von Konflikten höherer Entwicklungsebenen, während sie phänomenologisch der Rapprochement-Teilphase ähneln. Falk (1974) z.B. hat angemerkt, dass Länder oder Gebiete zu beiden Seiten einer Grenze oftmals unbewusst frühe Elternfiguren symbolisieren. Ein Land (normalerweise das Herkunftsland) repräsentiert vielleicht die Mutter, das andere Land den Vater, wodurch fruchtbarer Boden für ödipale Fantasien und Inszenierungen seitens des Immigranten entsteht. *Drittens* – und nicht auf die Welt der Objekte beschränkt – belastet diese Spaltung auch die Selbstrepräsentation des Einwanderers. Die Identität des Belgiers, Brasilianers, Chinesen, Deutschen, Inders, Iraners, Koreaners oder Philippino tendiert zur Libidinisierung und wird zu einer Quelle des Stolzes. Die neu entstehende Selbstrepräsentation, z.B. des Amerikaners, wird abgewertet und als beschämend empfunden. Solch einseitige instinktmäßige Investition kehrt sich tatsächlich häufig um: Was zuvor idealisiert wurde, wird nun abgewertet und umgekehrt. Auch hier sollte die phänomenologische Ähnlichkeit mit der libidinös-aggressiven Spaltung der Kindheit nicht dazu führen, dass andere (z.B. bisexuelle, ödipale) Faktoren, die gegebenenfalls involviert sind, außer Acht gelassen werden. Eine Selbstrepräsentation könnte z.B. von männlichen und die andere von weiblichen Attributen durchdrungen sein,[40] eine mit ödipal akzeptierenden und die andere mit ödipal ablehnenden Qualitäten im Unterbewussten. In diesem Kontext ist es faszinierend zu sehen, dass während alle Kontinente weibliche Namen haben (Falk 1974), Länder im Unterbewussten männlich oder weiblich sein können. Awad (persönliche Korrespondenz, 1995) z. B. merkt an, dass

> einige arabische Länder weiblich, andere dagegen männlich sind. Z. B. sind Ägypten, Palästina und Syrien weiblich, und wenn man über das »geliebte Land« spricht, verwendet man das feminine Verb *Habiba*, wie in *Misr* (Ägypten) *Al-Habiba*. Libanon, Jordanien und Irak hingegen sind männlich, und die mit diesen Ländern assoziierten Verben haben männliche Form, wie z. B. *Lubnan Al-Habib*.

Schließlich, wenn bereits vorher bestehende charakterliche Verwundbarkeiten mit aus externen Realitäten herrührenden übermäßigen Frustrationen zusammen kommen, läuft die Aggression über in alle bedeutenden Objektbeziehungen. Unter diesen Umständen empfindet der Immigrant Hass nicht nur gegen das Einwanderungsland, sondern auch gegen das Land seiner Herkunft. Eine regressive Wut dieser Art wird in der prägnanten Sprache meines Gedichts über Immigration aus dem Jahr 1979, »Two Homes« [»Zwei Heimatländer«] deutlich.[41]

> From the land of sounds to the land of colors
> is a long distance

---

40 Silber (1994) hat kürzlich argumentiert, dass gegen Ende des amerikanischen Bürgerkrieges die Nordstaaten eine feminisierte Interpretation der Südstaaten konstruierten, welche die Überlegenheit ersterer bestätigen sollten. Um die Hilflosigkeit des Südens hervorzuheben, drückten die Nordstaatler sogar Beschreibungen südlicher Landschaften in femininer Begrifflichkeit aus.

41 Der zynische Tenor, der straffe Aufbau und die verachtende Abwertung beider Länder (Indiens und der USA) ist offensichtlich. Dennoch beginne ich – während ich versuche, das Gedicht zwanzig Jahre, nachdem es geschrieben wurde, zu verstehen – etwas mehr darin zu sehen. Die beruhigende und rhythmische Wiederholung der Wortabfolge »ist es ein langer Weg« beginnt nunmehr, als buchstäbliches »unbeständiges Objekt« (Blum 1981) par excellence zu erscheinen. Mit anderen Worten enthält die Wiederholung gleichwohl scheinbar aggressiver Worte auch tröstende und libidinöse Aspekte. Gegen Ende des Gedichts drückt die wehmütige Idealisierung unserer (meiner und meines Sohnes) »Knabenzeit« die Hoffnung auf die Vorherrschaft der Libido über die Aggression und auf die Bewältigung des Hasses durch die Liebe aus. Durch dieses veränderte Prisma betrachtet bleibt der wiederholte Ausdruck »langer Weg« nicht länger eine Erinnerung an den Unterschied zwischen zwei Ländern, sondern wird zu einer unbewussten Anspielung auf telefonische »Fern«-Gespräche, welche die beiden Länder einander annähern können!

From the waste of appetite to the waste of food
is a long distance
From the shame of begging to the horror of mugging
is a long distance
From the termites of stoicism to the tyranny of pursuit
is a long distance
From the asepsis of asceticism to the squalor of indulgence
is a long distance
From the greed of worship to the worship of greed
is a long distance
and
From the home of my boyhood to the home of my boys boyhood
is a long distance

[Vom Land der Klänge zum Land der Farben
ist es ein langer Weg
Vom Verlust des Appetits zur Verschwendung von Nahrung
ist es ein langer Weg
Von der Schande des Bettelns zum Schrecken der Ausbeutung
ist es ein langer Weg
Von der Seuche des Gleichmuts zur Tyrannei der Jagd nach Erfolg
ist es ein langer Weg
Von der Sterilität der Askese zum Elend der Hemmungslosigkeit
ist es ein langer Weg
Von der Gier nach Verehrung zur Verehrung der Gier
ist es ein langer Weg
und
Von der Heimat meiner Knabenzeit zur Heimat der Knabenzeit
meines Sohnes
ist es ein langer Weg]

Der Hass auf das neue oder das alte Land hat häufig seinen Ursprung in einem Abwehrmechanismus gegen die Schuld. Dieser Mechanismus wurde bereits vor langer Zeit von Jones (1928) aufgezeigt, der feststellte, dass

> der Hass auf jemanden impliziert, dass die andere Person in ihrer Grausamkeit oder Unfreundlichkeit die Ursache für das eigene Leiden ist, dass letzteres nicht selbst zugefügt oder in irgendeiner Weise selbst verursacht wurde. Alle Verantwortung für das durch unbewusste Schuld hervorgerufene Elend wird somit auf die andere, scheinbar grausame Person verlagert, welche dafür gründlich gehasst wird. [S. 384]

Im Falle von Immigranten gibt es viele Quellen unbewusster Schuld. Diese umfassen Schuld hinsichtlich des Erfolgs im neuen Land (welcher für inzestuösen Triumph steht), »Trennungsschuld« (Niederland 1968) gegenüber dem alten Land und »Überlebensschuld« (Niederland 1968) im Allgemeinen. Solche Schuld, wie in Kapitel 1 erwähnt, ist normalerweise größer bei Emigranten aus sozioökonomisch schwachen und politisch instabilen Regionen.

Allmählich beginnt eine Synthese der beiden Selbstrepräsentationen. Damit dies geschehen kann, bedarf es jedoch einer reichlichen Sättigung von »Wachstumsbedürfnissen« (Casement 1991, S. 274), einer ausreichenden Menge von Erfahrungen der Nützlichkeit (Wolf 1994, S. 73) und eines Übergewichts der Libido über die Aggression. Settlages (1992) prägnante Bemerkung in Verbindung mit der anfänglichen Leistung der Selbst-Beständigkeit ist hier ebenso hilfreich: »Die Überlegenheit der Liebe ist das Bindemittel einer einheitlichen Selbstrepräsentation« (S. 352). Als Ergebnis dieser Synthese entwickelt sich die Fähigkeit zu wohlwollender Ambivalenz gegenüber dem Herkunftsland wie auch dem Einwanderungsland. Es entsteht nun eine Bindestrich-Identität. Einer solchen Identität mangelt es vielleicht an tiefer historischer Verankerung in sowohl dem historischen als auch dem Identifikationssystem, sie besitzt jedoch vielfach eine größere Breite an Erfahrung – ein Gefühl der Relativität, Wissen und zuweilen Weisheit. Eine äußerliche Manifestation dieser psychostrukturellen Errungenschaft ist der Umstand, dass der Immigrant sich in Gesellschaft von Personen beider Kulturen zunehmend wohler fühlt. Eine »gemischte« Gästeliste für ein Abendessen im Hause des Einwanderers ist ein offensichtliches Zeichen für einen solchen Fortschritt in der Identitätsfestigung.

Von Nah oder Fern zu optimaler Distanz

> Der Weggang von einem Ort führt zu unterschiedlichen Konsequenzen für die menschliche und nicht-menschliche Erfahrung einer Person. Sie kann das frühere Leben an dem neuen Ort mit neuen Leuten reproduzieren, denn Menschen unterscheiden sich nicht wesentlich voneinander. Letztendlich findet der Betroffene neue Freunde. Orte können jedoch so unterschiedlich sein, dass es unmöglich ist, überhaupt bestimmte Arten von lokalen Erfahrungen zu haben. Solche Entbehrungen und Verluste erhöhen unweigerlich das Bewusstsein der nicht-menschlichen Welt, sowohl der alten als auch der neuen. [Denford 1981, S. 325]

> Es waren nicht nur die stressgeladenen Umstände der Auswanderung, die dazu führten, dass ich wieder kreativ wurde, sondern vielmehr die Tatsache, dass sich für mich – neben dem Stress – neue Perspektiven, neuer Wissensdurst, neue Möglichkeiten und wichtige neue Quellen kollegialer Unterstützung erschlossen. Es war erst in Amerika und nur dank der enormen professionellen Ermutigung, die ich dort erhielt, dass ich nicht mehr dass Gefühl hatte, im Schatten von Titanen zu arbeiten. [Margaret Mahler, in Stepansky 1988, S. 121]

An anderer Stelle habe ich die konzeptuellen Zweideutigkeiten, Entwicklungsursprünge, kulturellen Unbeständigkeiten und technischen Implikationen der optimalen Distanz besprochen (Akhtar 1992a). Hier genügt es zu sagen, dass es sich um ein Mischkonzept (Balint 1959, Bouvet 1958, Escoll 1992) handelt, welches sowohl aus der interpersonellen als auch aus der intrapsychischen Perspektive betrachtet werden kann. Mahler selbst (Mahler et al. 1975) beschreibt es sowohl als eine Position »zwischen Mutter und Kind, welche dem Säugling am ehesten erlaubt, solche Fähigkeiten zu entwickeln, die ihm wachsen, d.h. seine Individualität zu entwickeln helfen« (S. 291), als auch als eine spätere Fähigkeit des Ich, optimale Distanz zur internen Repräsentation der Mutter (und später auch zu anderen Personen) zu erlangen. Sie bemerkt, dass es während der symbiotischen Phase für den Säugling keine äußere Welt, keine Distanz gibt. Der »Raum zwischen Mutter und Kind« (Bergman 1980, S. 201) entwickelt sich allmählich. Erzeugt durch das Kommen und Gehen der Mutter und durch die Verringerung der körperlichen Abhängigkeit des Säuglings von ihr gestattet dieser Raum[42] dem Kind, »über den symbiotischen Kreis hinaus« (Mahler 1974, S. 155) zu blicken. Der Säugling versucht, aus dem passiven Schoßdasein auszubrechen. Während der Übungs-Teilphase zeigt das Kind noch größere Fähigkeit, sich von der Mutter wegzubewegen, zunächst durch das Krabbeln und später durch aufrechte Fortbewegung. Das Kind macht vergnügliche Streifzüge in der äußeren Welt und scheint die Gegenwart der Mutter zu vergessen. Und doch kehrt es immer wieder zur Mutter zurück, wodurch es sein kontinuierliches Bedürfnis nach einem heimischen Ausgangspunkt beweist. Während der Rapprochement-Teilphase scheint keine Distanz von der Mutter zufriedenstellend, aber wenn die Mutter trotz der kindlichen Schwankungen weiterhin emotional zur Verfügung steht, entwickelt sich allmählich die Fähigkeit zu optimaler Distanz.

---

42 Winnicott (1971) interessiert sich ebenfalls für diesen Raum. Er konzentriert sich jedoch nicht auf die ambivalenten Bemühungen des Kindes, ihn zu minimieren, sondern auf seine Fortdauer und seine variierende psychische Verwendung im Laufe des Lebens.

Ein Widerhall dieser Motive findet sich im interpersonellen und intrapsychischen Leben des Einwanderers. Auf der äußeren Ebene muss der Immigrant die akzeptablen Grenzen interpersonellen Raums (s. Hall [1973] und Zerubavel [1991] für eine soziologische Sicht über interpersonelle Distanz) wiederentdecken. Das Ausmaß physischen Kontakts, räumliche Nähe und psychologische Intimität werden zu einer Frage neuerlicher psychologischer Verhandlungen und Praxis. Noch wichtiger ist: Der Einwanderer sieht sich selbst als »zu weit« entfernt von seinem Herkunftsland, eine Entfernung, die er – wie das Kleinkind der Übungsphase – eine Zeitlang durchaus zu genießen in der Lage ist. Früher oder später kommt jedoch die Angst an die Oberfläche, den symbiotischen Kreis überschritten zu haben. Das Ich des Immigranten verliert die Unterstützung, die es zuvor aus der gewohnten Umgebung, dem Klima und der Landschaft bezog, welche alle unbewusst als ›Verlängerungen‹ der Mutter (Krystal und Petty 1963) aufgefasst wurden. »Versuche der Wiederherstellung dieser Unterstützung des Ich können den Einwanderer dazu verleiten, ein Klima und eine ethnische Umgebung ähnlich denen seiner Heimat zu suchen, und er kann so in den lebenslangen Versuch der symbolischen Wiederherstellung seines Vaterlandes[43] hineingezogen werden« (Krystal 1966, S. 217).[44] Es entsteht auch die Fantasie einer Rückkehr ins Heimatland. Dieser Wunsch – ganz ähnlich der regressiven Suche nach Symbiose beim Kleinkind der Rapprochement-Teilphase – ist jedoch nicht frei von Ambivalenz. Seine Befolgung wird immer wieder aus vielerlei rationalisierenden Gründen verschoben. Es werden Bedingungen für die Rückkehr gesetzt (z.B. Geld sparen, Diplom erwerben), aber ihre Erfüllung entschwindet dem Einwanderer jedes Mal wie eine Fata Morgana.[45] Die Schmerzlichkeit des Gefangenseins in dieser existenziellen Tretmühle ist sehr gut eingefangen durch den in London lebenden Urdu-Dichter Iftikhar Aarif.

---

43 Der englische Begriff für Vaterland ist »motherland«, wodurch der Vergleich mit der Situation des Kleinkindes noch deutlicher wird. (Anm. d. Übers.)

44 Nach Krystal (1966) ist die intensive Beschäftigung des Künstlers Giorgio de Chirico mit italienischen Landschaften ein auffallendes Beispiel für ein solches Bedürfnis.

45 Es ist nicht ungewöhnlich für Immigranten, dass sie nach ihrem Tod in ihrer Heimat begraben werden wollen. So bleibt die Fantasie der Rückkehr in ihnen lebendig. In diesem Kontext ist es interessant zu erwähnen, dass Margaret Mahler etwa acht Jahre vor ihrem Tod verfügte, dass ihre Asche nach Sopron, Ungarn, überführt und auf dem jüdischen Friedhof neben dem Grab ihres Vaters beigesetzt werden sollte (Stepansky 1988).

Azaab yeh bhi kisi aur par nahin aaya.
Tamaam umr chaley aur ghar nahin aaya.

[There are few who have been so cursed
To wander all one's life and never arrive at home.] [Aarif 1983, S. 87]

[Es gibt nur wenige, die so verflucht sind,
dass sie ihr Leben lang wandern, ohne jemals heimzukommen.]

Eine häufige Überbrückungsmaßnahme in diesem andauernden Schmerzzustand sind Reisen in das Herkunftsland. Indem er den zurückgelassenen Verwandten Geschenke mitbringt und kulturelle Objekte und Erinnerungsstücke mit sich in seine neue Heimat nimmt, erinnert der Einwanderer an ein Kleinkind, das sich in dem Raum zwischen sich und der Mutter hin- und herbewegt. Bergmans (1980) Kommentar, wenngleich in letzterem Kontext, scheint ebenso anwendbar auf Immigranten.

> In dem Moment … in dem er sich weiter wegbewegen kann, beginnt seine Welt sich zu vergrößern; es gibt mehr zu sehen, zu hören, zu berühren, und jedes Mal, wenn er zur Mutter zurückkehrt, nimmt er einen Teil seiner neuen Erfahrungen mit. Mit anderen Worten, bei jeder Rückkehr hat er sich ein wenig verändert. Die Mutter ist das Zentrum seines Universums, zu dem er zurückkehrt, während sich die Kreise seiner Unternehmungen ausweiten. [S. 203]

Die Distanz zwischen zwei Ländern (zwei Müttern, der »Mutter der Symbiose« und der »Mutter der Trennung«) wird ebenso überbrückt durch homoethnische Bindungen im neuen Land, internationale Ferngespräche und das Hören heimischer Musik.[46] Sie dienen als »Übergangsobjekte« (Winnicott 1953) und helfen dabei, all das, was sich äußerlich »zu weit« entfernt hat, wieder etwas näher zu bringen. Damit verbunden ist das Konzept der »Übergangshandlungen«, von Groenenberg (1999) im spezifischen Kontext von Exilanten und Flüchtlingen beschrieben. Diese Handlungen nehmen Bezug zu

46 Ein wehmütiges Ritual, welches die psychologische Fantasie der »Halteleine« (Akhtar 1992b) verkörpert, wurde von italienischen Migrantinnen im späten 19. Jh. praktiziert. Wenn ihre Schiffe von der italienischen Küste ablegten, hielten sie eine Garnrolle, deren anderes Ende von den Händen zurückbleibender Freunde gehalten wurde. Während sich das Schiff weiter und weiter entfernte, ließen sie das Garn abrollen, wodurch sie immer noch mit ihren Freunden an Land verbunden waren. Früher oder später ging das Garn jedoch zu Ende, spannte sich und riss schließlich. Das abgetrennte Garn schwamm nun im Wasser, eine schmerzende und resignierte Erinnerung an ihre innere Verbindung zu ihrem Vaterland (»motherland«) (Dominic Mazza, persönliche Korrespondenz 1999).

Ritualen, mit deren Hilfe Menschen versuchen, die Distanz zwischen Realität und Ideal zu überbrücken. Politische Demonstrationen an einem Gedenktag z.B. stellen eine Verbindung zum Heimatland her und geben den Flüchtlingen die Möglichkeit, ihre Identität kundzutun, ihre Wut mit anderen zu teilen und – was am wichtigsten ist – Solidarität zu erfahren. Darüber hinaus erfüllen Musik, Filme oder Theaterstücke, in denen die Ungerechtigkeit im Heimatland angeprangert wird, eine ähnliche Funktion. Diese Handlungen bezeichnen ihre ethnische Identität, binden sie an ihr eigenes Land und unterscheiden sie von den Bewohnern des neuen Landes. Gleichzeitig bergen sie jedoch einen kommunikativen Aspekt gegenüber dem neuen Land.

Auf einer inneren Ebene bewegt sich der Immigrant ebenfalls zwischen den Extremen der Distanz von seiner ursprünglichen Selbstrepräsentation und seiner neu entstehenden Selbstrepräsentation als Einwohner des Einwanderungslandes. Das Misslingen der Vermittlung zwischen diesen Selbstrepräsentationen führt zu zwei problematischen Auswirkungen auf die Identität (Teja und Akhtar 1981): ethnozentrischem Rückzug und kontraphobischer Assimilation. Ethnozentrischer Rückzug umfasst das Festhalten an einer idealisierten Sicht der früheren Kultur. Solche Personen essen nur für ihre Heimat typische Speisen und verkehren nur in homoethnischen Gruppen.[47] Ihre Wohnungen, gefüllt mit Gegenständen von »Daheim«, ähneln Gedenkschreinen. Diese Individuen demonstrieren jetzt mehr Nationalgefühl gegenüber ihren Herkunftsländern als zu Zeiten, in denen sie dort lebten. Um diesen Sekundärnationalismus zu untermauern, gehen sie häufig ungleiche Verbindungen ein und entwickeln neue Vorurteile. Im Gegensatz hierzu ist die kontraphobische Assimilation eine Karikatur des Kleinkindes in der Übungs-Teilphase. Berauscht von der Ausweitung des Horizonts ihrer Erfahrungswelt, verleugnen diese Individuen ihre ursprüngliche Kultur völlig. In einer »Als-ob-« (Deutsch 1942) oder »magischen Identifikation« (Jacobson 1964) nehmen sie sehr schnell die Kultur des Einwanderungslandes auf. Sowohl ethnozentrischer Rückzug als auch kontraphobische Assimilation sind eindeutig durch viele Faktoren bestimmt (Waelder 1936), wenn

47 Ganze Subkulturen (z.B. Chinatown, »Little Italy«, »Little Saigon« in Los Angeles, die russisch-jüdische Gemeinschaft »Odessa by the Sea« in New Yorks Brighton Beach-Gegend, die indischen Gemeinschaften in Edison, New Jersey, oder in Jackson Heights, Queens, New York) sind möglicherweise auf der Grundlage solch ethnozentrischen Rückzugs entstanden. Diese Gemeinschaften können als »Aufladestationen« (Hervorhebung durch d. Übers.) für relativ assimiliertere Einwanderer fungieren, die nicht dort leben, aber diese Orte gern häufig besuchen.

auch die Schwierigkeit des Umgangs mit der Aggression hier vielleicht eine wichtige Rolle spielt. Üblicher sind andere Lösungen, welche Kompromisslösungen zu sein scheinen, nichtsdestoweniger aber aus einer Spaltung der Selbst- und der Objektwelt entstehen. Sie umfassen (1) pragmatische Assimilation, welche fehlende Assimilation übertüncht, wobei die Beziehung zwischen den beiden Strukturen jeweils dem Winnicott'schen (1960) »falschen« und »wahren« Selbst verwandt ist, und (2) sich zeitlich abwechselnde Phasen der Nähe bzw. der Distanz zu der einen oder anderen Kultur. Zu den Vertretern pragmatischer Assimilation gehören Personen, die zwischen 9.00 und 17.00 Uhr assimiliert und zwischen 17.00 und 9.00 Uhr ethnozentrisch ausgerichtet sind. Die Vertreter letzterer Lösung durchlaufen »einheimische Phasen« und »assimilierte Phasen«, ihr geistiges Leben ist ein ständiges Auf und Ab. Beide führen letztendlich ein »zerstückeltes Leben« (Pfeiffer 1974).

Eine tiefer gehende Regeneration der »zu großen Nähe« oder »zu großen Distanz« von der einen oder anderen Kultur beginnt, wenn die »haltende Umwelt« (Winnicott 1960) sowohl innerhalb der Familie[48] als auch im Rahmen der Kultur insgesamt ausreichend libidinöse Sättigung und Aggressionseindämmung spendet. Manifestationen solcher Heilung sind u. a. (1) größeres Wohlbehagen mit dem eigenen ethnischen oder nationalen Ursprung am Arbeitsplatz, zusammen mit effektiverer Nutzung der eigenen neuen Selbstrepräsentation zu Hause; dies resultiert in einer erweiterten »Kontinuität des persönlichen Charakters« (Erikson 1956, S. 102), ein Zeichen solider Identität, (2) die Festlegung eines vorhersehbaren und realitätsgelenkten Rhythmus des »Auftankens«[49] durch internationale Ferngespräche und Besuche und (3), bei denen, die im Einwanderungsland Eltern werden, eine größere Akzeptanz der gemischten, aber vorherrschend lokalen Loyalitäten ihrer Kinder.

48 In einer Studie, an der 385 sowjetische Einwanderer nach Israel beteiligt waren, fanden Ritsner und Kollegen heraus, dass die Prävalenz der Depression eng verbunden ist mit gestörten innerfamiliären Beziehungen.

49 Hervorhebung durch d. Übers.

Von Gestern oder Morgen zu Heute

> Das Scheitern der Trauer führt zu einer fortwährenden Suche nach dem idealisierten verlorenen Objekt, und zur Unfähigkeit, neue Objekte lieben zu können, zu einer Wertminderung der Objekte des gegenwärtigen Lebens und zu einer endlosen Jagd nach nostalgischen Erinnerungen, um ihrer selbst willen um den Preis einer Hemmung in vielen Bereichen des Lebens. [Werman 1977, S. 396]

> Ich würde alle Landschaften des Lebens für die meiner Kindheit hergeben. Ich muss jedoch hinzufügen, dass nur die Streiche oder die Schwäche des Gedächtnisses dafür verantwortlich gemacht werden können, sollte ich sie zu einem Paradies hochstilisieren. [E. M. Cioran 1982, S. 12, zitiert in Amati-Mehler et. al. 1993, S. 266]

Die Trennungs-Individuationsphase enthält Elemente der Trauer. Jeder weitere Schritt hin zu Autonomie und Identitätsfestigung wird von einem fortschreitenden Verlust infantiler Omnipotenz, symbiotischen Wonneempfindens und Ich-Simplifikation durch Spaltung und Projektion begleitet. Kompensiert wird dies durch den Sekundärnarzissmus aufkeimender Fähigkeiten des Ich, autonomes Funktionieren, ein realistisches Selbst-Konzept und tiefere Objektbeziehungen. Klein (1948), Winnicott (1953) und Mahler (1972) verfolgen alle eine Entwicklungslinie von der Illusion zur Desillusion während der Kindheit. In Klein'schen Begriffen ist dies ein Schritt von der »paranoiden« zur depressiven Position. In der paranoiden Position wird »Güte« ausschließlich für die eigene Person beansprucht, wogegen »Schlechtheit« völlig externalisiert wird. Die Welt wird in schwarz-weiß gesehen. Das Selbst wird als unschuldiges Opfer, der Andere dagegen als Unterdrücker betrachtet. Misstrauen, Angst, Wut, Gier und Unbarmherzigkeit sind vorherrschend. In der depressiven Position wird anerkannt, dass das Selbst nicht »völlig gut« und der Andere nicht »völlig schlecht« ist. Die Fähigkeit zur Empathie erscheint am Horizont. Es tauchen auch Gefühle der Dankbarkeit für Empfangenes auf, Schuld und Traurigkeit darüber, andere verletzt zu haben, und das Sehnen nach Wiedergutmachung des angerichteten Schadens. Die Realitätsprüfung verbessert und die Fähigkeit für wechselseitige Beziehungen entwickelt sich. In Winnicotts (1953) Terminologie ist »Omnipotenz [zunächst] fast eine Tatsache des Lebens« (S. 238). Später erscheint das Übergangsobjekt auf der Bildfläche, wenn die Mutter sich im Übergang vom »Zustand der Verschmelzung mit dem Säugling zum Zustand des Wahrnehmens statt Vorstellens« (Winnicott 1971, S. 115) befindet. Nach Mahler (Mahler et al. 1975) erkennt das Kind in der Rapprochement-Teilphase, dass seine eigenen Wünsche nicht immer mit denen der Mutter übereinstimmen. Unfähig, den Zauber der Symbiose zu bewahren, »kann das Kind die Wahnvorstellung der elterlichen Allmacht nicht länger aufrechterhalten« und »muss allmählich und auf schmerzvolle Weise die täuschende Vorstellung seiner eigenen Größe aufgeben« (S. 79). Indem sie Freuds (1911) Darlegung der allmählichen Ersetzung des Lustprinzips durch das Realitätsprinzip eine wichtige Nuance hinzufügen, betrachten Klein, Winnicott und Mahler diese Entwicklung von Illusion zu Desillusion als notwendig für das psychische Wachstum. Eine ähnliche Aufeinanderfolge von Verlust und Wiederherstellung wird offenbar in der bisher beschriebenen psychischen »Reise« des Immigranten. Ich werde mich nun auf die Auswirkungen dieser Aufeinanderfolge auf die Verwurzelung des Immigranten in der Erfahrung der Zeit konzentrieren.

Mit dem »psychischen Schmerz« (Freud 1926b, S. 169) der Trennung konfrontiert, greift der Einwanderer häufig zu einer Überbesetzung der verlorenen Objekte. Dieser Mechanismus – beschrieben in Freuds (1917) »Trauer und Melancholie« – führt zu einer Idealisierung der Vergangenheit des Immigranten. Diese Idealisierung konzentriert sich häufig eher auf Erinnerungen an Orte als auf Menschen, was nicht überraschend ist. Während der Kindheit und der Adoleszenz präsentiert sich die nicht-menschliche Umwelt als relativ neutraler, alternativer Bereich, in dem alle Unbeständigkeiten menschlicher Interaktion ausgedrückt, erlebt und in relativer psychischer Ungestörtheit durchgearbeitet werden können (Searles 1960). Ungeachtet der inhärenten Zurückweisung von Aggression und der Schutzfunktion der Nostalgie für verlorene Orte (Freedman 1956, Sterba 1940, Werman 1977), beginnt der Einwanderer, der sich dieses Mechanismus bedient, in der Vergangenheit zu leben. In Beisers (1980) Begriffen des »time-binding« (Zeitgebundenheit) und der »time-dominance« (der relativen Bedeutung jedes dieser Zeiträume) könnte man sagen, dass bei Immigranten das time-binding unterbrochen ist und die Vergangenheit weiterhin dominiert. Ihre stärksten Gefühle sind reserviert für die Erinnerung an die Häuser, Straßenecken, Cafés, Hügel und Landschaften ihres Herkunftslandes. Wie ein Kind, das, unter emotionalem Entzug leidend, nur ein Spielzeug besitzt, hängt der Einwanderer an seinen Erinnerungen. Ständig wehmütig, redet er sich ein, dass sein Leben wunderbar gewesen wäre, »hätte er nur« (Akhtar 1991, 1996«) diese Orte nicht verlassen – oder, noch häufiger, dass er keine Probleme hatte, als er dort war. Die scharfe Erwiderung des großen Urdu-Dichters Ghalib (1841) findet bei ihm kein Gehör. Ghalib sagte:

Karte kis munh sey ho ghurbat ki shikayat Ghalib?
Tum ko bemehriye – yaaran – e – watan yaad nahin?

[O Ghalib, with what audacity do you complain of being in a strange land?
Have you forgotten the callousness of friends at home?] [S. 84]

[Oh Ghalib, wie vermessen beklagst du dich, in einem fremden Land zu sein?
Hast du die Abgestumpftheit der Freunde in deiner Heimat vergessen?]

Ghalibs Gemahnung an frühere Frustrationen nehmen sich andererseits jene zu Herzen, die ihr Land gegen ihren Willen verlassen mussten oder vor Naturkatastrophen oder politischer Verfolgung geflohen sind. Solche Personen hegen unterschiedlich zynische Gefühle für ihr Herkunftsland. Das ist jedoch nicht verwunderlich, unterscheidet sich doch ihre innere Erfahrung so grundlegend von der des gewöhnlichen Migranten. Das Verlassen ihres Landes gegen ihren Willen belastet sie mit der beschämenden Erfahrung der Passivität und Ablehnung. Die Plötzlichkeit ihres Aufbruchs beraubt sie des »schützenden Abschiedsritus« (Grinberg und Grinberg 1989, S. 157), schließt antizipierendes Trauern aus und erschwert die nachfolgende Anpassung. Die traumatischen Umstände, welche diesen Aufbruch verursachen, wecken Vernichtungsangst und sekundäre narzisstische Wut. Die so mobilisierte Summe an Aggression kann schwerlich durch assoziative Träumerei unterbunden werden. Stattdessen strahlt sie zurück, und in diesem Prozess werden positive Erinnerungen[50], welche in die Zeit vor den traumatischen Ereignissen zurückreichen, durch bösartige Gefühle vergiftet. In Wanghs (1992) Worten »lässt der Zorn des Exilanten gegen das Land, das zu verlassen er gezwungen war, ihn viele der Bindungen der Vergangenheit zurückweisen und verdrängen« (S. 17). Die argwöhnische und halbherzige Aufnahme im Einwanderungsland erschwert die Assimilation des Immigranten zusätzlich. Das Unvermögen zum oder der Widerwille gegen einen Besuch in der eigenen Heimat blockiert den Zugang zu emotionalem »Auftanken«. Das »innere Kind« ist verwaist und muss Stück für Stück das verlorene psychische Terri-

50 Eine andere Hypothese über das Fehlen von Nostalgie im Exil wird von Ruth Lax vorgeschlagen. Ihr zufolge kann es »Nostalgie nur geben für etwas, das man geliebt hat und für Orte, an denen man geliebt worden ist« (persönliche Korrespondenz, Januar 1999), und dies war z.B. nicht der Fall bei Juden in Polen. Eine Möglichkeit, meine Sichtweise des *Vergiftens der Nostalgie* mit Lax' Sichtweise eines echten *Fehlens von Nostalgie* zu verbinden, findet sich in Volkans (1999) Unterteilung solcher Erfahrungen in drei Kategorien: *Fehlen der Nostalgie*, *Vergiftung der Nostalgie* und *gesunde Nostalgie*.

torium wiedergewinnen. Dies wird erreicht durch die Hilfe neuer Übertragungen, Introspektion und Kreativität sowie durch alte Fotografien, Musik, Bücher, Andenken, etc. Unter solchen Umständen erhalten physische Besitztümer den Status »verbindender Objekte« (Volkan 1981) in einem Trauerprozess, der ein Leben lang dauern und trotzdem unvollendet bleiben kann (Pollock 1989).[51]

Es ist nicht überraschend, dass das Schwelgen in nostalgischen Grübeleien dem Exilanten als psychischer Luxus erscheint. Der Ort, den er verlassen hat, ist so verhasst, dass er ihn – sogar in der Retrospektive – weder idealisieren möchte noch kann. Die innere Welt der Objekte ist gespalten, und die früheren positiven Repräsentationen des Landes werden – als eine Art ironische Vergeltung – in ein intrapsychisches Exil verbannt. Das süße Element des bittersüßen Vergnügens der Nostalgie geht verloren, und nichts als Bitterkeit bleibt übrig. Ein weiterer Faktor, der das Nostalgieempfinden des Exilanten unterbindet, ist seine Schuld. Wie der Einwanderer fühlt er sich schuldig ob seines Erfolgs und Wohlstands, anders als der Einwanderer jedoch trägt er die zusätzliche Last der »Überlebensschuld« (Niederland 1968). Schließlich sind viele seiner Verwandten unter den Umständen umgekommen, denen er entfliehen konnte. Dieser machtvollere Kern der Schuld erlaubt es ihm nicht, in nostalgische Regression zu verfallen. Außerdem gibt es auch einen anpassungsbedingten Grund für das Nichtempfinden von Nostalgie. »Die Unmöglichkeit der Rückkehr konzentriert sämtliche Bemühungen in Richtung Integration in die neue Umgebung« (Grinberg und Grinberg, 1989, S. 147). Gemeinsam entziehen diese traumatischen, schuld- und anpassungsbedingten Ursachen dem Exilanten die Fähigkeit, rückblickend sein Land zu idealisieren und diese exaltierte Perspektive als eine gelegene Abwehr gegen Frustrationen seines gegenwärtigen Lebens zu gebrauchen. Ich nenne dieses Phänomen die *»Vergiftung der Nostalgie«*[52]. Mali Mann (persönliche Korrespondenz, Januar 1999) liefert folgende ergreifende Illustration einer solchen Situation:

> Ein Onkel von mir ging ungefähr zur Zeit der Revolution aus dem Iran ins Exil. Er konnte seitdem keine Verbindung zu den positiven Erinnerungen aus der Zeit vor der Revolution aufnehmen. Darüber hinaus reagierte er verstärkt libidinal-

51 Die Verfügbarkeit einer »Ersatzstation« für emotionales und geistiges »Auftanken« (wie z. B. der Staat Israel für jüdische Einwanderer aus Osteuropa etwa nach Amerika) kann die Akkumulation solch verhärteten Kummers verhindern.

52 Hervorhebung durch d. Übers.

> besetzt auf den Tod eines unserer Verwandten im Iran; er trauerte viel länger als erwartet und mit übertriebener Intensität. Auch war die Art und Weise traumatisch, in der er zu fliehen gewählt hatte, denn er musste seinen Familiennamen ablegen und einen neuen annehmen. Er war tatsächlich gezwungen, diesen neuen Namen einige Zeit vor dem Verlassen seines Landes anzunehmen. Nach seiner Ankunft in Paris (wo er drei Jahre lang lebte, während er auf seine Einreise in die USA wartete) nahm er wieder seinen richtigen Namen und seine ursprüngliche Identität an. Es ist interessant, darüber zu spekulieren, welcher adaptiven Mechanismen er sich bei der Anpassung an ein neues Land bedient haben und wie er diesen Lebensstil mit dem verglichen haben könnte, den er in seinem Heimatland zurückgelassen hatte. Bis zum heutigen Tag, nach sechzehn Jahren in den USA, hat mein Onkel immer noch Schwierigkeiten, über die Vergangenheit und seine positiven Erinnerungen an die Zeit vor der Revolution zu sprechen. Zuweilen zeigt er in Gesprächen Gefühle der Wut und der Ablehnung. Die Idealisierung der Vergangenheit, wie ich sie in einigen eingewanderten Patienten in der Psychotherapie und der Psychoanalyse erlebt habe, scheint in seinem speziellen Fall nicht zu existieren.

In anderen Fällen ist das Bild weniger klar, und Nostalgie existiert parallel zur Vergiftung der Nostalgie. Brenner (1999) beschreibt den Fall eines Holocaust-Überlebenden mittleren Alters, der

> eifrig darum bemüht war, seine Vergangenheit zu vergessen und ein neues Leben zu beginnen. Er heiratete eine Amerikanerin, gründete eine Familie und nahm jede Arbeit an, die er bekommen konnte. Einige Jahre später kaufte er sein erstes Haus und war sich bis zu den Interviews über seine Vergangenheit nicht bewusst, dass der benachbarte Komplex chemischer Industrie, der von seiner Haustür aus zu sehen war, erschreckend an den IG-Farben-Komplex auf dem Gelände des Konzentrationslagers erinnerte. Da er so wenig wie nur möglich mit bewussten Erinnerungen an den Holocaust konfrontiert werden wollte, umgab er sich nicht mit anderen Einwanderern, Flüchtlingen oder Überlebenden. Dennoch waren seine periodischen Treffen mit seinen beiden Freunden außerordentlich wichtig für ihn.
>
> … Sehr zur Verwirrung seiner Kinder fand er großen Gefallen daran, sie in deutsche Restaurants und zu typischen deutschen Festveranstaltungen zu führen, wo er, auf Deutsch kommunizierend, eine Version der guten alten Zeiten zurückzugewinnen suchte. Sein Blick erhellte sich bei der Erinnerung an schmackhafte Leckerbissen aus seiner Kindheit, einer Zeit, in der er sorglos mit seinen Freunden gespielt hatte, in Erwartung eines guten Lebens. [S. 150]

Im Gegensatz dazu hält der gewöhnliche Immigrant an der Fantasie eines verlorenen Paradieses fest. Eine solche Fantasie verleiht einer Position Ausdruck, in der Primärobjekte weder durch die Trauerarbeit aufgegeben, noch durch Identifikation in das Ich assimiliert werden. Das Ergebnis ist ein vorübergehender Bruch der Psyche. Dies kann sich zuweilen in dem festen Vorsatz manifestieren, »eines Tages« (Akhtar 1991, 1994) in die Heimat zurückzukehren. Fantasien über das Verbringen der Rentnerzeit oder über das Begräbnis im Herkunftsland sind zeitlich weiter hinausgeschobene Versionen dieses Wunsches. Mit einer solch dynamischen Verlagerung wird die Zukunft idealisiert, während die Gegenwart erneut der vollen Verpflichtung enthoben wird. Oft existieren die Fantasien des »wenn doch nur« und »eines Tages« nebeneinander, wobei die Nostalgie den Treibstoff für die Hoffnung auf Rückkehr liefert.[53]

Die zeitlichen Ausrichtungen der Fantasien des »wenn doch nur« und des »eines Tages« sind unterschiedlich, ihre Botschaft ist jedoch im Grunde dieselbe. Auch enthalten beide Fantasien ontogenetisch früher angesiedelte Erscheinungen, während beide bewusst auf die Einwanderung fokussiert sind. Im tiefsten Innern sagt die Fantasie des »wenn doch nur« Folgendes aus: »Ich wünschte, der Tag wäre nie gekommen, an dem ich die selige symbiotische duale Einheit mit meiner Mutter verlor, noch der Tag, an dem ich mir sexueller Unterschiede und ödipaler Grenzen bewusst wurde.« Die Fantasie des »eines Tages« hingegen sagt aus: »Es wird der Tag kommen, an dem ich die verlorene Mutter der Symbiose wiedergewinnen und die sexuellen und ödipalen Grenzen überwinden werde.« Erstere Haltung fixiert den Einwanderer in der Vergangenheit, letztere in der Zukunft. Beide führen zu einer zeitlichen Diskontinuität in der Selbst-Erfahrung (Akhtar 1984, 1992b). Die renommierte chilenische Dichterin Gabriela Mistral (1889–1957) hat das Wesen eines solchen psychischen Bruchs in folgenden Zeilen ihres Gedichts »The Immigrant Jew« [»Der jüdische Einwanderer«] festgehalten.

> I am two. One looks back,
> the other turns to the sea.

---

53 Bei der Diskussion von Freuds Liebe zu England berührt Ivan Ward (1993), der pädagogische Direktor des Freud-Museums in London, viele Faktoren, von denen einer die Verbindung zu »wenn doch nur« und »eines Tages« widerspiegelt. Ward führt Folgendes an: »Es scheint, dass Freiberg ein in der Vergangenheit eingekapseltes Ideal, und dass England ein ›anderer idealer Ort‹ in der Zukunft war … Freuds Reise nach England mag daher auch eine Rückkehr zu etwas gewesen sein, eine Rückkehr zu einer idyllischen Fantasie der Kindheit« (S. 38).

The nape of my neck seethes with good-byes
and my breast with yearning. [S. 49]

[Ich bin zwei. Einer schaut zurück,
der andere wendet sich dem Meer zu.
Mein Nacken windet sich im Abschiedsgruß
und in meiner Brust brodelt die Sehnsucht.]

Ein ähnliches Gefühl wird deutlich in folgenden Zeilen des Gedichts »Memories« [»Erinnerungen«] von Rodrigo Diaz-Perez (1986), der aus Paraguay in die USA eingewandert ist:

And when I arrived he said:
«Don't say, brother,
that you departed.
You will not depart, brother
Though you may leave.« [S. 126]

[Und als ich ankam, sagte er:
»Sag' nicht, Bruder,
dass du fortgingst.
Du wirst niemals fortgehen, Bruder
wenn du auch abreist.«]

Mit abnehmender Idealisierung verlorener Objekte wird bedeutungsvolles Leben in der Gegenwart jedoch möglich. Dies setzt nicht den völligen Verzicht auf Objekte der Vergangenheit voraus, sondern lediglich auf die libidinöse Überbesetzung verlorener Liebesobjekte. In der Tat sind die Aktualisierung und der fortwährende Dialog mit der Vergangenheit (Erikson 1950a, Lichtenstein 1963) nicht nur unumgänglich, sondern notwendig für das gesunde Funktionieren der Psyche. Im Normalfall ersetzen jedoch Vergangenheit und Zukunft nicht die Gegenwart, sondern bereichern sie.

Von Dein oder Mein zu Unser

Japaner würden sich unwohl fühlen, sollten sie ihr »Selbst« als von ihrer Rolle unabhängig empfinden. Sich selbst zu verwirklichen bedeutet, die Erwartungen der Familie und der gesellschaftlichen Gruppe, der man angehört, zu erfüllen. Im traditionell orientierten japanischen Geist wäre »individualistisch sein« im westlichen Sinn fast gleichbedeutend mit »egoistisch sein« im negativsten Sinn des Wortes. Japaner neigen dazu, »Individualismus« (kojinshugi) mit »Selbstsucht« (rkoshugi) gleichzusetzen. [Yamamoto und Wagatsuma 1980, S. 123]

Kurz nach meiner Ankunft in den USA erhielt ich von einem Krankenhaus in den Südstaaten eine Absage auf eine Bewerbung um einen Praktikumplatz mit folgender Formulierung: »Wir haben herausgefunden, dass Angehörige Ihrer Konfession sich in unserer Institution nicht wohl fühlen.« Einen ähnlichen Brief erhielten meine Frau und ich von einem Kurhotel in den Arondirack-Bergen. Als wir später ein Feriendomizil in Connecticut kauften, informierte man uns rasch, dass der nahegelegene Country Club (dem beizutreten wir keinerlei Absicht hatten) keine Juden aufnähme. [Wangh 1992, S. 16]

In einer Weiterführung der Überlegungen Mahlers hinsichtlich des graduellen Übergangs von der symbiotischen dualen Einheit hin zu Selbst- und Objektdifferenzierung schlägt Bergman (1980) vor, dass das Empfinden des »Mein« und »Dein« sich aus einem früheren Empfinden des »Unser« entwickelt. Sie fügt hinzu, dass das »Wir«-Gefühl »psychisch als das ›Ich‹ des Primärnarzissmus erlebt wird, welcher immer noch die Symbiose dominiert. Erst allmählich entwickelt sich diese archaische ›Wir‹-Erfahrung dahingehend, dass sie differenzierte ›Ich‹- und ›Wir‹-Erfahrungen einschließt« (S. 205). Während ich diese Formulierung verstehe, folgt mein Verständnis der Entwicklung der Gegenseitigkeit unterschiedlichen Bahnen. Oder vielleicht nehme ich lediglich Bezug auf Bergmans »differenzierte ›Wir‹«-Erfahrung. Echte Gegenseitigkeit, kodiert durch das »Wir« und »Unser«, hat zusätzliche Entwicklungsursprünge, wenngleich sie symbiotische Wurzeln enthält. Kleins (1937) Ansichten über das beginnende Dankbarkeitsgefühl gegenüber der Mutter und Winnicotts (1963) Ideen über die Entwicklung der Fähigkeit zur Sorge sind in diesem Zusammenhang hilfreich. Die Erfahrung, die Eltern (und sogar Aspekte der eigenen Persönlichkeitsmerkmale) mit Geschwistern teilen müssen, trägt ebenfalls zur Fähigkeit der Gegenseitigkeit bei (Akhtar und Kramer 1999). Noch wichtiger ist, dass eine erfolgreiche Lösung der ödipalen Phase die Fähigkeit zur Gegenseitigkeit (»meine Mutter ist auch deine Frau« oder »mein Vater ist auch dein Mann«; »wir teilen sie/ihn uns«) festigt. Diese kurze Ontogenese der Gegenseitigkeit demonstriert, dass das wirkliche »Wir« dem »Mein« und »Unser« folgt und das Fundament für die Erläuterung der Anstrengungen des Immigranten auf diesem Gebiet legt.

Über einen längeren Zeitraum nach seiner Ankunft im neuen Land greift der Einwanderer zu einer Aufteilung in »Mein« und »Dein«. Nur durch die Überbrückung dieser Spaltung kann er das »Unser« erleben. Bis dahin werden

Gebräuche, Speisen, Sprache, Spiele und moralische Werte entweder als »mein« oder »dein« betrachtet. Ein wichtiges Mittel auf dem Weg zum »Wir-Sein« und der damit verbundenen Veränderung der Identität ist die Füllung des »Übergangsbereichs« (Winnicott 1953) durch die lokale Kultur. Die Tatsache, dass der Einwanderer beginnt, Gefallen an den Filmen, der Literatur und den Spielen seines neuen Landes zu finden, kündigt diesen Schritt an. Die Kultur bietet ihm eine geeignete Zone wechselseitigen Interesses mit den »Fremden« seines neuen Landes. Ein weiteres Medium, das kulturelle Gegenseitigkeit ermöglicht, ist die fortschreitende Veränderung des Über-Ich des Einwanderers in der Begegnung mit äußerlich veränderten Verboten und Sanktionen. Die Situation ähnelt der Adoleszenz (Blos 1967, Erikson 1950b), wenngleich die Triebaufwallung nur relativ ist und durch veränderte Realitäten ausgelöst wird. Eine instinktiv tolerantere Gesellschaft mag zunächst aufgrund der Bedrohung der Stabilität seines Ich furchteinflößend auf den Immigranten wirken. Danach beginnt vielleicht eine Fließphase, in der sich Experimente mit neuen Freiheiten des Über-Ich mit Vergeltungsmaßnahmen des »importierten« Über-Ich abwechseln. Allmählich weichen diese dynamischen Verlagerungen der strukturellen Veränderung mit der Aufstellung neuer Ich-Abwehren, einer Milderung des Über-Ich und einer Veränderung in seinem »kulturellen Charakter« (Blum 1985, S. 893). Das Verständnis des Einwanderers hinsichtlich dessen, was richtig oder falsch ist, verändert sich und steht mehr im Einklang zur Kultur insgesamt.[54] Das Ergebnis einer Untersuchung durch Hojat und Kollegen (1999), welches besagt, dass Iraner in den USA tolerantere Haltungen gegenüber vorehelichen sexuellen Beziehungen, Sexualerziehung und Homosexualität vertreten als Iraner im Iran, ist ein Beispiel für eine solche Veränderung des Über-Ich. Eine solche strukturelle Veränderung vergrößert die Fähigkeit des Immigranten zur Empathie mit den Einwohnern seines Einwanderungslandes. Dies wiederum erleichtert die Entwicklung der Wechselseitigkeit und tieferer sozialer Zugehörigkeit.[55]

---

54 In einer Anwendung der Theorie des »Dialogismus« des russischen Denkers Mikhail Bakhtin (1986, 1990) auf kulturübergreifende Hermeneutik bemerkte Harris (1993), dass die Begegnung zwischen dem Immigranten und der Kultur seines Einwanderungslandes nicht einseitig ist. Die Auswirkungen auf den Einwanderer sind eindeutiger. Die Kultur selbst ist jedoch auch betroffen und wird anhaltend verändert durch ihre Interpretation seitens des Neuankömmlings.

55 Durch die Anwendung eines multidimensionalen Behandlungsansatzes (psychodynamisch, verhaltens- und körperorientiert, schöpferische Künste einbeziehend und kognitiv) hat Santini (1999) die allmähliche Entwicklung von Gegenseitigkeit und Empathie für Andere in einem stark traumatisierten Flüchtling illustriert.

Das wichtigste Mittel für die Entwicklung des »Wir« ist jedoch die Aneignung (oder die bessere Beherrschung) einer neuen Sprache. Vor diesem Hintergrund ist die Spärlichkeit psychoanalytischer Literatur über Mehrsprachigkeit auffällig. Dies ist umso bemerkenswerter, als (1) eine Vielzahl von frühen Analytikern ihre eigene Analyse in einer anderen als ihrer Muttersprache durchliefen, (2) die meisten Analytiker Freuds Werke in ihrer übersetzten Form lesen, (3) viele von uns Erfahrung darin haben, in einer Sprache analysiert zu werden oder eine Analyse durchzuführen, die nicht unsere Muttersprache ist, oder darin, Patienten zu analysieren, deren Muttersprache nicht die unsere ist, und (4) Worte ein so wichtiges Kommunikationsmittel in unserem Beruf sind. Die frühen Beiträge Ferenczis (1911) und Stengels (1939), die späteren Werke Buxbaums (1949) und Greensons (1950, 1954), der neuere Aufsatz Flegenheimers (1989) und eine hervorragende Monografie von Amati-Mehler und Kollegen (1993) zu diesem Thema bilden in dieser Hinsicht Ausnahmen.

Der Weg von der Einsprachigkeit der Muttersprache über den Gebrauch einer Fremdsprache als Introjekt (Kernberg 1976) bis hin zu wahrem Bilingualismus ist so schwierig wie begrüßenswert. Am Anfang dieses Wegs kann die Muttersprache zu einem Objekt der Idealisierung werden mit der narzisstischen Illusion, dass nur sie Dinge wirklich gut auszudrücken vermag (Grinberg und Grinberg 1989, Stengel 1939). An ihrer »Klanghülle« (Anzieu 1976) wird hartnäckig festgehalten; schließlich ist die Muttersprache eine Verbindung zum frühesten Mutterbild. Die neue Sprache wird als schwach und lächerlich abgewertet. Infolgedessen lebt der Immigrant in zwei Sprachwelten, spricht seinen Namen auf zwei unterschiedliche Weisen aus und wechselt nach Beendigung des Arbeitstages erleichtert in seine Muttersprache. Der Schmerz einer solchen Mehrsprachigkeit[56] vertieft die Spaltung der Selbstrepräsentationen. François Cheng, der aus China nach Frankreich emigriert war und bis zum Alter von zwanzig Jahren kein Wort Französisch gesprochen hatte, beschreibt eloquent eine solche Spaltung seines Selbst.[57] Über den gleichen Schmerz reflektiert Julia Kristeva (1988):

---

56 Amati-Mehler und Kollegen (1993) unterscheiden zwischen zwei Formen der Mehrsprachigkeit. Die eine bezieht sich auf den Erwerb mehrerer Sprachen, oft gleichzeitig, während der Kindheit. Die andere bezieht sich auf das Erlernen einer neuen Sprache in späteren Jahren, das hauptsächlich auf Übersetzung beruht und mit viel weniger emotionalen Konnotationen verbunden ist als der frühe, natürliche Erwerb einer Sprache.

57 Weniger dramatisch verlieh auch Freud einem solchen Gefühl Ausdruck. Kurz nach seiner Ankunft in England schrieb er an Raymond de Saussere, der ihm zu seiner geglückten Flucht gratuliert hatte: »Vielleicht haben Sie den einen Umstand ausgelassen, den der Emi-

> Nicht die eigene Muttersprache zu sprechen. Zu leben mit Tönen, mit Logik, welche getrennt sind von der nächtlichen Erinnerung des Körpers, vom süßsauren Schlaf der Kindheit. Wie eine geheime Gruft oder ein behindertes Kind – geliebt und nutzlos – diese Sprache von einst in sich tragend, welche verblasst, aber nie völlig verschwindet. Man lernt ein neues Instrument, als drücke man sich aus in Algebra oder auf der Violine. Man kann es zur Virtuosität bringen mit diesem neuen Gerät, das einen mit einem neuen Körper versieht, genauso falsch, sublimiert – manch einer würde sagen, sublim. Man hat das Gefühl, als bedeute die neue Sprache die eigene Wiederbelebung, eine neue Haut, ein neues Geschlecht. Die Illusion wird jedoch zerstört, wenn man sich selbst zuhört – z.B. auf einer Bandaufnahme – und die eigene Stimme sich eigenartig bizarr anhört, aus dem Nichts kommend, näher am Grollen der Vergangenheit als am heutigen sprachlichen Kode … So ist, zwischen zwei Sprachen, das eigene Element das Schweigen. [S. 20; in Amati-Mehler et al. 1993, S. 264–265]

Das Motiv eines inneren sprachlichen Gemetzels findet seinen Weg auch in folgende Zeilen des Gedichts »Conversations with God About My Present Whereabouts« [»Gespräche mit Gott über meinen gegenwärtigen Verbleib«] von Reinzi Crusz (1995), der aus Sri Lanka nach Kanada ausgewandert war:

> The chameleon
> has muted my rowdy scream
> to the whisper of a white-boned land,
> and stretching in silence,
> I am a king of silence. [S. 44]
>
> [Das Chamäleon
> hat meinen unbändigen Schrei
> zum Flüstern eines weißknochigen Landes gedämpft
> und in Schweigen ausgebreitet
> bin ich König des Schweigens.]

Einen optimistischeren Ton schlägt jedoch die Schriftstellerin Eva Hoffman (1989) an, als sie die inneren Übersetzungen von ihrer Muttersprache Polnisch ins Englische beschreibt, die sie aufgrund der Immigration hatte lernen müssen.

> [In] meiner Übersetzungstherapie überquere ich [fortwährend] die Kluften, nicht um sie zu schließen, sondern um zu sehen, dass [ich] – eine Person, erste

grant als so schmerzlich empfindet. Es ist – man kann nur sagen – der Verlust der Sprache, in der man zu leben und zu denken gewöhnt war und welche man trotz aller Versuche der Empathieentwicklung nie durch eine andere wird ersetzen können« (Freud, 11. Juni 1938, zitiert in Gay [1988], S. 632).

> Person Singular – auf beiden Seiten gewesen bin. Geduldig benutze ich die englische Sprache als eine Leitung um zurückzugehen, den ganzen Weg zurück zur Kindheit, fast zum Anfang. Wenn ich lerne, diese kleinsten, ersten Dinge in der Sprache zu sagen, die der Ablösung, Ironie und Abstraktion gedient hat, beginne ich zu sehen, wo die von mir gesprochenen Sprachen miteinander korrespondieren – wie ich mich zwischen ihnen bewegen kann, ohne durch den Unterschied gespalten zu werden. [S. 273]

Möglicherweise variiert der Grad der Heilung für ein sprachlich zerrissenes Selbst.[58] Die Heilung ist jedoch evident in der wachsenden Dominanz der erlernten Sprache, welche in spontanem Humor, in Träumen und beim Sprechen im Schlaf in Erscheinung tritt. Ein weiterer Indikator sprachlicher Identitätsveränderung zeigt sich dadurch, dass der Einwanderer beginnt, Obszönitäten, Bezeichnungen für die Genitalien und Flüche in der neuen Sprache instinktiv und moralisch so zu werten wie die Äquivalente in seiner Muttersprache. Lange Zeit verleiht der ungerührte Gebrauch obszöner Ausdrücke dem Immigranten weder eine zufriedenstellende Es-Entladung, noch handelt es ihm den Tadel des Über-Ich ein. (Wenn Sie ›Scheiße‹ sagen, klingt es nicht unanständig, aber wenn ich ›Scheiße‹ sage, hört es sich wohl unanständig an«, sagte ein scharfsichtiger Medizinstudent vor fünfzehn Jahren zu mir!) Für echtes Fluchen benutzt der Einwanderer ausschließlich seine Muttersprache. Allmählich jedoch, während die assoziativen Netzwerke der beiden Sprachen ineinander zu greifen beginnen, erhalten auch die später angeeigneten Obszönitäten emotionale Valenz, wenn auch vielleicht niemals im gleichen Maß wie obszöne Ausdrücke der Muttersprache (Ferenczi 1911).

Zwei weitere Dinge müssen in Betracht gezogen werden: (1) Können unterschiedliche Selbstrepräsentationen weiterhin unter dem Einfluss verschiedener Sprachen stehen und unterschiedlichen Konflikten (früher und später in der Entwicklung?), Qualifikationen des Ich (z.B. Mathematik) und

58 Eugène Ionesco, Vladimir Nabokov, Samuel Beckett und Salman Rushdie sind vier Immigrantenschriftsteller, welche diesbezüglich gänzlich andere Haltungen vertreten. Ionesco schrieb nie in seiner Muttersprache und wählte stattdessen Französisch zum Ausdruck seiner Kreativität. Nabokov bewegte sich von der Beherrschung des Russischen, Französischen und Deutschen zum Englischen, in dem er seine bekanntesten Werke verfasste. Beckett »migrierte« zum Gebrauch des Französischen und kehrte nach vielen Jahren zu seiner englischen Muttersprache zurück (s. Casement [1982] über die Beziehung Becketts zu seiner Muttersprache). Rushdie durchsetzte seine englischen Texte mit Urdu-/Hindi-Wendungen aus Indien und schuf so eine eigene Mischsprache.

Bestrebungen Ausdruck verleihen,[59] und (2) kann die Annahme einer zweiten Sprache mitunter die erstmalige Aneignung einer entwickelten Identität repräsentieren. Amati-Mehler und Kollegen (1993), welche die bisher tiefstschürfende psychoanalytische Untersuchung über Sprachen herausgegeben haben, stellen Folgendes fest:

> Eine multilinguale Dimension repräsentiert sicherlich eine innere Bereicherung, [und das] nicht nur auf kognitiver Ebene. Es trifft jedoch auch zu, dass die eigentliche geistige Struktur des vielsprachigen Subjekts besonders zur Inszenierung von Abwehren, Spaltungen und Verdrängungen tendiert. Zuweilen stellt eine neue Sprache einen lebensrettenden Anker dar, der eine »Wiedergeburt« repräsentiert. Sie kann jedoch auch eine Rechtfertigung sein für die Verstümmelung der inneren Welt des Selbst. [S. 108]

Interessanterweise wird in den meisten Schriften über Fragen der Sprache das Sprechen und nicht das Angesprochenwerden hervorgehoben. Tatsächlich ist jedoch auch das permanente Angesprochenwerden in einer anderen als der Muttersprache belastend. Niemand hat diese Art von Schmerz besser einzufangen vermocht als der in New York lebende Urdu-Dichter Sudhir Chopra.

> Mujh se zaban-e-ghair mein jo guftgu karey
> Kya khaak zakhm-e-dil ko mere rafu karey[60]
>
> [The one who talks to me in a language other than
> that of my heart
> How, tell me, can he heal the splits and wounds that
> inhabit its dark corners]
> (Persönliche Korrespondenz, 1999)
>
> [Der zu mir in einer anderen als der
> Sprache meines Herzens spricht
> Sag' mir, wie kann er die Spalten und Wunden heilen, welche
> in seinen dunklen Winkeln wohnen]

---

59 Kann dies teilweise die Tatsache beleuchten, warum große Poesie – welche ihre Kraft aus den prosodischen Qualitäten einer Sprache zieht – im Gegensatz zu großer Prosa niemals in einer später erlernten Sprache geschrieben wurde?

60 Inzwischen ist es wohl offenkundig, dass ich beim Zitieren von Poesie Originale nur für solche Gedichte zitiert habe, die in meiner Muttersprache, Urdu, geschrieben wurden. Dies ist sicherlich etwas einseitig. Ich habe es jedoch auch deshalb getan, da ich wenig Vertrauen in meine Übersetzungen hatte und die Dichter für sich selbst sprechen lassen wollte.

Einige Vorbehalte

> Will ein Mensch mit Gewissheiten beginnen, wird er in Zweifeln enden; gibt er sich jedoch damit zufrieden, mit Zweifeln zu beginnen, wird er zur Gewissheit gelangen. [Francis Bacon]

In diesem Kapitel habe ich mich auf die Lösung der aus der Immigration resultierenden Spaltung der Selbst- und Objektwelten konzentriert. Ich habe angeregt, dass die Heilung solcher Spaltungen in vier Dimensionen – Triebe und Affekte, Raum, Zeit und gesellschaftliche Zugehörigkeit – zu einer psychischen Wiedergeburt führt, zur Entstehung einer neuen und hybriden Identität. Nun möchte ich einige Vorbehalte äußern, um das vorgeschlagene Modell etwas »abzumildern« und es realistischer werden zu lassen. *Erstens* sind die oben beschriebenen vier dynamischen Verläufe weder unabhängig voneinander noch erschöpfend. Möglicherweise gibt es Dimensionen, die ich einzubeziehen oder zu erkennen versäumt habe. *Zweitens* haben diese Entwicklungsschienen keine Endpunkte. Die auf die Immigration folgende Veränderung der Identität dauert ein ganzes Leben lang an. *Drittens* ist der hier beschriebene Verlauf charakteristisch nur für unkomplizierte Fälle, in denen die Fähigkeit zur intrapsychischen Getrenntheit bereits vor der Migration bestand, in denen die Auswanderung mindestens in gewissem Maße freiwillig geschah und in denen der Einwanderer sich im Einwanderungsland hinreichend positiv aufgenommen fühlte. In Fällen jedoch, in denen die Charakterstruktur des Einwanderers bereits vor der Einwanderung problematisch ist, in denen die Migration erzwungen war und keine Möglichkeit zum wiederholten Besuch des Heimatlandes besteht, und in denen keine hinreichend gute haltende Umwelt im Einwanderungsland existiert, ist die für diesen psychologischen Fortschritt notwendige Trauer möglicherweise nicht zu bewältigen. *Viertens* bleibt unklar, ob die aus dem Trauer-Befreiungsprozess der Immigration neu entstehende Identität eine angemessen solide hybride Einheit ist oder ein lockerer, wenn auch gut funktionierender Zusammenschluss diverser Selbst (*selves*). Garza-Guerrero (1974) unterstützt erstere Perspektive. Er merkt an, dass

> eine neue Identität die endgültige Festigung in eine neu gebildete Ich-Identität aus solchen selektiven Identifikationen mit der neuen Kultur reflektieren wird, welche harmonisch in das kulturelle Erbe der Vergangenheit hineinpassten oder darin integriert werden konnten. Angemessen gelöst, kann aus der Krise des Kulturschocks ein fruchtbares Wachstum des Selbst entstehen. Was als Bedro-

hung der Identität, Trauer und niedrige Selbstachtung begann, kann sich zu einer Bestätigung sowohl der Ich-Identität als auch der Selbstachtung entwickeln. [S. 425]

Eine weniger optimistische, postmoderne Sichtweise wird von Copelman (1993) vertreten, der anmerkt, dass

> anstatt vereinte, einzelne Kulturen und Nationen zu postulieren, zu denen wir alle eines Tages werden gehören können, neue Arbeiten nahe legen, dass wir dazu verurteilt sind, fragmentierte Loyalitäten und dissonante Stimmen in unserem Inneren zu entwickeln, die unsere Welt beschreiben. Dies ist meines Erachtens keine neue Version des Schmelztiegels, denn dies setzt eine Synthese voraus, welche nicht nur zu idealistisch, sondern auch unerwünscht erscheint. Anstelle der Synthese tritt das furchteinflößende, aber auch aufregende Potential der Vielfalt. An die Stelle der Vervollständigung oder der Schließung tritt die Angst vor partiellen Identitäten sowie die Herausforderung eines fortlaufenden Prozesses. [S. 79]

In meiner eigenen sozio-klinischen Erfahrung ist die Mischidentität, welche als Konsequenz des Fortschritts entlang dieser vier Linien entsteht, keine festgefügte Struktur. Tatsächlich dominiert die eine oder andere Selbstrepräsentation weiter in bestimmten psychologischen Bereichen. Searles' (1986) Erinnerung daran, dass eine gesunde Identität keine monolithische Stabilität besitzt, ist hier hilfreich. Eisnitz' (1980) Sicht eines gut funktionierenden Selbst, bestehend aus Untergruppen von Selbstrepräsentationen mit variierender Nähe zu Affekt, Handlung und Fantasie, unterstützt ebenfalls diese Theorie.

Dies mag begleitet sein von einem gemischten Gefühl, an viele Orte zu gehören und gleichzeitig doch an keinem von ihnen wirklich daheim zu sein. In einer ergreifenden Schilderung einer solchen innerpsychischen Erfahrung des Immigranten führt Anni Bergman aus:

> Ich liebe mein Zuhause. Habe viel hinein investiert. Aber ist es wirklich mein Zuhause? Das Zuhause ist, so Winnicott, wo wir herkommen. Wenn ich nach Wien komme, gehe ich immer zu dem Haus, in dem ich geboren wurde und zwanzig Jahre lebte. Ist es mein Zuhause? Nein. So habe ich in gewisser Hinsicht kein Zuhause, fühle mich jedoch an vielen Orten heimisch. Auswanderung bedeutet neben vielen anderen Dingen, sich in mindestens zwei Sprachen zu Hause und sich vielleicht an vielen Orten heimisch zu fühlen. Für mich, die ich Familie und Freunde an vielen Orten habe, bedeutet es auch – denke ich – ein

> ewiges Sehnen nach Zugehörigkeit, welches nie wirklich erfüllt wird. Ich »gehöre« zu mehreren analytischen Gruppen, gehöre jedoch nicht völlig zu einer von ihnen. Ich gehöre zu niemandem völlig. Nur zu meinen Kindern und Enkelkindern, die sicherlich nicht zu mir gehören, gehöre ich wirklich. [Persönliche Korrespondenz, Mai 1999].

Schließlich ist es die intrapsychische Bedeutung, die verschiedene Selbst- und Objektrepräsentationen sich aneignen, die Zweckmäßigkeit der Abwehr (einschließlich Abwehrfunktionen gegen Triebderivate), welche von Verschiebungen in ihnen profitiert, ihre adaptiven Aspekte und ihre klare oder verdeckte Entfaltung auf der Achse der Übertragung-Gegenübertragung, welche von methodischer Bedeutung für unsere Arbeit als Psychotherapeuten und Analytiker sind (Holmes 1992).

Zusammenfassung

> Ein Mensch, der sich daran macht, sich neu zu kreieren, übernimmt die Rolle des Schöpfers – so sähe es der Eine; er ist unnatürlich, ein Gotteslästerer, das Abscheuliche vom Abscheulichen. Ein anderer sähe Pathos, Heldentum in seinem Kampf, in seiner Risikobereitschaft: nicht alle Mutanten überleben. [Rushdie 1989, S. 49]

Das vorstehende Kapitel beschreibt die Phänomenologie und die Psychodynamik der Identitätsverwandlung infolge der Immigration. Es skizziert vier miteinander verbundene Schienen dieser Umformung. Diese Schienen (und die damit verbundenen metaphorischen Prozesse) umfassen Dimensionen der Triebe und Affekte (von Liebe oder Hass zu Ambivalenz), des interpersonellen und psychischen Raums (von Nah oder Fern zu optimaler Distanz), der Vergänglichkeit (von Gestern oder Morgen zu Heute) und der sozialen Zugehörigkeit (von Dein oder Mein zu Unser). Fragen der Idealisierung und Abwertung, der Nähe und Distanz, der Hoffnung und der Reue, sowohl der Anfälligkeit für übermäßige Nostalgie als auch der Unfähigkeit, Nostalgie zu empfinden, der Übergangsregionen des Geistes, der Modifikation des Über-Ich, der Wechselseitigkeit und der sprachlichen Verwandlung werden behandelt.

Die damit verbundenen Motive des Verlusts, der Wehmut, des vorübergehenden Bruchs, des sprachlichen Gespaltenseins und der kulturellen Anomie werden in meinem Gedicht aus dem Jahr 1982 (neun Jahre nach meiner Ankunft in diesem Land) mit dem Titel »A World without Seasons« [»Eine Welt ohne Jahreszeiten«] thematisiert.

In the greedy flim-flam
For two worlds, we have lost the one in hand.
And now,
Like the fish who chose to live on a tree,
We writhe in foolish agony.
Our Gods reduced to grotesque exhibits.
Our poets, mute, pace in the empty halls of our conversation.
The silk of our mother tongue banned from the fabric
Of our dreams,
And now,
We hum the national anthem but our
Pockets do not jingle with the coins of patriotism.
Barred from weddings and funerals,
We wear good clothes to no avail.
Proudly we mispronounce our own names,
And those of our monuments and our children.
Forsaking the gray abodes and sunken graves of
Our ancestors, we have come to live in
A world without seasons.

[In der unsinnigen Gier
Nach zwei Welten haben wir die nächstliegende verloren.
Und nun,
Wie der Fisch, der auf dem Baum zu leben versucht,
Krümmen wir uns in irrwitzigem Schmerz.
Unsere Götter reduziert zu grotesken Ausstellungsstücken.
Unsere Dichter schreiten stumm durch die leeren Hallen unseres Gesprächs.
Der seidige Klang unserer Muttersprache verbannt aus dem Stoff
Unserer Träume,
Und nun
Summen wir die Nationalhymne doch unsere
Taschen klingeln nicht mit den Münzen des Patriotismus.
Ausgeschlossen von Hochzeiten und Bestattungen,
Tragen wir umsonst gute Kleidung.
Stolz sprechen wir falsch unsere eigenen Namen,
Und die unserer Denkmäler und unserer Kinder.
Die grauen Behausungen und versunkenen Gräber
Unserer Vorfahren verlassend, kamen wir zu leben
In einer Welt ohne Jahreszeiten.]

Ungeachtet der darin liegenden Traurigkeit (zumindest zu der Zeit, als diese Zeilen entstanden), dürfen die begrüßenswerten Aspekte der Tatsache, dass ich meine Gefühle in einer neu erworbenen Sprache ausdrücken konnte, nicht unbesehen bleiben.[61] Ein solches Paradox wird auch offenkundig in der Spannung zwischen der Ansicht, dass der Trauer-Befreiungsprozess der Immigration in einer wieder gefestigten Mischidentität resultiert, und der Ansicht, dass das Ergebnis eines solchen Prozesses eine kontextuell widerstandsfähige Verbindung von Selbstrepräsentationen ist. Zwar ist eine eindeutige Lösung oder ein Ausgleich zwischen diesen beiden Positionen unmöglich. Aber es sind die intrapsychischen Bedeutungen von verschiedenen Selbst- und Objektrepräsentationen und ihr Widerstand sowie ihre adaptiven Zweckbestimmungen, welche für uns Therapeuten von methodischer Bedeutung sind.

61 Man beachte den Unterschied zwischen meinen beiden Immigrations-Gedichten. Das erste Gedicht, »Zwei Heimatländer« (S. 99), wurde einige Jahre eher geschrieben als das zweite, »Eine Welt ohne Jahreszeiten« (S. 123) Das zweite Gedicht zeichnet sich nicht nur durch größeren sprachlichen Reichtum und durch eine breitere Palette an Erfahrungen aus, sondern die Gefühle der Traurigkeit und Ironie sind markanter in diesem Gedicht als die Empfindungen der Wut und des Zynismus, welche das erste Gedicht durchdringen.

Teil III
Kulturübergreifende Behandlung

4 Psychoanalyse und psychodynamische Therapie

Frühere Auffassungen, dass die Psychoanalyse und aus ihr abgeleitete Psychotherapien auf nicht-westliche Patienten und solche, die einer ethnischen Minderheit angehören, nicht anwendbar seien (DeVos 1980, Hsu 1953, Neki 1975, Obendorf 1950, Surya und Jayaram 1964), werden neuerdings erheblich in Frage gestellt. Argumente für diese Sichtweise, dass es diesen Patienten an Individuation mangele, dass sie keine Fähigkeit zur Selbstreflexion und Introspektion besäßen, animistischen Glaubenssystemen anhingen und zu sehr mit ihren Familien und ihren internalisierten Vorschriften verwoben seien, gelten heute entweder als hinfällig, oder sie werden nicht als maßgebliche Kontraindikationen gegen psychoanalytische Behandlung verstanden. Sowohl das zunehmende Eingeständnis der ethnozentrischen Voreingenommenheit psychoanalytischer Entwicklungsthesen und Behandlungsmethoden (Moskowitz 1996, Pérez Foster 1996, Rendon 1996, Roland 1988, 1996) als auch der aufkommende theoretische und methodische Pluralismus in der Psychoanalyse (Akhtar 1999d, Pulver 1993, Strenger 1989, Wallerstein 1990) tragen gemeinsam zu einer größeren klinischen Experimentierfreudigkeit bei. Es kommt offenkundig neuer Schwung in die Disziplin, und Berichte darüber, dass psychoanalytische Psychotherapie und sogar die Psychoanalyse selbst erfolgreich bei indischen (Bonovitz und Ergas 1999, Kakar 1985, Mehta 1998, Roland 1988), chinesischen (Ng 1985), japanischen (Doi 1973, Roland 1988), lateinamerikanischen (Bonovitz und Ergas 1999, Ticho 1971), koreanischen (Smolar 1999) und anderen Immigrantengruppen (Akhtar 1995a) angewendet werden können, sind immer häufiger verfügbar.

Die Mehrheit der oben erwähnten Beitragenden neigen jedoch dazu, ihre Behauptungen durch die Empfehlung gelegentlicher methodischer Modifikationen zu qualifizieren. Solche Modifikationen reichen von der Anpassung der auf das Ich abgestimmten kulturellen Neigungen von Patienten bis hin zu innovativen analytischen Interventionen, die sich mit den für diese Patientengruppen spezifischen intrapsychischen Konflikten befassen. Ich selbst (Akhtar 1995a) habe mehrere methodische Leitfäden für die Durchführung eingehender psychotherapeutischer Arbeit oder Psychoanalyse mit Immigranten skizziert.

In diesem Kapitel erstelle ich eine Synthese der verstreuten Literatur und erweitere meine früheren Perspektiven in dieser Hinsicht. Ich stelle acht Leitlinien für die Arbeit mit Immigranten-Patienten vor und illustriere sie anhand klinischer Vignetten. Es handelt sich jedoch lediglich um Leitlinien, die keinesfalls dazu gedacht sind, die übliche Arbeit der Übertragungsinterpretation, Rekonstruktion und wachsame Gegenübertragungsprozesse zu ersetzen. Auch handelt es sich nicht um Vorschläge, die den »dreifachen Wegweiser« (Pine 1997, S. 13) der Abstinenz, Neutralität und Anonymität beeinträchtigen sollen, der den Grundstein unserer Arbeit bildet. Daraus folgen weder strenge Regeln, noch sind diese notwendigerweise in allen Fällen anwendbar. Tatsächlich müssen diese Regeln umso weniger beachtet werden, je psychologisch komplexer und »analysierfreudiger« der Patient ist. Bei weniger komplexen Patienten und in Behandlungsformen, die mehr an die Psychotherapie angelehnt sind, erfordern diese Regeln hingegen mehr Aufmerksamkeit. Es ist durchaus angebracht hinzuzufügen, dass die Psychoanalyse und die psychoanalytische Psychotherapie meines Erachtens eng miteinander verbunden sind. Ich denke in dieser Beziehung ganz ähnlich wie Pine (1997), der Folgendes anführt:

> Ich denke oft über meine klinische Arbeit, dass ich soviel wie möglich Psychoanalyse betreibe und soviel Psychotherapie wie notwendig – wobei letzteres eine Voraussetzung für ersteres ist. Zu anderen Zeiten, oder mit anderen Patienten, erscheinen die psychotherapeutischen Anteile als gleichberechtigt und wertgleich. Ich denke zwar, dass diese Behandlungen *nicht wirklich* Psychoanalysen sind, kann mir aber auch *nicht* vorstellen, dass sie keine psychoanalytischen Behandlungsformen wären, denn die Psychoanalyse wird immer wieder unvermeidlich zum wichtigen Teil der Arbeit des Analytikers. [S. 3 kursiv im Original].

In jedem Fall bilden diese Leitlinien jedoch einen wichtigen Hintergrund[62] für die »gleichschwebende Aufmerksamkeit« (Freud 1912, S. 111), die für

62 »Ein Hintergrund«, so der eminente britische Fotograf Lord Snowdon, »muss nur soeben die eine Seite von etwas sein, und nur soeben die andere Seite von nichts« (Lacayo 1984, S. 54).

unsere Arbeit notwendig ist. Im Rahmen dieser Vorbehalte können wir nun die folgenden methodischen Leitlinien für die intensive psychotherapeutische oder psychoanalytische Behandlung von Migrationspatienten betrachten.

Methodische Leitlinien

> Äußerliche gesellschaftliche Faktoren wie Vorurteile, Rassismus, Sexismus, Armut und soziale Benachteiligung – welche sämtlich tiefen Schmerz verursachen, aufgrund ihrer besonderen Lage vielleicht besonders für schwarze Patienten und solche, die ethnischen Minderheiten angehören – sind real und müssen als wichtige klinische Sachverhalte in Betracht gezogen werden. [Kareem 1992, S. 20]

> Arabische Patienten in Israel haben erst kürzlich mit der Inanspruchnahme ambulanter Psychotherapie begonnen ... im Lichte des politischen Antagonismus zwischen Juden und Arabern ist es verständlich, dass sowohl Therapeut als auch Patient zuweilen die Diskussion ihrer kulturellen Unterschiede zu vermeiden suchen. [Gorkin 1996, S. 161, 163]

Bewahrung kultureller Neutralität und Vermeidung von Gegenübertragungsverstrickungen

Unter den Leitlinien zur Arbeit mit kulturell unterschiedlichen Einwanderer-Patienten rangieren die Bewahrung kultureller Neutralität und die Vermeidung von Gegenübertragungsverstrickungen an erster Stelle. *Kulturelle Neutralität* meint die Fähigkeit des Analytikers, den gleichen Abstand zu den Werten, Idealen und Traditionen der Kultur des Patienten wie zu denen seiner eigenen Kultur zu wahren. Dies scheint viel verlangt, und dennoch gibt es kein Entrinnen vor der Tatsache, dass der Analytiker sich um die Erlangung einer solchen Position seines Ich bemühen muss. Als Mensch und in seiner Zugehörigkeit zu einer bestimmten rassischen, kulturellen und politischen Gruppe, besitzt die Identität des Analytikers unleugbar eine bestimmte ethnische Dimension, und dies ist in der Tat normal (s. Kapitel 2). Solche ethnischen Komponenten der Identität entwickeln sich sowohl aus der Internalisierung von Familien- bzw. Gruppenvermächtnissen (»wir tun dies und das«) *als auch* aus der Zurückweisung inakzeptabler instinktiver Residuen (»wir tun das nicht, das tun nur sie«). Je aggressiver diese Residuen geladen sind, desto größer sind die durch fortlaufende externe Realitäten zugefügten narzisstischen Verletzungen, und umso stärker und hasserfüllter werden die Projektionen der eigenen inneren »Schlechtigkeit«. Dies ist im Grunde die Basis für Vorurteile, ein regressiver Pfad, den der Analytiker um jeden Preis vermeiden muss. Der Analytiker darf jedoch nicht versuchen, die ethnische Komponente seiner eigenen Identität auszulöschen. Vielleicht ist es hilfreich, dies alles anhand eines einfachen Beispiels zu illustrieren. Es ist in Ordnung, wenn ein Analytiker eine größere Affinität zu einer bestimmten Art von Kopfbedeckung eines seiner Patienten empfindet (z.B. zum *Turban* eines Sikh, zur *Kippa* eines Juden oder zur *Kaffiyeh* eines Arabers), aber die Situation wird dann problematisch, wenn er die anderen als von Natur aus seltsam betrachtet. Kulturelle Neutralität kann mit Ethnizität koexistieren, nicht aber mit Diskriminierung. Die Entwicklung und Bewahrung echter kultureller Neutralität kann durch folgende fünf Maßnahmen erleichtert werden. *Erstens* und vor allem würde die Analyse des Analytikers selbst – so lässt sich zumindest hoffen – die innere Aggression in einem Maße mindern, dass keine nennenswerten projizierenden Abwehrmechanismen mehr für seine Charakterorganisation nötig wären. Da jedoch die meisten Ausbildungsanalysen (und intensiven Psychotherapien von Psychotherapeuten) in den USA in homoethnischer Umgebung durchgeführt werden, bleiben bestimmte Bereiche ethnischer, rassischer oder religiöser Vorurteile in einer solchen Behandlung möglicherweise unberührt. Die Behandlung endet vielleicht mit der Abkapselung solcher Vorurteile, die aber durchaus intakt bleiben. Die Last ruht dann auf den Schultern des Therapeuten selbst, insbesondere dann, wenn er mit der Behandlung kulturell unterschiedlicher Patienten beginnt.

Zweitens sollten didaktische Lehrgänge zum Thema Kultur in psychoanalytische und psychotherapeutische Curricula eingeführt werden. Diese Lehrgänge sollten die unzähligen Arten erhellen, in denen kulturelle, rassische und ethnische Unterschiede den Übertragungs-Gegenübertragungsgeschehnissen Gestalt und Inhalt verleihen (Abbasi 1997, Akhtar 1995a, 1998b, Fischer 1971, Goldberg et al. 1974, Holmes 1992, 1994, Mehta 1998, Ticho 1971, Zaphiropoulos 1982). Solche Lehrgänge können sowohl didaktische Sitzungen als auch Erlebnisworkshops enthalten. Zugegebenermaßen werden hier Therapeuten und Analytiker und keine Sozialanthropologen ausgebildet, es ist jedoch wichtig, dass die Auszubildenden eine Sensibilität gegenüber der Vielzahl psychologischer Facetten kultureller Vielfalt entwickeln. Kraft-Goin (1999) illustriert dies mit überzeugenden klinischen Beispielen und Taylor (1989) präsentiert eine eindrucksvolle Liste von Dingen, die man hierüber wissen sollte:

> Familienstruktur, wichtige Ereignisse während des Lebenszyklus, Rollen individueller Mitglieder, Regeln zwischenmenschlicher Interaktion, Kommunikation und linguistische Regeln, Regeln des Anstands und der Disziplin, religiöser Glaube, Gesundheits- und Hygienestandards, Speisevorlieben, Kleidung und persönliche Erscheinung, Geschichte und Tradition, Feste und Feierlichkeiten, Erziehung und Lehrmethoden, Arbeits- und Spielauffassungen, Zeit- und Raumwahrnehmung, Erklärungen von Naturerscheinungen, Verhalten gegenüber Haus- und anderen Tieren, künstlerische und musikalische Werte und Vorlieben. Lebenserwartungen und -bestrebungen. [S. 18–19]

Solche Lehrgänge – besonders, wenn sie während der eigenen Therapie des Auszubildenden abgehalten werden – können eine genaue Beobachtung der eigenen Voreingenommenheiten und Vorurteile mobilisieren, und dies oft mit begrüßenswerten Ergebnissen. Es ist daher ermutigend zu sehen, dass psychotherapeutische und psychoanalytische Ausbildungsprogramme mittlerweile Lehrgänge zu kulturübergreifender Sensibilität einschließen.

Eine *dritte* Methode zur Kultivierung kultureller Neutralität ist die Öffnung des Analytikers zur »interkulturellen Herausforderung« (Kareem 1992, S. 30), indem er so viele Patienten unterschiedlicher kultureller Hintergründe wie möglich annimmt. Die Überwindung des anfänglichen, nur allzu menschlichen Widerstands der Xenophobie kann die innere Welt der Gefühle und des Wissens des Analytikers nur bereichern. Solche Erfahrung würde ihn auch sowohl gegenüber den kulturellen Nuancen in Persönlichkeitsstruktur und -funktion als auch gegenüber der fundamentalen Universalität sensibilisieren, welche jenseits menschlicher Verschiedenheit existiert.

Viertens erfordert kulturelle Neutralität auch die Vermeidung exzessiver Neugier des Analytikers gegenüber der Kultur des Patienten. Gorkin (1996) stellt fest, dass in der Behandlung kulturell andersartiger Patienten

> einer der typischen schwierigen Bereiche der Gegenübertragung die durchdringende und zuweilen schwebende Neugier des Analytikers gegenüber dem kulturellen Hintergrund des Patienten ist. Der Therapeut ergreift die Gelegenheit der Begegnung mit einem Vertreter [einer] interessanten, fremdartigen Kultur und verliert dabei den Bezug zur therapeutischen Aufgabe. Kulturelles Material wird eher aus Eigeninteresse untersucht als wegen seiner direkten Relevanz für den Patienten. [S. 161–162]

Schließlich sind Analytiker, die in kosmopolitischen Gegenden leben und fortwährenden gesellschaftlichen Dialog, wenn nicht gar persönliche Freundschaften, mit Menschen verschiedener Kulturen unterhalten, möglicherweise eher dazu fähig, kulturelle Neutralität in ihrer klinischen Arbeit zu bewahren. Erfahrung vergrößert das Wissen und erleichtert die Empathie.

Es lässt sich also zusammenfassen, dass (1) die persönliche Behandlung des Therapeuten zur Milderung paranoider Abwehren, (2) sein Studium der Schnittstelle zwischen Sozialanthropologie und klinischer Arbeit, (3) die Behandlung von Patienten vieler Kulturen, (4) die Vermeidung der Gefahr der exzessiven Ausrichtung des Ich auf die Kultur und (5) die offene, kosmopolitische Lebensführung gemeinsam für die Entwicklung und Bewahrung kultureller Neutralität förderlich sind. Die Beeinträchtigung dieser Fähigkeit, insbesondere wenn sie beträchtlich und auf diejenigen ausgerichtet ist, die um Hilfe für ihr seelisches Leiden ersuchen, ist »antihumanitär und im weitesten Sinne gegen die Vernunft gerichtet« (Kareem 1992, S. 21).

Vernünftige Anpassung der therapeutischen Rahmenbedingungen an kulturelle Unterschiede

Psychoanalytische und psychotherapeutische Sitzungen sind zeitlich begrenzt. Sie beginnen und enden zu festgesetzten Zeiten. Diese festen Grenzen sind implizite Bestätigungen des Realitätsprinzips (Freud 1911) und Hüter der Getrenntheit und der Inzestbarriere auf einer tieferen, unbewussten Ebene. Vor diesem Hintergrund entfalten sich des Patienten Bedürfnisse, seine Wünsche und Forderungen nach Transzendenz und Wachstum und werden verstanden, aufgegeben, modifiziert und neu kanalisiert. Pünktliches Erscheinen zu den Sitzungen ist nicht nur rituelle Ausstaffierung. Es hat eine tiefere Bedeutung.

Gleichzeitig lässt sich schwer verleugnen, dass das Zeitempfinden durch Kräfte der dominanten Kultur bestimmt wird. Daher ist es nicht leicht über nationale und kulturelle Grenzen hinaus übertragbar. Pande (1968) hat den Unterschied des Zeitempfindens zwischen Orient und Okzident eloquent zusammengefasst; das Gleiche gilt insgesamt für die meisten weniger industrialisierten Länder der Dritten Welt.

> Im Orient verschmelzen Vergangenheit, Gegenwart und Zukunft vergleichsweise miteinander; im Okzident sind sie individuelle Einheiten. Im Orient gleicht das Zeitempfinden dem in einem Becken gesammelten (vielleicht stehenden) Wasser, im Okzident ist die Zeit eher wie das fließende Wasser eines Stroms, und man ist sich schmerzlich bewusst, dass das davon fließende Wasser für immer verloren ist. [S. 428–429]

Mit einem fundamental anderen Zeitempfinden als dem seines Einwanderungslandes mag ein Einwanderer aus dem Osten im Westen vorübergehend schlampig wirken, wohingegen der Immigrant aus dem Westen im Osten unverhältnismäßig an Zeitpläne gebunden erscheint. Wie leicht zu vermuten ist, hat diese Differenz tiefe Wurzeln. In industrialisierten Ländern wurde die Zeit allmählich zur Ware. Vorübergehende Momente wurden festgehalten, benannt, gemessen und verkauft. Wie das Wasser, so wurde auch die Zeit in ein Aggregat gefüllt und zu Eiswürfeln von bestimmbarer Lebensdauer gefroren. Jeder Würfel hatte seinen Preis, abhängig von der Größe. Leiharbeit, Fließbandbetrieb, Vermietung von Eigentum, sie alle wurden zeitabhängig und gebunden an Kapitalerzeugung. Effizienz und Pünktlichkeit wurden beinahe zu Synonymen. So entstand das, was ich die *Zeit des Verstandes* oder die *Zeit des Geldes* nenne. Im Gegensatz dazu hingen die diversen gesellschaftlichen Zusammenkünfte in den nicht industrialisierten Ländern, in denen Flugzeuge, Züge, Telefon, Telefax und Email den Zugang zu anderen Menschen noch nicht so unsäglich beschleunigt hatten und in denen die Herstellung von Gütern die Gemeinden noch nicht gänzlich in ihrem Griff hatte, weiterhin von der Ankunft der Familien und Freunde (häufig mit extrem unzuverlässigen Mitteln) und von den großzügigen Gesten der Götter und der Jahreszeiten ab. Man handelte nur dann, wenn das Gleichgewicht zwischen Libido und Aggression im sozialen Gefüge sich zugunsten ersterer verlagerte. Dies nenne ich die *Zeit des Herzens* oder die *Zeit der Liebe*. Wenn jemand aus einem Land der Dritten Welt in ein Industrieland immigriert, bringt er die *Zeit des Herzens* mit, muss sich jedoch dort an die *Zeit des Verstandes* anpassen. Daher mag das, was als Unpünktlichkeit erscheint, immer noch eine Art Pünktlichkeit sein, nur bestimmt durch eine andere innere Uhr. Gleichermaßen trägt jemand, der aus einem Industrieland in ein Land der Dritten Welt einwandert, die *Zeit des Verstandes* in sich, muss sich jedoch dort an die *Zeit des Herzens* anpassen. Was in diesem Fall als übermäßiges und starres Vertrauen auf Pünktlichkeit erscheint, ist nur eine Frage der Loyalität gegenüber einem anderen inneren Zeitgefühl. Am Ende muss man sich scheinbar im Umgang mit allen Einwanderern in eine *bikulturelle Pünktlichkeit* einfühlen.

Der Analytiker darf daher nicht vergessen, dass es Diskrepanzen im Zeitempfinden und in den Traditionen des Umgangs mit der Zeit zwischen seinem und seines Patienten Herkunftsland geben kann. Die Bedeutung von Pünktlichkeit wechselt von Kultur zu Kultur und sogar zwischen verschiedenen Subkulturen (Antokoletz 1993, Lager und Zwerling 1980). Solches

Bewusstsein vergrößert die Fähigkeit zur Einfühlung des Analytikers in die Unterscheidung einer kulturell bedingten trivialen Verspätung zu Therapiesitzungen von einem bedeutungsvollen »Angriff auf den analytischen Prozess« (Limentani 1989, S. 252).[63]

Ähnliche Überlegungen können auf den Grad der Ehrerbietung zutreffen, den der Patient seinem Therapeuten entgegenbringt. Die Erkennung von Abstufungen in diesem Bereich kann dem Therapeuten helfen, die rasche Zustimmung des Patienten zu dem vom Therapeuten genannten Honorar zu ergründen, anstatt sie einfach zur Kenntnis zu nehmen. Diese Erkennung kann auch das Einfühlungsvermögen gegenüber Migrationspatienten stärken, die sogar in ihrem intrapsychischen Leben ihren Analytiker nie beim Vornamen nennen. Sie kann auch zu »notwendigen methodischen Veränderungen« (Pine 1998, S. 73) oder zumindest zu einigen Veränderungen in den die Behandlung umgebenden Formalitäten führen.

Fallbeispiel 1

Nachdem ein nordamerikanischer Analytiker seinen kürzlich eingewanderten japanischen Patienten durch »Herein« zum Eintreten in sein Büro aufgefordert hatte, ging der Patient bis zur Tür des Büros und blieb dort zögernd stehen. Erst nachdem der Analytiker noch einmal »Herein« gesagt hatte, betrat der Patient wirklich das Büro. Der Analytiker, der dies etwas verwirrend und sogar unangenehm fand, entschied, etwas mehr über japanische Kultur zu lernen, und stellte dabei fest, dass sein Patient sich in seinem Verhalten an die Sitten der Kultur seines Herkunftslandes hielt. Es lag nichts Seltsames in seinem Bedürfnis, zweimal zum Eintreten aufgefordert zu werden, einmal vom Wartezimmer zur Bürotür und dann von der Tür ins Büro. Der Analytiker beschloss, dass er lieber lernen wollte, sich entsprechend zu verhalten, als seinen Patienten zu einer falschen und nicht authentischen Einhaltung fremder Verhaltensregeln zu zwingen.

Die Flexibilität des Analytikers in diesem Fall ist sicherlich beispielhaft. Weniger drastische Beispiele sind vielleicht häufiger. So begann ein nordamerikanischer Analytiker, seinen Patienten bei der Begrüßung und nach der Sitzung die Hand zu schütteln, so wie dies in bestimmten Gegenden Europas und Südamerikas, wohin er eingewandert war, üblich ist. Andererseits würde

63 Für eine ungewöhnliche und zum Nachdenken anregende Diskussion über Ausnahmen hinsichtlich des zeitlichen Rahmens psychoanalytischer Sitzungen siehe Kurtz (1988).

ein Analytiker, der aus diesen Gegenden nach Nordamerika eingewandert ist, diese Gewohnheit bald in Anpassung an die kulturellen Erwartungen seiner Patienten aufgeben. Im Grunde ähnelt dies der Haltung treusorgender Eltern, welche den Interessen und Talenten ihrer Kinder entgegenkommen, auch wenn diese sich von ihren eigenen unterscheiden. Dies weist auf die Frage der Parallelen hin, die zwischen klinischer Psychoanalyse und Psychotherapie und guter Elternschaft existieren.

Annahme einer entwicklungsbezogenen Haltung und Durchführung entwicklungsbezogener Arbeit

Der Analytiker eines immigrierten Patienten darf nicht vergessen, dass er als ein neues Objekt eine relativ größere Rolle spielt. Die Ähnlichkeiten zwischen dem Entwicklungsprozess und dem analytischen Prozess (Blum 1971, Burland 1986, Escoll 1977, Fleming 1972, Greenacre 1975, Loewald 1960, Schlessinger und Robbins 1983, Settlage 1992, 1993) sind in solchen Analysen zuweilen ausgeprägter. Was bedeuten jedoch eigentlich »entwicklungsbezogene Haltung« (Settlage 1992) und »entwicklungsbezogene Arbeit« (Pine 1997)? Erstere ist grundsätzlich eine generative Haltung. Sie wird in folgender Erweiterung Loewalds (1960) der Freud'schen Metapher des Analytikers als Bildhauer versinnbildlicht: »Wir bilden die wahre Form heraus, indem wir die neurotischen Verzerrungen entfernen. Wie in der Bildhauerei jedoch müssen auch wir eine – wenn auch nur rudimentäre – Vorstellung dessen haben, was wir herauszubilden im Begriff sind« (S. 8).

Mit anderen Worten versucht der Analytiker über die Hilfestellung bei der Überwindung der Psychopathologie des Patienten hinaus dessen Entwicklungspotential freizulegen. Er tut dies, indem er »eine entwicklungsbezogene Beziehung aufbaut, Entwicklung erwartet, die entwicklungsbezogenen Initiativen des Patienten ermutigt und Entwicklungserfolge anerkennt« (Settlage 1994, S. 42).

In der Operationalisierung dieser Perspektive und im Rückgriff auf die jüngsten Arbeiten Fonagys und Targets (1997) hat Pine (1997) acht Elemente »entwicklungsorientierter Arbeit« skizziert: »(1) Gefühle benennen, (2) dem Patienten helfen, innere Erfahrungen in Worte zu fassen, (3) die Realität des Patienten bestätigen, (4) mit dem Patienten sachlich weiterarbeiten, selbst wenn etwas dem Patienten verwerflich erscheint, (5) die Angriffe des Patienten überstehen, (6) Hoffnung über lange Perioden bewahren, selbst wenn der

Patient selbst keinen Grund zum Optimismus zu haben glaubt, (7) psychische Entwicklung wirklich als lebenslang betrachten und (8) erkennen, dass der analytische Prozess, wie »gute Elternschaft« (S. 201), sowohl ein Umfeld der Sicherheit wie auch die Erwartung autonomen Funktionierens beinhaltet. In diesem Kontext soll daran erinnert werden, dass

> sich mit jedem schwindenden pathologischen Aspekt die Möglichkeit zur Entwicklung in diesem ganz speziellen Bereich ergibt. Mit jeder Zunahme der Entwicklung wird die Persönlichkeitsstruktur gestärkt. Die gestärkte Struktur vergrößert die Toleranz des Patienten gegenüber den verdrängten, Furcht erregenden Trieben, Fantasien und Gefühlen, denen er in der Therapie ausgesetzt ist. Weitere therapeutische Arbeit wird gefolgt von fortschreitender Entwicklung, usw. [Settlage 1992, S. 355]

Unter idealen Bedingungen folgen die Fortschritte der Entwicklung des Ich schrittweise der interpretierenden Konfliktlösung. Dies gilt sicher eher für die Psychoanalyse. In der Psychotherapie (und zuweilen sogar in der Psychoanalyse) von Neueinwanderern kann eine vernünftige Anwendung relativ didaktischer Interventionen in der Tat sowohl das Wachstum des Ich als auch die Fähigkeit des Patienten zur Selbstreflexion erleichtern.

Fallbeispiel 2

Ein langhaariger, hagerer Psychiatrieassistent im zweiten Jahr, der erst 15 Monate zuvor aus Südkorea in den USA eingetroffen war, begann eine Analyse mit einem in Amerika geborenen, weißen, jüdischen Analytiker. Seine Beschwerden konzentrierten sich auf Unannehmlichkeiten in gesellschaftlichen Situationen. Er fühlte sich in mehreren Bereichen gehemmt. Eine Situation, die besonders schwierig für ihn war, bestand darin, eine Bestellung aufzugeben, wenn er und seine amerikanischen Kommilitonen zum Mittagessen in Restaurants in der Nähe des Krankenhauses gingen. Sie schienen genau zu wissen, was sie bestellen wollten, wohingegen er keinen Ton herausbrachte. Er wusste nicht, wie er Dinge bestellen sollte, kannte bestimmte Speisen nicht und wusste nicht, welche Speisen zusammenpassten, etc. Daher gab er oft vor, nicht hungrig zu sein, um nicht ausgehen zu müssen, blieb dann aber ohne Mittagessen. Seine Kollegen mochten ihn auch sehr (denn er war ein hervorragender Student und immer entgegenkommend, wenn sie klinische Berichterstattung benötigten), und sie nahmen ihn folglich oft mit.

Seine Analyse ergab, dass seine Furcht vor dem Essen eine tiefere Ursache hatte. Als er sechs Jahre alt war, starb seine Mutter an Sklerodermie, nachdem sie durch Kontrakturen sehr ausgezehrt und in ihrer Bewegung eingeschränkt worden war. Er erinnerte sich daran, seiner Mutter, die ihre letzten Tage in einem Dorfhospital in Südkorea verbrachte, hausgemachte Speisen gebracht zu haben. Sie hatte ihm dann oft von ihrem Teller zu essen gegeben. So wurde das Essen und die Bitte um Nahrung für ihn zu Angelegenheiten, welche mit frühen emotionalen Konflikten beladen waren. Auch in der Übertragung demonstrierte er wenig Anspruch, wenig Bedürfnis nach Liebe oder Aufmerksamkeit seitens des Analytikers. Statt dessen fühlte er sich gezwungen, pünktlich zu sein, prompt zu zahlen und ein Übermaß an Assoziationen für den Analytiker zu produzieren (Nahrung!), von dem er annahm, er sei depressiv (Sklerodermie!). Mit dem Fortschreiten der interpretierenden Arbeit begannen sich die Hemmungen des Patienten zu vermindern, die Angst vor der Essensbestellung im Restaurant jedoch blieb. Die Scham, nicht zu wissen, was er bestellen sollte, war intensiv und durchdrang seine Assoziationen.

In einer dieser Sitzungen versuchte der Analytiker seine üblichen Rekonstruktionsmanöver (»Wie können Sie sich erlauben, zu essen, wenn die gute Nahrung für Ihre Mutter bestimmt ist?«) und Übertragungsinterpretationen (»Vielleicht wollen Sie, dass ich Ihnen gestatte, gut zu essen?«, oder »Was ist mit Ihren Wünschen, mir etwas wegzunehmen? Mich aufzuessen?«) beiseite zu lassen. Statt dessen sagte er: »Sehen Sie, wir sind in den USA, dies ist ein Einwanderungsland. Viele Leute gehen in Restaurants und wissen nicht, was es mit diesen oder jenen Speisen auf sich hat. Deshalb fragen sie. Sie fragen einfach den Kellner »Entschuldigen Sie, aber was genau ist dies oder das?«. Manchmal bitten sie sogar darum, ein spezifisches Gericht sehen zu dürfen! Das gleiche gilt für Sie. Keiner wird sich daran stören, wenn Sie fragen. Tatsächlich gehört es zur Arbeit des Bedienungspersonals, Ihnen zu erklären, was diese oder jene Speisen sind.« Der Patient reagierte mit einem tiefen Gefühl der Erleichterung und der Dankbarkeit. Wenn es ihn auch einige Anstrengungen kostete, dies in die Tat umzusetzen, berichtete er doch, dass ihm diese Intervention immens geholfen habe.

War dies nun eine unnötige Unterstützungsmaßnahme? Ein manipulativer Versuch der Modifikation des Über-Ich? Man kann diese Intervention natürlich in einem solchen Licht betrachten. Es würde dann so aussehen, als sage der Analytiker dem Patienten: »Nur zu, essen Sie, ich erlaube es Ihnen. Ihre Mutter würde nicht sterben, wenn Sie vernünftig essen.« Auf diese Weise betrachtet, würde die Intervention als maßgebliche Gegenübertragungsinszenierung erscheinen. Andererseits bewirkt die Tatsache, dass der Patient nicht gehemmt war, wenn er in ein koreanisches Restaurant in der Nachbarstadt ging, eine sympathischere Sichtweise der Intervention. Auf diese andere Weise betrachtet scheint die Intervention eher die Bereitstellung einer Hilfsfunktion[64] des Ich zu sein als eine Übertragungsmanipulation. Letztere Betrachtungsweise wird bestärkt durch die Tatsache, dass die essenzielle Analysearbeit in der Folge auf intrapsychische Konflikte und ihre Entfaltung auf der Übertragungs-Gegenübertragungsachse konzentriert blieb.

Aufdeckung und Interpretation der kulturellen Rationalisierungen intrapsychischer Konflikte und Übertragungsreaktionen

Eine weitere wichtige Aufgabe im Rahmen der Behandlung kulturell unterschiedlicher Patienten ist die Hilfestellung bei der Loslösung kultureller Unterschiede von intrapsychischen Konflikten. Tatsächlich überschneiden sich beide häufig. Intrapsychische Elemente können kulturelle Differenzen problematischer erscheinen lassen. Letztere können ihrerseits Reizpunkte im Bereich der emotionalen Verwundbarkeit des Patienten auslösen. Mit dieser dialektischen Beziehung zwischen Kultur und Neurose ist es nicht verwunderlich, dass Patienten oft versuchen, sich durch die Beschwörung kultureller Probleme von den psychischen Tiefen der Übertragung und ihren dabei entstehenden Wünschen zu distanzieren (Abbasi 1997, Akhtar 1995a, Leary 1997). Während jegliche Enthüllung in diesem Kontext von Taktgefühl (Poland 1975) und von der Achtung optimaler Distanz (Akhtar 1992a, Bouvet 1958, Escoll 1992) gesteuert werden muss, sollte ein solcher Gebrauch der »Realität« als Abwehr aufmerksam ausfindig gemacht und letztendlich interpretierend gehandhabt werden.

Zwei klinische Beispiele sollen den defensiven Gebrauch der Kultur und ihre methodische Handhabung veranschaulichen. Im ersten Beispiel entpuppte sich der selektive Aufbau einer kulturellen Rationalisierung der Patientin als Zurückweisung des intrapsychischen Lebens und ihrer aktiven Annahme desselben.

64 Settlage (1994) schlägt vor, dass die Bereitstellung einer »der Verbesserung der Fähigkeit der Selbstregulierung des Patienten harrenden Hilfsregelung« (S. 48) höchst nützlich in Situationen sei, in denen Ich-Funktionen beschädigt sind.

Fallbeispiel 3
Eine verheiratete iranische Jurastudentin wurde schwanger, kurz nachdem sie ihre Psychotherapie in eine Analyse umgewandelt hatte. Sie berichtete, sehr bekümmert zu sein. Wenngleich sie sicher war, zum gegenwärtigen Zeitpunkt kein Kind haben zu wollen, fühlte sie dennoch, dass sie die Schwangerschaft nicht zu unterbrechen imstande war. Als ich sie fragte, warum sie zögerte, erwiderte sie, dass ich wissen müsse, dass Abtreibung im Islam verboten sei. Da ich sie bereits eine Weile kannte, wusste ich, dass sie alles andere als eine bekennende Muslimin war. Im Gegenteil, sie trank gern, rauchte manchmal Zigaretten und trotzte auch anderen traditionellen Verhaltensweisen ihrer Kultur. Daher war ich überrascht, dass sie eine religiöse Erklärung für ihr Zögern gab, eine ungewollte Schwangerschaft zu unterbrechen. Dadurch, dass ich sie auf diese Diskrepanz aufmerksam machte, half ich ihr zu erkennen, dass ihr Widerwillen gegen eine Abtreibung verbunden war mit einem tieferen, persönlichen Konflikt. Einerseits wünschte sie sich sehnsüchtig ein Kind, andererseits wollte sie die Belastung nicht, da sie gerade mit dem Jurastudium begonnen hatte. Die Untersuchung dieser Sachverhalte und der Dynamik, die dazu geführt hatte, dass sie gerade zu diesem Zeitpunkt schwanger geworden war, befreiten ihr Ich dahingehend, dass sie sich ohne viele Gewissensbisse für eine Abtreibung entscheiden konnte.

Im zweiten Fall wurde die starre Externalisierung eines schmerzhaften Kindheitsszenarios in gegenwärtigen kulturellen Realitäten in den Dienst einer hochgradig sadomasochistischen Übertragung gestellt.

Fallbeispiel 4
Ein junger, aus Bangladesh eingewanderter hinduistischer Arzt suchte Hilfe bei einem jüdischen Psychoanalytiker mittleren Alters. Er und seine Frau hatten gerade ihr erstes Kind bekommen. Der Patient war sichtlich begeistert über dieses Ereignis, litt jedoch auch unter besorgniserregenden Eifersuchtsgefühlen gegenüber ihrem Sohn, dem »alle Liebe dieser Welt« durch seine Mutter zuteil wurde. Innerlich schämte er sich dafür und war darüber sehr bekümmert. Das Vorhandensein starker Sehnsucht nach der Mutterfigur und Geschwisterrivalität unter der Laius-artigen Wut war unverkennbar.

Die Behandlung begann als Psychotherapie und wurde später in eine Analyse umgewandelt. Als die Symptome nachließen, begann der Patient, über schwierige Einzelheiten seiner Kindheit zu berichten. Während ihn ein sehr enges Verhältnis mit seiner Mutter verband, hatte er eine stark traumatische

Situation erlebt. Sein älterer Bruder, aus verschiedenen Gründen von seiner Tante aufgezogen, wurde alle paar Monate ins Haus seiner Eltern gebracht. Während der Anwesenheit des älteren Bruders fühlte sich der Patient völlig vergessen und ignoriert durch Mutter und Vater. Sie umsorgten den älteren Bruder, und die Appelle des jüngeren an die elterliche Aufmerksamkeit wurden abgespeist mit Aussagen wie: »Aber du bist doch immer bei uns und er ist nur für ein paar Tage hier.« Dieses frühe Kindheitsszenario warf eindeutig seinen Schatten über die Gefühle des Patienten für seinen Sohn.

Mit fortschreitender Analyse begann der Patient den Wunsch nach einer psychoanalytischen Ausbildung zu äußern. Er fürchtete jedoch, nicht angenommen zu werden oder, selbst wenn er angenommen würde, an keinem psychoanalytischen Institut populär und erfolgreich werden zu können. Die Untersuchung dieser Ängste ergab, dass er die Welt der Psychoanalyse durch Juden dominiert glaubte und befürchtete, dass Nichtjuden wie er dort nicht wirklich akzeptiert würden. Mehr noch, der Patient fühlte, dass sein Analytiker seine jüdischen Patienten ihm vorzog. Zunächst äußerte er diese Bedenken angstvoll. Mit der zunehmenden Analyse von Widerständen des Über-Ich wurden diese Beschwerden jedoch lautstark und sogar spöttisch und sadomasochistisch. Der Patient begann den Analytiker wiederholt mit der Frage zu ärgern und zu quälen, ob er seiner Vermutung, dass seine nichtjüdische Identität seinem beruflichen Erfolg schade, zustimme oder nicht. Die Bemühungen des Analytikers blieben natürlich auf die sadomasochistische Übertragung und ihre kindlichen Ursprünge in der Geschwisterrivalität und die damit verbundene Wut auf die Eltern konzentriert. Von Zeit zu Zeit erlangte der Patient Einsicht in diese Dynamik, und die Intensität seiner Litanei nahm dann ab. Zu anderen Zeiten verlor er diese Einsicht und erlitt neue Rückschläge.

Während einer solchen Sitzung fragte er den Analytiker wieder: »Glauben Sie nicht, dass ich eher in der psychoanalytischen Gruppe akzeptiert würde, wenn ich jüdisch wäre?« Da er auf diese Frage bereits Hunderte Male geantwortet hatte, entschied sich der Analytiker für eine andere Antwort: »Ich glaube, Sie haben möglicherweise Recht.« Der Patient, wider Erwarten seiner Projektionen beraubt, war sprachlos. Nach ein paar Minuten des Schweigens fuhr der Analytiker fort: »Nachdem ich nun Ihre Frage auf Ihrer Meinung nach faktischer Basis beantwortet habe, lassen Sie mich Ihnen einige Fragen stellen. Welche Befriedigung erhalten Sie aus meiner Antwort? Und welche Verbindung hat Ihrer Meinung nach diese Befriedigung mit Ihrem Wunsch nach einem Geständnis Ihrer Eltern, Ihren Bruder mehr geliebt zu haben als

Sie? Und schließlich, da Sie so gern alles in prozentualen Anteilen messen, lassen Sie mich fragen welcher Prozentsatz dessen, was sich soeben herausgestellt hat, Ihrer Meinung nach mit Ihren intrapsychischen Konflikten verbunden ist und welcher Prozentsatz mit gewissen externen Realitäten?« Letzterer Teil der Intervention des Analytikers gab dem Patienten erneut die Gelegenheit, sich aus der Anerkennung des Umstands, dass sein Kindheitstrauma und der daraus resultierende Sadomasochismus den Antrieb für die Befragung des Analytikers bildeten, herauszuschlängeln. Neurotisch blasiert gab er zur Antwort: »Ich denke, 90 Prozent davon sind Realität und 10 Prozent neurotisch!«. Der Analytiker widersprach ihm vehement, indem er auf den Tisch schlug und sagte: »Falsch! Es sind 10 Prozent Realität und 90 Prozent Neurose!«

Diese Vignette demonstriert die Heftigkeit, mit der intrapsychische Konflikte externalisiert werden und eine scheinbar »kulturelle« Form erhalten. Beeindruckender ist hier jedoch die methodische Intervention des Analytikers (wenngleich hervorgerufen durch eine Art »Gegenübertragungsermüdung«[65]) der Anerkennung von ein wenig Realität in den Projektionen des Patienten, um Zugang zu seinem intrapsychischen Konflikt zu erhalten. Aus dem Vergleich mit dem unmittelbar vorhergehenden Fall ergibt sich eine interessante methodische Leitlinie. Wenn die Spannung zwischen der Welt der externen Realität und der Welt interner Wahrnehmungen und Bedeutungen »einwandfrei und fließend« (Abbasi 1997, S. 4) ist, können Externalisierungen direkt in Frage gestellt werden. Intensivere und hartnäckige kulturelle Rationalisierungen erfordern eine Bestätigung ihres Realitätskerns, bevor sie analytischer Untersuchung unterworfen werden können.

Bestätigung von Dislokationsempfindungen und Ermöglichung von Trauer

Der Therapeut muss einen mitfühlenden Resonanzboden für den Verlust der historischen Kontinuität des Patienten und sein Bedürfnis nach ihrer Wiederherstellung bieten. Die Versuche des Patienten, die Kluft zwischen seinen beiden Kulturen zu überwinden, müssen von ihm respektiert und wertfrei im klinischen Umfeld anerkannt werden. Zuweilen mag der Therapeut gar

65 Hervorhebung d. Übers.

das Gefühl des Patienten von dessen Dislokation in der allgemeinen Kultur bestätigen, bevor er das assoziative Material interpretiert oder zur Rekonstruktion benutzt. In Fällen, in denen der Patient das Opfer von Vorurteilen oder Diskriminierung war oder ist, können solche »spiegelnden« (Kohut 1977) und »bekräftigenden« (Killingmo 1989) Interventionen eigene Heilungseffekte haben. Pines (1997) kürzliche Bemerkung, dass die unspezifischen Elemente der Methode zuweilen hochindividualisierte therapeutische Effekte erzielen, ist in diesem Kontext hilfreich. Gleichzeitig sollte eine solche Betonung der Bestätigung, Empathie und Bekräftigung nicht über die Tatsache hinwegtäuschen, dass das Beklagen des Verlusts und der Dislokation nicht ausreicht, um echte Trauer zuzulassen. Echte Trauerarbeit kann nur durch die Anerkennung und Assimilation der eigenen Aggression gegenüber guten internen Objekten (Klein 1948) geschehen, zu denen auch das Herkunftsland gehört. Feindselige Wünsche und Fantasien, die das Herkunftsland einbeziehen, müssen daher offen gelegt werden. Nur dann kann eine tiefere Traurigkeit an die Oberfläche gelangen und echter Ersatz für verlorene Objekte gefunden werden.

Interpretation defensiver Funktionen der Nostalgie und der Abwehr der Entstehung von Nostalgie

Hinsichtlich des Erlebens von Nostalgie variieren die methodischen Interventionen bei Immigranten und Exilanten erheblich. Dies dürfte nicht überraschen, da die Erfahrung der beiden in dieser Hinsicht sehr unterschiedlich ist. Der Immigrant neigt stark zur Idealisierung seines Herkunftslandes, wohingegen der Exilant genau das Gegenteil empfindet (s. Kapitel 3). Der Analytiker sollte bei der Behandlung des Einwanderers auf viel nostalgisches Wiederkäuen gefasst sein, beim Exilanten dagegen auf sehr wenig.

Der Therapeut muss sich in den Verlust der historischen Kontinuität des Einwanderers und in sein Bedürfnis nach deren Wiederherstellung einfühlen. Die Rückfälle des Patienten in die Nostalgie müssen beim Analytiker auf Respekt und empathische Gegenresonanz stoßen. Der Therapeut darf jedoch nicht übersehen, dass nostalgisches Sehnen als psychischer Balsam zur Linderung von Frustration und Wut sowohl in der externen Realität als auch in der Übertragung benutzt werden kann.

Fallbeispiel 5

Eine in Analyse befindliche Peruanerin begann fast sofort über die einige Jahre zurückliegende Beerdigung ihrer geliebten Großmutter zu sprechen, nachdem ich ihr mitgeteilt hatte, dass ich für einige Tage unabkömmlich sei. Die Verbindung war offensichtlich. Ich wartete. Allmählich begannen komplizierte Details peruanischer Beerdigungsriten ihre Assoziationen zu besetzen. Ihre momentane Traurigkeit ob meiner Mitteilung, dass ich drei Tage lang nicht da sein würde, war nun einem energischen Ton gewichen. Ich war bald andächtig vertieft in die Materie, fühlte mich bereichert durch die Aufnahme all der kulturellen Details. Als ich einige Minuten später in einen Beobachterstatus zurückkehrte, bemerkte ich, dass sie nicht nur ihren Schmerz defensiv abgewehrt, sondern mir auch sozusagen ein Abschiedsgeschenk gemacht hatte. Interpretierende Interventionen auf dieser Linie vertieften das Material und ermöglichten die Analyse ihrer Enttäuschung über meine Abwesenheit und ihre darauffolgende Wut. Ausdrücke warmer Gefühle für Dinge »in der Heimat« können auch eine schüchterne Ablenkung sein von der Anerkennung des Wohlbehagens, in das Hier und Jetzt der analytischen Praxis zu gehören.

Fallbeispiel 6

Ein leicht schizoider und narzisstischer junger Italiener befand sich in den USA in Analyse bei einem Analytiker, der eindeutig nicht italienischer Abstammung war. Eine lange »Kokonphase« (Modell 1976) narzisstischen Rückzugs, während derer der Patient endlos von der Schönheit seines Vaterlandes schwärmte, kennzeichnete den Beginn der Analyse. Allmählich kam diese Phase durch die haltende Arbeit und Interpretation des Analytikers zu einem Ende. Etwa zu dieser Zeit begann der Patient, schüchtern seiner Vorliebe für das Büro des Analytikers Ausdruck zu verleihen. Er tat dies besonders lebhaft am Ende einer Sitzung. Zu Beginn der nächsten Stunde jedoch verfiel er wieder in den Lobgesang auf Italien und in seine tiefe Sehnsucht, in sein Geburtsland zurückzukehren. Die Abwehrfunktion solcher Nostalgie gegen die Anerkennung der libidinösen Befriedigung des »Sich-Zuhause-Fühlens« im Büro des Analytikers (und in seiner Gesellschaft) war offensichtlich, und eine dahingehende Interpretation führte zu einer weiteren Vertiefung des Übertragungsmaterials.

Die Betonung der Gegenwärtigkeit, die der Immigrant auf sein nostalgisches Sehnen legt, darf nicht darüber hinwegtäuschen, dass die dem Verlust des

Heimatlandes zugeordnete Empfindung ihre Wurzeln in einer unvollendeten Trauer über eine unterbrochene frühe Mutter-Kind-Beziehung hat. Zuerst verband Sterba (1934) das »Heimweh« mit dem Sehnen nach der Mutterbrust. Fenichel (1945) erklärte die Nostalgie ebenfalls als Wunsch nach Rückkehr zur präödipalen Mutter. Fodor (1950) ging sogar so weit, die nostalgische Sehnsucht auf ein tiefer angesiedeltes Sehnen nach dem ungestörten pränatalen Zustand zurückzuführen. Ungeachtet der Eleganz dieser Formulierungen muss Hartmanns (1964) Warnung vor dem genetischen Trugschluss hier beachtet werden. Bezüge zu pränatalem Glücksgefühl, Mutterbrust und präödipaler Mutter sollten, mit anderen Worten, in diesem Kontext als weitgehend metaphorisch betrachtet werden. Diese Zurückhaltung, kombiniert mit einer gesunden Skepsis gegenüber der Buchstäblichkeit des aktuellen Leidens des Einwanderers, ergibt eine flexible Methode, welche die Klage über die gegenwärtige Dislokation und das Betrauern des Kindheitsverlusts als sich auf dialektische Art und Weise gegenseitig abwehrend betrachtet.

Die Arbeit mit Flüchtlingen und Exilanten erfordert jedoch einen anderen methodischen Ansatz. Statt psychischen Raum für die Erarbeitung von Verlusten einzuräumen, den dabei empfundenen Schmerz mitzufühlen und seine Abwehrfunktionen zu analysieren, hat es der Analytiker mit einer Person zu tun, die ihr Herkunftsland nicht im geringsten vermisst. Da solche Individuen in der Regel ausnahmslos tief traumatisiert sind, bleibt die Aufgabe des Analytikers für lange Zeit darauf konzentriert, sich in die vom Patienten empfundene Schlechtigkeit, nicht Güte, des verlassenen Landes einzufühlen. Im Verlauf dieser Arbeit mag der Patient unabsichtlich auch die Existenz glücklicher Erinnerungen an das Heimatland preisgeben. Der Analytiker darf den Patienten jedoch nicht zu schnell darauf aufmerksam machen, denn dies würde zu defensivem Zurückweichen führen. Nachdem genügend Zeit vergangen ist und der Patient die Sicherheit hat, dass seine Beschwerden als legitim gelten – was sie tatsächlich oft sind – mag der Patient bereit sein, sich die seiner Haltung entgegengesetzte Bewusstseinslage voll zu vergegenwärtigen.[66] Um die durch Spaltung verursachte psychische Abschottung aufzuheben, muss der Analytiker also des Patienten

66 In einer Studie über 1.348 südostasiatische Flüchtlinge, die sich in Vancouver und British Columbia angesiedelt hatten, fanden Beiser und Hyman (1997) heraus, dass die Opfer des Elends erst dann der Vergangenheit gestatteten, in das Bewusstsein hervorzutreten, und begannen, Nostalgie zu erleben, nachdem die Sicherheit und Vorhersehbarkeit eines Routinedaseins wieder hergestellt war.

widersprüchliche emotionale Haltungen im Gedächtnis behalten und »überbrückende Intervention« (Akhtar 1998a, Kernberg 1975, S. 96) anwenden, welche den Patienten sanft auf ihre Koexistenz hinweist. Der Analytiker muss ebenso das Abwehrverhalten gegenüber dem Aufkommen nostalgischen Sehnens analysieren. Er muss dem Patienten demonstrieren, dass die Katastrophe, welche ihn zum Verlassen seines Landes gezwungen hat, ihn auch daran hindert, sich an irgendetwas Positives in Verbindung mit seinem Land zu erinnern, da das Trauma sich auch rückwirkend auf die gute Vergangenheit ausgewirkt und diese vergiftet hat. Mit anderen Worten sind die drei Hauptstützen der analytischen Behandlung von Flüchtlingen und Exilanten (1) das Mitgefühl mit der »bitteren« Seite der negativen Nostalgie des Patienten, (2) die interpretierende Auflösung der Abwehr der Nostalgie und (3) überbrückende Intervention zur Verbindung der süßen mit den bitteren Erinnerungen an das Heimatland. Zusammenfassend lässt sich sagen, dass – sei es in der »Privatsphäre des Selbst« (Khan 1983) oder in der Arena des analytischen Gesprächs – sowohl der Immigrant als auch der Exilant beide mit defensiven Veränderungen libidinöser Investition in die Erinnerung an ihr Heimatland (und ihre unausweichliche Bindung an das frühe Mutterbild) zu kämpfen haben. Der Immigrant muss die Liebe übertreiben, welche der Exilant zu verweigern gezwungen ist. Indem er Ersterem hilft, solche Idealisierung zu überwinden und Letzterem, die abgewehrten positiven Gefühle zurückzugewinnen, ermöglicht der Analytiker echte Zuneigung zum Herkunftsland in beiden Arten von Individuen. Und nur auf dieser Grundlage kann eine echte Bindung an das Einwanderungsland entstehen, in dem das Leben fortan stattfinden wird.

Die Akzeptanz scheinbar unoptimaler Individuation und die Einbindung von Familienangehörigen in die Behandlung

In gänzlich anderem Kontext als dem hier zugrundeliegenden, beobachtete Searles (1977)[67], dass »die Kindheitserinnerungen einiger Patienten nicht in der Ich-Form, sondern eher in der Wir-Form ausgedrückt werden. Ein solcher

67 Da Searles nicht über nicht-westliche Patienten schrieb, scheinen die Phänomene der verwobenen und symbiotischen Identität unabhängig von der Kultur zu sein. Gleichzeitig ist jedoch die Möglichkeit nicht ausgeschlossen, dass solcherart Identität in einigen Kulturen charakteristisch, in anderen hingegen ein seltenes Phänomen ist.

Patient erinnert sich fast unweigerlich daran, dass »wir« dies oder das zu tun pflegten. Er sagt fast nie »ich« in diesem Kontext. … Ich habe den Eindruck, dass das Identitätsempfinden des Patienten essenziell symbiotisch ist« (S. 444).

Über ähnliche psychische Konstellationen der Struktur des Selbst wurde im Rahmen der Behandlung nicht-westlicher Patienten berichtet. Kakar (1985), der über indische Patienten schrieb, stellt fest, dass »die beziehungsgebundene Orientierung immer noch der ›natürliche‹ Weg ist, sich selbst und die Welt zu betrachten. Daher ist es nicht unüblich, dass der Patient bei seinem ersten Besuch oft (und signifikanterweise!) von Familienangehörigen begleitet wird, die sich über die Autonomie des Patienten als ein Symptom seiner Krankheit beklagen« (S. 446).

Roland (1988), der mit indischen und japanischen Patienten sowohl in ihren jeweiligen Heimatländern als auch in den Vereinigten Staaten gearbeitet hat, hat den Begriff »familiäres Selbst« für ihre zentrale psychische Struktur geprägt. Ihm zufolge ist der Grad psychischer Getrenntheit in den USA wesentlich größer als in Indien und Japan[68] (s. auch Yamamoto und Wagatsuma 1980). In letzteren Gesellschaften bleibt das sich entwickelnde Selbst für immer in emotional engen und voneinander abhängigen Beziehungen verhaftet. Das Individuum behält ein konstantes Bedürfnis nach Bestätigung seiner Selbstachtung durch andere bei. Trennung und Individuation, durch Mahler und Furer (1968) als ineinandergreifende Prozesse konzeptualisiert, liegen hier weiter voneinander entfernt als im Westen. Anders ausgedrückt kann das nicht-westliche Selbst hohe Grade der Individuation ohne vergleichbare Erreichung von Getrenntheit erlangen.

Indem er einem ähnlichen Gefühl Ausdruck verleiht, stellt Bonovitz (1998) die faszinierende Frage: »Wäre Mahler nach Indien statt in die USA emigriert, welche Trennungs-Individuationstheorie hätte sie wohl von der Beobachtung indischer Mütter und ihrer Säuglinge abgeleitet?« (S. 178). Bonovitz überprüft sorgfältig die relevante Literatur und kommt zu dem Schluss, dass bei vielen nicht-westlichen Patienten

> kindliche Objekte sehr allmählich aufgegeben werden, und dieser Prozess nicht in dem Maße stattfindet, wie es bei Kulturen der Fall ist, in denen die Kinder darauf vorbereitet werden, ein Erwachsenenleben unabhängig von der erweiterten

68 Roland (1988, 1996) macht auch einen deutlichen Unterschied zwischen Indern und Japanern. Inder sind seiner Meinung nach vielmehr mit ihrer inneren Welt verbunden und weniger verschlossen als Japaner. Letztere haben ein »weitaus perfektionistischeres Ich-Ideal und rigorosere soziale Etikette als Inder« (Roland 1996, S. 19).

> Familie zu führen. Indische Einwanderer in die USA werden so in ein ganz anderes kulturelles Milieu verpflanzt, in welchem der Akzent auf Autonomie und Selbstgenügsamkeit anstatt auf Interdependenz gelegt wird. [S. 182]

Aus der verwobenen Identität bzw. dem familiären Selbst des Patienten ergeben sich vier klinische Konsequenzen. *Erstens* sind in die Behandlung eines erwachsenen Patienten möglicherweise seine oder ihre Familienangehörigen involviert. Der Analytiker mag in dieser Hinsicht gelegentliche, zweckmäßige Zugeständnisse an den therapeutischen Rahmen machen müssen. Er mag die Familienangehörigen des Patienten treffen müssen, zumindest zu Beginn der Behandlung und zuweilen sogar ein- oder zweimal während der Therapie. Andernfalls könnte die Behandlung ernsthaft gefährdet werden (s. Fall 8, S. 146).

Zweitens muss der Analytiker möglicherweise die außergewöhnlich große Wichtigkeit, die sein erwachsener Patient elterlichem Rat im Hinblick auf wichtige Lebensentscheidungen beimisst, klaglos akzeptieren. Während diesen Bereich durchdringende Reaktionsbildungen sicherlich nicht aus den Augen verloren werden sollten, darf eine solche Einbeziehung nicht automatisch als pathologisch empfunden werden.

Drittens wird der Analytiker bei der Behandlung von Patienten aus Kulturen, in denen das familiäre Selbst die charakteristische psychische Struktur ist, oftmals mit vielfachen Übertragungen (einschließlich solcher Personen, die außerhalb der Familie angesiedelt sind) und mit einem Überfluss an nahen und entfernten Verwandten im assoziativen Material konfrontiert. Taketomos (1989) Beobachtungen hinsichtlich der »Lehrer-Übertragung« des japanischen Patienten (der Grundschullehrer – in der Regel männlichen Geschlechts – ist das erste wirklich nicht-mütterliche Objekt in Japan) sind in dieser Hinsicht wichtig.

Schließlich würde sich die scheinbar unoptimale Fähigkeit zu geistiger Getrenntheit unweigerlich auch auf die Beziehung des Patienten zum Analytiker auswirken. Die Suche nach Rat, das Bedürfnis nach Kontakt in der Zeit dauerhafter Trennungen, Verlängerung der Abschlussphase und gelegentlich ein Bedürfnis nach vorbestimmten Begegnungen nach Beendigung der Abschlussphase (Schachter et al. 1977), oder zumindest eine ausdrückliche »Bewilligung« solcher Begegnungen sind verschiedene methodische Begleiterscheinungen solcher »unoptimaler« Individuation. Die »Fünf-Minuten-Vorwarnung«, die Mehta (1997) ihren indischen Einwandererpatienten vor Ende der Sitzung zuteil werden lässt, gehört ebenfalls zu dieser Kategorie.

Die Bewältigung der Herausforderung durch den Polyglottismus und den Polylingualismus[69] des Patienten

Während Freud in privater Umgebung anmerkte, dass er die Durchführung einer Analyse in englischer Sprache »ermüdend« (Gay 1988, S. 398) fände, blieben seine professionellen Schriften auf die Erläuterung unbewusster verbaler Brücken in der Struktur von Träumen und Witzen (Freud 1900, 1905) beschränkt. Er konfrontierte die spezifische Frage des Polylingualismus im klinischen Umfeld nicht aus einer theoretischen oder methodischen Perspektive heraus.

Ferenczi schenkte dieser Frage zuerst Beachtung. In einem Aufsatz mit dem Titel »Obszöne Worte« brachte Ferenczi (1911) das Beispiel eines Patienten, der Euphemismen und Fremdwörter gebrauchte, um das Wort »furzen« zu vermeiden. Dies legt nahe, dass bestimmte Wörter (z.B. obszöne Wörter, Flüche, Ausdrücke für Genitalien und Sexualakte) in der Muttersprache eines Individuums eine höhere Valenz besitzen als in einer später erworbenen Sprache. In der später erworbenen Sprache wird die Aussprache solcher Wörter weder mit einer vergleichbaren Es-Entladung noch mit einer starken Vergeltung des Über-Ich in Verbindung gebracht. Ferenczi legte nahe, dass obszöne Worte sich in ihrer bloßen Aussprache den durch sie beschriebenen Handlungen annähern. Diese Nähe der Handlung zum Gedanken verleiht ihnen ihr Entladungspotential und ihre kommunikative Kraft. Dies eröffnet die klinisch bedeutsame Möglichkeit, dass polylinguale Patienten

> über eine Abwehr verfügen, die ihnen erlaubt, problematische Bereiche in ihrem psychischen Leben zu meiden. Durch den Wechsel der Sprache sind sie in der Lage, nicht nur den entsprechenden Teilbereich, sondern den gesamten Wortschatz infantiler Sexualität zu meiden, wodurch sie sich selbst und uns den Zugang zu einem so eng mit spezifischen verbalen Klängen und besonderen Namen verbundenen Bereich verwehren. [Amati-Mehler et al. 1993, S. 34]

Das Thema des Polylingualismus im klinischen Umfeld geht jedoch weit über obszöne Wörter hinaus. Indem er eine Sprache gegen die andere

69 Da die beiden Begriffe *polyglottism* und *polylingualism* im Deutschen durch ein und dasselbe Wort übersetzt werden (»Mehr- bzw. Vielsprachigkeit«), habe ich die fremdsprachlichen Begriffe eingedeutscht übernommen, um die dort enthaltenen Bedeutungsunterschiede zu bewahren. Polyglottismus bezeichnet nach Angaben des Autors die Aneignung einer weiteren Sprache im Erwachsenenalter, während Polylingualismus die Aneignung einer oder mehrerer Sprachen in der frühen Kindheit bezeichnet. (s. auch Glossar) (Anm. d. Übers.)

anwendet, kann der polylinguale Patient eine ganze Reihe traumatischer Vorfälle und Erinnerungen vermeiden. Greenson (1950) z.B. berichtet über die Behandlung einer zweisprachigen, Deutsch und Englisch sprechenden Frau. Einmal weigerte sich die Frau, Deutsch zu sprechen, und sagte: »Ich habe das Gefühl, dass ich, wenn ich Deutsch spreche, mich an etwas erinnern muss, das ich zu vergessen versuche« (S. 19). Freuds Wechsel ins Lateinische – *matrem nudam* – bei der Beschreibung einer Kindheitserinnerung an eine Gelegenheit, bei der er seine Mutter nackt gesehen hatte, ist ein weiteres wichtiges Beispiel für den defensiven Gebrauch einer anderen Sprache (Brief an Fliess, 3. Oktober 1897, in Masson 1985, S. 268).

Darüber hinaus ist ein Wort nicht nur ein Bedeutungsvermittler. Es ist ein Element, das – eingefügt in eine Assoziationskette – ein ganzes Ideennetzwerk verändern kann. Während die sich daraus ergebenden Unterschiede deutlicher bei polylingualen Patienten hervortreten, kann der Effekt auch bei einsprachigen Patienten auftreten, welche unterschiedliche Worte für die gleiche Sache benutzen. Nehmen wir z.B. den Unterschied zwischen dem Gebrauch des Wortes »Oralsex« und dem des Wortes »Blasen«. Oder beachten wir die Tatsache, dass die Taschenlampe, die in Nordamerika die Bezeichnung »flashlight« trägt, überall im britischen Sprachraum »torch« heißt. Die beiden Begriffe erwecken eindeutig unterschiedliche ästhetische und sinnliche Empfindungen und rufen unterschiedliche verbale und visuelle Assoziationen hervor.

Ein anderer Bereich, in dem der Polylingualismus eines Patienten eine methodische Herausforderung darstellen kann, ist der Ausdruck von Gefühlen. Nicht alle Ausdrücke für emotionale Zustände können einfach von einer Sprache in die andere übersetzt werden. Das japanische *amae* z.B. ist mit dem englischen »affection« (Zuneigung) nur sehr unzulänglich wiedergegeben. Der englische Ausdruck »amused« (belustigt) hat keine Entsprechung in Urdu. Es gibt zweifellos noch viele andere Beispiele. Filet (1998), ein in Amsterdam praktizierender eingewanderter Psychoanalytiker bemerkt, dass

> romanische Ausdrücke für Erfahrungen häufig sehr verschieden von angelsächsischen oder germanischen sind, was die Einschätzung [ihrer] Bedeutungen noch erschwert. Romanische Sprachen ziehen häufig konzeptuell abstrakte Substantivformen vor, während andere Sprachen Aktivformen unter Verzicht auf Hauptwörter gebrauchen. Ich war immer sehr besorgt um die Qualität eines affektiven Erlebnisses, wenn ich spanische oder portugiesische Patienten Dinge sagen hörte, wie: »Die Eifersucht des anderen rief Hemmungen in mir hervor«, »mein Mitleid reicht nicht an meinen Hass heran« oder »die Überwältigung durch meine Ernüchterung betäubt mich.« Demgegenüber hätte ein holländi-

> scher Patient vielleicht (auf Holländisch) gesagt: »Ich war so enttäuscht, dass mir zuerst gar nichts einfiel.« Erst allmählich habe ich verstanden, dass der Gebrauch von Substantiven mit ideeller Wurzel im Gegensatz zu dem von Verben mit aktiver Wurzel bei Personen mit unterschiedlichem kulturellem und sprachlichem Hintergrund nicht automatisch unterschiedliche affektive Intensitäten oder Qualitäten impliziert. [S. 41–42]

Schließlich beinhaltet die Sprache durch ihre Entwicklung als Verbindungsbrücke zwischen dem Selbst und dem Anderen »sowohl die verbalen Symbole als auch die Repräsentation des primären ›Anderen‹, der diese Symbole anbot« (Pérez Foster 1996, S. 248). Aus dieser Perspektive betrachtet, kann der Wechsel zwischen Sprachen bei polylingualen Patienten auch als eine Verschiebung des spezifischen Aspekts des sprechenden Selbst, als auch der Person, zu der gesprochen wird, angesehen werden. Zusammenfassend lässt sich sagen, dass aus allen fünf Perspektiven, d.h. (1) Unterdrückung kindlicher Sexualität, (2) Vermeidung traumatischer Vorfälle und Erinnerungen, (3) Auswirkungen auf das assoziative System, (4) Erkennung von Affekten und (5) Oszillation der Selbst- und Objektrepräsentationen, der Wechsel zwischen Sprachen im klinischen Umfeld von großer Wichtigkeit ist.

Während dies allgemeine Anerkennung findet, scheint die Art und Weise, wie mit solchen Wechseln methodisch umzugehen ist, noch lange nicht einvernehmlich geklärt zu sein. Einige Analytiker (Buxbaum 1949, Greenson 1950) fordern, dass der Patient in seiner Muttersprache sprechen oder zumindest einige bedeutungsvolle Äußerungen darin machen soll. Mit dieser Position genügen sie nicht nur Ferenczis (1911) prägnanter Erinnerung an die größere emotionale Valenz obszöner Ausdrücke in der Muttersprache, sondern behaupten auch, dass die Formulierung von Erfahrungen in der Sprache, in der sie gemacht wurden, diese lebhafter, lebendiger und dadurch für Therapiezwecke nützlicher werden lässt. (s. auch Karpf [1935] in diesem Kontext.)

Andere Analytiker wie Lagache (1956), Bennani (1985), der Analysen sowohl in Arabisch als auch Französisch durchführt, und Amati-Mehler und Kollegen (1993) sind anderer Meinung. Sie argumentieren, dass man mit der aktiven Ermutigung des Patienten zum Gebrauch seiner Muttersprache das Risiko eingeht, »die narzisstische Illusion ›totaler Kommunikation‹ zu nähren« (Amati-Mehler et al. 1993, S. 81). Sie empfehlen dem Analytiker, sich mehr für die Abwehrfunktionen des Gebrauchs der zweiten Sprache zu interessieren, für die Kräfte, die der Entstehung des Bedürfnisses nach dem

Gebrauch der Muttersprache zugrunde liegen, für die rigide und ängstliche Vermeidung der Muttersprache, für die Bedeutung des Wunsches nach einem Analytiker, der die Muttersprache des Patienten spricht bzw. nicht spricht und – in Essenz – für den dynamischen »Augenblick, wenn die analytische Beziehung den mit der Muttersprache verbundenen Motiven wieder gegenüber steht« (Amati-Mehler et al. 1993, S. 80). Auf diese Weise betrachtet, darf die methodische Wahl der Sprache nicht von starren Formeln, sondern von der spezifischen Dynamik des analytischen Materials und der emotionalen Stimmung der Beziehung und der speziellen Sitzung abgeleitet werden. Man sollte den Patienten weder zum Gebrauch seiner Muttersprache ermutigen noch ihn davon abbringen. Und man sollte, wenn der Patient sich gegen den Gebrauch seiner Muttersprache zu wehren scheint, den Gründen für eine solche defensive Zurückweisung auf den Grund gehen.

Fallbeispiel 7

Ein 34-jähriger pakistanischer Pharmakologe, dessen Muttersprache Urdu ist, befand sich in Analyse bei einem englischsprachigen nordamerikanischen Analytiker. Eines Tages, in einer Phase der Analyse, in der ödipale Übertragungen im Vordergrund der klinischen Arbeit standen, hörte der Patient plötzlich auf zu reden. Nervös gestand er, dass ihm ein Wort in den Sinn gekommen war, er jedoch fühlte, dass er es in Gegenwart seines Analytikers nicht aussprechen könne. Der Analytiker fragte nach der Gefahr, die das Aussprechen des Wortes in der Vorstellung des Patienten mit sich bringe. »Es gehört sich einfach nicht. So in Ihrer Gegenwart zu sprechen wäre unanständig, falsch.« Die Angst davor, den Analytiker zu verletzen und dafür bestraft zu werden, wurde im Verlauf der Sitzung deutlich. Gegen Ende der Sitzung, vielleicht aus einem Gefühl der Sicherheit aufgrund des bevorstehenden Endes heraus, enthüllte der Patient, dass das Wort Maader-chod (buchstäblich Wichser) gewesen sei. Der Analytiker fragte nach der Bedeutung des Wortes und, nachdem er diese erfahren hatte, antwortete er: »Vielleicht war es schwierig für Sie, dass Wort nicht nur in meiner Gegenwart, sondern auch zu mir zu sagen!« Der Patient verstand die ödipale Interpretation und nickte zustimmend.

Andererseits sollte der Therapeut, wenn der Patient in seiner Muttersprache spricht (wie es viele Immigranten-Patienten tun, sobald sie sich in der Therapiesituation einigermaßen wohl fühlen), geduldig zuhören und den Patienten nicht zu rasch dazu drängen, die Worte zu übersetzen. Dies ermöglicht es, nicht nur den Inhalt, sondern auch Gefühle (z.B. Traurigkeit, Triumph) und Fantasien, die mit dem Gebrauch einer anderen Sprache als der des Analytikers verbunden sind, zu analysieren.

Zusammenfassung

> Man unterscheide zwischen der Aneignung von Wissen, welche durch das Ergebnis der Modifizierung von Schmerz zustande kommt (dann wird das erworbene Wissen für neue Entdeckungen benutzt) und dem Besitz von Wissen, welches für die Vermeidung schmerzvoller Erfahrungen benutzt wird. [Grinberg und Grinberg 1989, S. 65–66]

Im Hinblick auf die Frage, ob die Psychoanalyse und die psychoanalytische Psychotherapie auf nicht-westliche Immigranten-Patienten anwendbar seien, habe ich argumentiert, dass diese Behandlungsmethoden jener Patientengruppe tatsächlich dienlich sind. Daraufhin habe ich acht methodologische Leitlinien für diese Arbeit dargestellt: Sie umfassen (1) die Entwicklung und Beibehaltung kultureller Neutralität, (2) die Respektierung kultureller Unterschiede in Zeitempfinden und Maß der Ehrerbietung, (3) die Annahme einer entwicklungsorientierten Haltung und die Durchführung von entwicklungsorientierter Arbeit, (4) die Hilfestellung für den Patienten bei der Loslösung kultureller von intrapsychischen Konflikten, (5) die Bestätigung von Gefühlen der Dislokation und die Ermöglichung von Trauer, (6) die Interpretation der Abwehrfunktionen von Nostalgie sowie der Abwehr des Aufkommens nostalgischer Gefühle, (7) die Akzeptanz scheinbar unoptimaler Individuation und die Einbeziehung von Familienangehörigen sowie (8) die Annahme der Herausforderung durch den Polyglottismus oder Polylingualismus des Patienten. Ich habe betont, dass es sich hierbei um Leitlinien und nicht um Regeln handelt. In psychologisch orientierten und besser individuierten Patienten, bei denen beinahe reine Psychoanalyse als Behandlungsmethode angewandt werden kann, treten sie in den Hintergrund. In geistig weniger hochentwickelten Patienten mit symbiotischen Identitäten und deutlicher Neigung zu kulturellen Rationalisierungen müssen diese Leitlinien stärker beachtet werden. In diesem Kontext möchte ich auch daran erinnern, dass viele Einwanderer-Patienten im Grunde in die zweite Kategorie fallen, eine Gruppe, die weit mehr von familien- und gemeinschaftsorientierten Ansätzen profitiert.

5 Die Einwanderergemeinschaft und der immigrierte Therapeut

Die im vorigen Kapitel diskutierten Leitlinien beziehen sich größtenteils auf erwachsene Einwanderer, die Psychotherapie und Psychoanalyse aufsuchen. Diese Leitlinien können leicht an relativ herkömmliche Kinder- und Familienbehandlungen angepasst werden. Es kann jedoch wieder nur eine ausgewählte Gruppe einbezogen werden, denn nur die gebildeteren und psychologisch orientierten Einwanderer suchen professionelle Hilfe. Die Mehrheit tut dies nicht, auch wenn sie ebenso unter verschiedenen intrapsychischen und interpersonellen Konflikten leidet. Anstatt diesen Einwanderern den Rücken zu kehren, sollte die Fachwelt (1) versuchen, ihre Widerstände gegen die Suche nach professioneller Hilfe zu verstehen, (2) ihnen mit psychologisch-erzieherischer Unterstützung entgegenkommen, (3) innovative Hilfestellungen anbieten und (4) versuchen, mehr Mitglieder der Einwanderergemeinden dazu zu bewegen, sich zu Sozialarbeitern, Psychiatern, Psychologen oder Psychoanalytikern ausbilden zu lassen.

Ein Bereich der »Unmittelbarkeit« – um Stracheys (1934) Begriff aus einem anderen Kontext zu entlehnen – in allen Einwanderergruppen ist die Kommunikation zwischen Eltern und ihren Kindern. Interventionen auf dieser Ebene scheinen immer notwendig und die Versuche, mit Einwandererfamilien in den Dialog zu treten, sind selten unwillkommen.

Kinder- und Familientherapien

> Aus Angst vor ihrer verringerten Autorität greifen [eingewanderte] Großeltern und Eltern oft auf autokratische Methoden, Schuldzuweisung an schwächere Familienmitglieder (Alte, weniger Nützliche oder einen Partner) oder das erneute Aufgreifen äußerer Einflüsse zurück. [Cook und Timberlake 1989, S. 91]

> Puerto-ricanische Heranwachsende müssen sich nicht nur mit den Problemen der Entwicklung in dieser Wachstumsperiode abfinden, sondern auch mit Faktoren ihres Status als Neueinwanderer, als Puerto-Ricaner der ersten, zweiten oder dritten Generation oder als Heranwachsende *zwischen den Welten* (*entremundos*). [Martinez 1994, S. 98, Hervorhebung im Original]

Eingewanderte Eltern – seien sie aus Indien, Südkorea, Puerto Rico, China, Mexiko oder Iran – durchlaufen einen lebenslangen Trauerprozess. In jeder Phase ihres Lebens werden sie daran erinnert, dass die »Ich-Etikette«[70], anhand derer sie normalerweise ihr Leben gelebt hätten, nicht länger wegweisend ist. Dadurch, dass sie eine später erlernte Sprache sprechen, »von Hochzeiten und Bestattungen ausgeschlossen« (Akhtar 1995a, S. 1077) sind und ständig versuchen, das richtige Verhalten für altersgerechte gesellschaftliche Ereignisse zu lernen, ist das Ich der eingewanderten Eltern belastet. Dieser Umstand, zusammen mit der Tatsache, dass sie nur wenig Hilfe von der Gemeinschaft oder von ihrer Großfamilie erhalten, mag dazu führen, dass sie ihre Kinder ermutigen, bereits in sehr jungem Alter weitgehend selbstständig zu sein. In kulturell weniger kundiger Umgebung mag die Imitation der als westlich geltenden Erziehungsmethoden einer solchen Tendenz ebenfalls Vorschub leisten.

Dies alles bricht jedoch zusammen, sobald ihre Kinder das Alter der Adoleszenz erreichen. Zu dieser Zeit leben sie ihre Autonomie aus, rebellieren und müssen sich von den Eltern lösen. Sogar einheimische Eltern sind durch die regressiven und progressiven Schwankungen ihrer heranwachsenden Kinder belastet. Diese Last ist jedoch bei eingewanderten Eltern um ein Vielfaches größer. Da sie die psycho-historischen Verbindungen zu ihren eigenen Vorfahren aufs Spiel gesetzt haben, erleben die eingewanderten Eltern das notwendige Loslassen ihrer Kinder als einen Verlust derselben. Die Situation wird noch komplexer durch die bikulturellen Eigentümlichkeiten im Sprachgebrauch in den Kämpfen um die Selbstbehauptung der Heranwachsenden. Elterliches Unverständnis in dieser Hinsicht (»Sich verabreden heißt nicht gleich vögeln, Mama!«, schrie die 16-jährige Tochter iranischer Einwanderer) verschlimmert den Schmerz über den »Verlust« eines Kindes. Die letzte Hoffnung auf die Erhaltung unveränderter Verbindungen zur eigenen Kultur ist bedroht und vertieft den Schmerz der Eltern. Dies wird ergänzt durch die Herausforderungen, mit denen die im Einwanderungsland geborenen Heranwachsenden konfrontiert werden.

---

70 Hervorhebung durch d. Übers.

> Ein Kind, das nur mit wenigen Aspekten der ursprünglichen Kultur seiner Eltern großgezogen wird, mag starke Gefühle der Trennung und Loslösung sowohl von seinen Eltern als auch von deren Herkunftsland empfinden. Ein solches Kind versteht gewisse Aspekte des elterlichen Verhaltens nicht, die von der elterlichen Kultur geprägt sind (z.B. Fragen des Respekts oder gewisse Sprachnuancen). Dies kann zu Konflikten zwischen Kind und Eltern führen, bis diese kulturelle Kluft irgendwie überbrückt wird.
>
> Wenn Kinder in einem Land aufwachsen, in dem ihre physischen Merkmale (Hautfarbe, Gesichtsmerkmale, usw.) sie zu einer ausgesprochenen Minderheit abstempeln, und sie darüber hinaus kein starkes Zugehörigkeitsgefühl zu dem Herkunftsland ihrer Eltern haben, kann dies zu einem Bruch in ihrer Identität führen. Dies wird noch verschlimmert, wenn die Kinder in der Schule dem Spott ihrer Klassenkameraden ausgesetzt sind. Sie haben weder eine rationale Erklärung dafür, warum sie so aussehen, noch sind sie in der Lage, dem vorurteilsbeladenen und irrationalen Spott anderer entgegenzutreten. [Nishat Akhtar, persönliche Korrespondenz, Juni 1999]

Dadurch, dass der Heranwachsende der ersten Generation einem größeren als dem normalen Unterschied zwischen der Kultur seiner Familie und der allgemeinen Kultur ausgesetzt ist, hat er eine doppelte Last zu tragen (Martinez 1994, Mehta 1998, Phinney et al. 1990). Einerseits hat er die Aufgabe, sein Erwachsenendasein sicher und selbstbewusst zu beginnen (sexuelle Identität und Erfahrung, Berufswahl und größere psychische Getrenntheit) und sich dabei mehr und mehr von den Eltern zu entfernen. Andererseits ist er häufig schlecht vorbereitet auf die Zwangslagen der Realität außerhalb seines Elternhauses. Während er sich vom elterlichen Ethos lösen und seinen eigenen Weg zur Bewältigung der Herausforderungen des Lebens finden muss, ist er mit der kulturellen Verwundbarkeit seiner eingewanderten Eltern belastet und fühlt sich so in seiner Rebellion gegen sie behindert. In Bezug auf die Eltern fühlt er sich in der allgemeinen Kultur zu assimiliert, wird jedoch von seinen gleichaltrigen Kameraden als ethnisch zu abgesondert betrachtet. Und trotz des Sehnens nach der Loslösung von der ethnischen Kultur verlangt es ihn gleichzeitig danach.[71] Tara Ramchandani, die sechzehnjährige Tochter eines indisch-amerikanischen Freundes, gibt diesem Gefühl in ihrem Gedicht »Past Voices« [«Vergangene Stimmen«] aus dem Jahre 1998 Ausdruck:

71 Zuweilen wird auf die Übergangslösung zurückgegriffen, eine Identität zu finden, die weder ethnisch noch assimiliert ist. Tang (1992) hat vier Fälle junger, chinesisch-amerikanischer Frauen beschrieben, die vorübergehend europäische Identitäten statt chinesischer oder amerikanischer angenommen hatten.

An ocean away past voices
Beckoning with promises of rickshaws, bindis and saris.
Part of my soul inside unknown.
I yearn to know more,
To be brimming, spilling over
With brown friends who look like me.
Words like chapati and Om.
Waiting to be found and claimed.

[Jenseits des Ozeans winken vergangene Stimmen
Verheißend mit Rikschas, Bindis und Saris
Ein Teil meiner Seele, tief drinnen, unbekannt.
Ich möchte mehr wissen,
Möchte randvoll sein, überfließen
Mit braunen Freunden, die aussehen wie ich.
Worte wie chapati und Om.
Warten darauf, gefunden und eingefordert zu werden.]

Wenn solches Sehnen jedoch wirklich intensiv ist, hat dies höchstwahrscheinlich keinen kulturellen Hintergrund. Die verzweifelte Suche nach Ethnizität weist meist auf einen Hunger nach elterlicher – besonders mütterlicher – Akzeptanz und Liebe hin, wobei diese Liebe oftmals als Balsam gegen unbewusste Schuld wirkt, bei der feindselige und inzestuöse Fantasien eine Rolle spielen. Dies würde ich *Gesetz verdächtiger kultureller Intensität* nennen. Anders ausgedrückt bedeutet es, dass mäßiger kultureller Hunger kulturell motiviert ist, während seine intensiveren Formen das Resultat tieferer ungelöster Konflikte sind. Auf dem eingewanderten Heranwachsenden der ersten Generation lastet natürlich noch weiterer Druck. Die disharmonischen und widerstreitenden Werte der Eltern und der Gleichaltrigen belasten das Ich des Heranwachsenden zusätzlich und erschweren die Konsolidierung der Identität.[72] Ein solches Kind muss

> eine »dritte Wirklichkeit« [schaffen], die weder an die Heimat seiner Eltern, noch an das Einwanderungsland gebunden ist, sondern einzigartig und historisch verschieden. … Dieser dritte Raum umspannt die innere und äußere Realität. Die gesellschaftliche Rolle wird beeinflusst durch Begebenheiten im soziokulturellen Kontext, in den sich das Ich einfügen muss, wie z.B. die widerstreitende Realität … der sich [ein] Heranwachsender gegenübersieht, und

72 Noch schwieriger ist vielleicht die Lage eines Heranwachsenden, der gerade erst als Migrant in einem neuen Land eingetroffen ist (s. Kapitel 1).

> die rasch wechselnden Kulturen, ethnisch und monoethnisch, zu Hause und außerhalb. ... Ständig variierende und diffus definierte Rollen belasten das Ich und sind dazu angetan, seine Identifikationen entschieden zu beeinträchtigen. [Mehta 1998, S. 137]

Die Entwicklungen ethnozentrischer und entfremdeter Identitäten führen zu zwei problematischen Ergebnissen. Erstere lässt das Kind sich zu Hause wohl und sicher fühlen; es hat jedoch Schwierigkeiten, sich in der allgemeinen Kultur zurechtzufinden. Letztere Entwicklung führt dazu, dass sich das Kind weder zu Hause noch in der Außenwelt wohl fühlt. Beide Typen von Kindern neigen (letztere noch mehr als erstere) zu beträchtlichem psychischem Aufruhr während der Adoleszenz. Solche Heranwachsenden und ihre Familien brauchen Hilfe. In günstigen Fällen suchen diese Familien von sich aus die Psychoanalyse oder individuelle Psychotherapie auf, und es kann Hilfe geleistet werden. Die Konzentration auf individuelle Therapie darf jedoch nicht die Wichtigkeit gleichzeitiger Arbeit mit den Eltern herabmindern. In dieser Verbindung ist Mehtas (1998) Darlegung der Schwierigkeiten, die entstehen können, wenn eingewanderte Eltern die Hilfe von Therapeuten gleicher ethnischer Herkunft suchen, äußerst erhellend. »Eine häufige Rettungsfantasie wird hervorgerufen aufgrund eines scheinbaren Bündnisses, in dessen Rahmen ein Einwanderer dem anderen in einem fremden Land zur Seite steht. ... Es bildet sich jedoch auch rasch die Fantasie der Kontrolle der Eltern über den (eingewanderten) Therapeuten und die Angst, dass ein amerikanischer Therapeut sie einschüchtern und nicht genügend auf ihre Wünsche eingehen könnte« (S. 150).

Die Berücksichtigung dieser Probleme und gleichzeitige Aufrechterhaltung der Empathie für die Eltern, die selbst verwundet sind und sich verwundbar fühlen, führt zu einer therapeutischen Position, welche optimal interpretativ und unterstützend ist (Prathikanti 1997, Tummala 1998). Die Notwendigkeit für Familientherapie mag allerdings über die Gruppe der Adoleszenten hinaus reichen. In manchen Fällen ist auch in der Erwachsenen-Psychotherapie und -Psychoanalyse der wohlüberlegte Kontakt mit der Familie des Patienten notwendig und nützlich.

Fallbeispiel 8

Eine 24-jährige, südindische Brahmanin suchte Hilfe aufgrund ihres leidvollen Liebeslebens. Im Alter von vier Jahren in die Vereinigten Staaten eingewandert, war sie in einer relativ konservativen Hindu-Familie aufgewachsen, die in einer großen Stadt an der Ostküste lebte. Nachdem sie die Schule mit Auszeichnung bestanden hatte, schrieb sie sich an einer Ivy-League-Universität ein und war dort sehr erfolgreich. Danach nahm sie eine Arbeitsstelle an und verschob weitere Studien auf später.

Das Problem, dessentwegen sie dem Anschein nach suchte, war Folgendes: Sie liebte einen afroamerikanischen Mann (der mit ihr das College besucht hatte), ihre Eltern jedoch machten ihr deshalb das Leben zur Hölle. Ihr Vater schrie und tobte andauernd am Telefon, und ihre Mutter hatte »jeden Tag einen Herzinfarkt«. Es wurde ihr eine große Menge Schande und Schuld aufgeladen. Man sagte ihr wiederholt (oftmals in Telefongesprächen an ihren Arbeitsplatz), dass sie Schande über die Familie, ja über die gesamte indische Einwanderergemeinschaft ihrer Heimatstadt gebracht habe. Sie wurde vor die vernichtende Wahl gestellt, entweder die Beziehung zu ihrem Freund aufrechtzuerhalten oder die Familienbande zu bewahren.

Bereits in den ersten Sitzungen wurde klar, dass das Problem wesentlich komplexer war. Es gab Konflikte auf drei Ebenen des interpersonellen Bereichs: (1) Der Konflikt zwischen ihrer liberalen Disposition und der postkolonialen, rassistischen Attitüde ihrer Eltern, (2) der Antagonismus zwischen indischen Einwanderer-Eltern mit »familiärem Selbst« (Roland 1988) als psychische Hauptstruktur und dem stärker individuierten und autonomen Entscheidungsprozess ihrer kulturell angepassten Tochter, die in den Vereinigten Staaten aufgewachsen war, und (3) ein gewöhnlicher intergenerationeller Konflikt, der auch in einer alteingesessenen Familie hätte stattfinden können im Fall, dass die Eltern sich der Partnerwahl ihres Kindes widersetzten.

Tiefer als diese interpersonellen Szenarien lag jedoch der intrapsychische Konflikt der Patientin, die, wie sich herausstellte, ihrem Vater sehr nahegestanden hatte und im Alter von etwa acht Jahren von einem Onkel sexuell missbraucht worden war; ihre Versuche, dies ihren Eltern zu vermitteln, schlugen fehl. So schien es auf der intrapsychischen Ebene ebenfalls zwei Schichten des Konflikts zu geben, (1) eine starke ödipale Fixierung und (2) eine beträchtliche Menge ungelöster Scham über inzestuösen Missbrauch in der Kindheit und Wut auf ihre Eltern, besonders auf die Mutter, die ihr nicht zu Hilfe gekommen waren. Die Wahl des »inakzeptablen« afroamerikanischen Partners schien jetzt als Tarnung für den verbotenen Vater sowie als Vergeltungsmaßnahme gegen beide Eltern dafür, dass sie sie nicht vor ihrem Onkel beschützt hatten.

Die explosive Mischung dieser fünf Konfliktebenen stellte eine echte therapeutische Herausforderung dar. Diese Situation wurde noch verschlimmert durch die ständige Schikanierung der Patientin durch ihre Eltern. Dadurch wurde ihr Ich mit soviel Angst überflutet, dass die Psychotherapie nur sehr wenig ausrichten konnte. Als ich ihr vorschlug, dass ihre Familie eine Therapie machen soll oder dass ihre Eltern nur Hilfe aufsuchen sollten, um ihren emotionalen Aufruhr zu meistern, erfuhr ich, dass dies niemals in Frage käme. Da sie jedoch wussten, dass ich ebenfalls aus Indien eingewandert war, erklärten sie sich wenigstens bereit, sich mit mir zu treffen. Unter Anpassung der therapeutischen Rahmenbedingungen stimmte ich der Durchführung einiger Familientreffen zu. Nur durch diese Maßnahme konnte ein wenig Ruhe erreicht, Grenzen gezogen und der Beginn einer tiefergehenden Behandlung der Patientin ermöglicht werden.

Solche familiären Interventionen bei einer Vierundzwanzigjährigen, die allein lebt, gehören nicht zum gewöhnlichen Rüstzeug des Analytikers. Verfügt der Analytiker jedoch sowohl über perspektivische Flexibilität als auch über einen gemäßigten und doch tiefen Respekt für die Erhabenheit des Geistes über den Buchstaben der analytischen Regeln und Leitlinien, wird er in der Lage sein, die nötigen Mittel zu mobilisieren, die methodisch nötig sind.

Psychoanalytisch fundierte Beratung

> Ich verabredete mit Hans' Vater, dass er dem Jungen erkläre, dass diese ganze Geschichte mit den Pferden nur ein Haufen Unsinn sei. Die Wahrheit sei, so sein Vater, dass der Junge sehr an seiner Mutter hänge und in ihr Bett genommen werden wolle. Der Grund für seine Angst vor Pferden war, dass er sich so sehr für ihre Penisse interessierte. [Freud 1909, S. 28]

> advice (Beratung): 1. Empfehlungen hinsichtlich einer Entscheidung oder einer Verhaltensweise …; gegebene Information oder Mitteilung …; 3: eine offizielle Mitteilung über eine geschäftliche Transaktion. [*Merriam-Webster's Collegiate Dictionary* 1987, S. 59]

Eine weitere ungewöhnliche Form der Intervention ist das, was ich *psychoanalytisch fundierte Beratung* genannt habe. Dies mag zunächst als Widerspruch in sich erscheinen, da wir als Analytiker stets Respekt vor den komplexen und vielfältigen Determinanten (Waelder 1936) menschlichen Verhaltens haben. Daher halten wir Beratung für nutzlos und sogar riskant, bestenfalls wirkungslos. Schlimmstenfalls verlagert sie das Gleichgewicht eines Konflikts in eine Richtung um den Preis des Verzichts auf die Aufklärung seiner unterschiedlichen unbewussten Auswirkungen. Während dies meines Erachtens auf die klinische Psychoanalyse und Psychotherapie zutrifft, glaube ich dennoch, dass es Situationen gibt, in denen ein Analytiker sachkundige Beratung anbieten kann.[73] Es müssen jedoch einige grundlegende Bedingungen gegeben sein. Die beiden folgenden Beispiele zeigen, was ich damit meine.

Fallbeispiel 9

Eine junge Mutter mit einem siebenjährigen Sohn und einer fünfjährigen Tochter berichtete über das verblüffende Verhalten ihrer Tochter. Mit einem Freund der Familie, dem sie sehr zugetan war, spielte sie ein Spiel, das sie »Blinde Tiere« nannte. Der Freund malte für sie das Bild eines Tieres (z.B. eines Elefanten, einer Schildkröte oder einer Eule) und sie überkritzelte fröhlich die Augen des Tieres, wobei sie lachte und sagte: »Dieses Tier ist blind«.

Als ihre Mutter mich fragte, warum sie dies tue, schlug ich vor, dass sie vielleicht etwas sehe, was sie nicht sehen möchte. Als wir in dieser Richtung weiter forschten, wurde ich mir ziemlich sicher, dass das Mädchen keine Urszene erlebte. Dennoch war ich überzeugt, dass sie einer Erfahrung ausgesetzt war, die ihr Furcht einflößte. Ich ließ nicht locker und war schließlich erfolgreich. Die Mutter badete die beiden Kinder jeden Tag zusammen in der Badewanne, wobei die Tochter dem Anblick der Genitalien ihres älteren Bruders ausgesetzt war. Als wir die möglichen Auswirkungen auf das kleine Mädchen diskutierten, empfahl ich der Mutter, von dieser Praxis abzusehen. Wenngleich sie Zweifel hatte, folgte die Mutter dennoch meiner Anweisung. Als ich sie einige Wochen später traf, erzählte sie, dass das Mädchen das Interesse an dem »Blinde Tiere«-Spiel mit dem Freund der Familie völlig verloren hatte!

Während andere bestimmende Faktoren hier möglicherweise auch eine Rolle gespielt haben, scheint mir klar zu sein, dass meine Beratung der Mutter das kleine Mädchen vor dem furchteinflößenden Anblick der Genitalien ihres Bruders bewahrt hatte. Ihre Angst nahm ab, und so auch das Interesse an dem »Blinde Tiere«-Spiel.

Der zweite Fall (Akhtar 1999e) demonstriert ebenfalls die Nützlichkeit

73 Freuds (1909) Behandlung des kleinen Hans, die zum größten Teil durch den Vater des Jungen erfolgte, ist ein ausgesprochenes Beispiel für eine solche Intervention.

solchen Ratschlags, wenngleich der Kontext und die angewendeten Interventionen sehr unterschiedlich waren.

Fallbeispiel 10

Als ich vor einigen Jahren Bombay besuchte, kam eine junge, wohlhabende Frau bei einer Cocktail-Party auf mich zu. Während sie mich zu kennen schien, hatte ich anfangs Schwierigkeiten, sie wiederzuerkennen. Die Gründe dafür klärten sich rasch. Ich hatte sie und ihren Mann einige Jahre zuvor in London kennen gelernt, wo sie lebten und arbeiteten. Ich erfuhr, dass sie nach Indien zurückgekehrt waren und dies gründlich genossen. Der Grund dafür, dass ich Schwierigkeiten hatte, sie wiederzuerkennen, war jedoch nicht ausschließlich durch den zeitlichen Abstand bedingt. Sie hatte ihr Aussehen stark verändert und war völlig in prächtige, traditionelle indische Tracht gekleidet. Sari, ein roter Punkt auf der Stirn und alles, was dazu gehört!

Sie sagte, sie und ihr Mann bräuchten meine Hilfe, da sie sich große Sorgen um ihren kleinen Jungen machten. Das war mir auch neu. Anscheinend hatten sie inzwischen ein Kind bekommen, einen Sohn, der zu dieser Zeit etwa drei Jahre alt war. Wir vereinbarten einen Termin für den folgenden Tag.[74] *Am nächsten Tag kam sie mit ihrem Mann, einer soliden, und – allgemein gesprochen – wohlmeinenden Persönlichkeit. Sie trug wieder elegante indische Kleidung. Im Laufe unserer Unterhaltung erfuhr ich, dass ihr Sohn sich seit ihrer Ankunft in Indien zwei Monate zuvor regressiv entwickelt hatte. Seine körperliche Gesundheit war einwandfrei, aber sein Verhalten hatte sich zum Schlechten verändert. Er schrie, weigerte sich, schlafen zu gehen, klammerte und spuckte manchmal Leute an. Ihrer Beschreibung nach schien das Kind wütend, während seine Eltern über die Rückkehr in ihr Heimatland begeistert waren.*

Ich vermutete, dass das Kind auf die Verlagerung der elterlichen Aufmerksamkeit reagierte (sie waren damit beschäftigt, sich wieder einzuleben und sich zu amüsieren), auf den Verlust der gewohnten visuellen und akustischen Umgebung Englands und vor allem auf den »Verlust« der Mutter, an die er gewöhnt war – sie sah so anders aus. Ich fragte sie nach ihren Bekleidungsgewohnheiten und sie erzählte stolz, dass sie ihre gesamte Garderobe und ihr Aussehen der indischen Tradition angepasst habe.

---

74 In der Vergangenheit habe ich Konsultationsgesuche, die in Indien während einer Party an mich herangetragen wurden, abgelehnt. In letzter Zeit denke ich jedoch anders darüber, denn sachkundige Beratung würde sonst anderweitig gesucht oder evtl. gar nicht verfügbar sein.

Ich schlug daraufhin vor, dass sie das Tragen indischer Kleidung zunächst auf Abendgesellschaften reduzieren solle, zumindest für etwa sechs Monate. Ich erklärte ihr, dass wenn ich Schwierigkeiten hatte, sie zu erkennen, um wie viel mehr muss ihre andersartige Kleidung ihrem kleinen Sohn seltsam erscheinen? Ich riet ihnen auch, möglichst hellhäutiges Hauspersonal einzustellen und das Kinderzimmer mit Bildern von seinem Londoner Zimmer und von seinen britischen Kindermädchen auszustatten. Durch diese Maßnahmen versuchte ich, eine »britische« haltende Umwelt für das Kind zu schaffen. Die Eltern – intelligent wie sie waren – fragten, ob dies alles es dem Kind nicht schwerer machen würde, England zu »verlassen«. Ich sagte: »Nein, so behält er die Kontrolle darüber. Er wird nach Indien im Wohnzimmer gehen und danach in sein Zimmer nach England zurückkehren.[75] *Dies wird ihm die Kontrolle über das Trauma des Verlusts gestatten und sein Leiden erleichtern.« Ich bat das Paar darum, dass sie mich nach meiner Rückkehr in die Staaten einmal monatlich anrufen und über die Entwicklungen berichten sollten.*

Das Ergebnis dieser Konsultation war hoch befriedigend. Das Kind war bald wieder sein überschwängliches Selbst. Wenngleich meine psychoanalytisch fundierte Beratung möglicherweise auf andere als die von mir beabsichtigte Art wirkte, war sie sicherlich alles andere als uneffektiv!

Die gemeinsamen Elemente in diesen beiden Fällen sind 1) verminderte Wahrscheinlichkeit des Aufsuchens (Fall 9) oder tatsächliche Unverfügbarkeit (Fall 10) psychoanalytischer Hilfe, (2) die Tatsache, dass es sich bei der symptomatischen Person um ein Kind handelt, (3) Kurzzeitsymptomatik milden bis mäßigen Schweregrads und (4) besorgte und wissbegierige Eltern. Es muss nicht extra betont werden, dass unerwünschte Beratung – psychoanalytisch fundiert oder nicht – unter keinen Umständen erteilt werden sollte.

75 Tatsächlich versuchte ich, ein Umgebungs-»fort-da« (Freud 1920) zu schaffen. Für diejenigen, denen der Begriff nicht vertraut ist; er bezieht sich auf die Äußerung eines 18 Monate alten Kindes, während es eine hölzerne Bandspule aus seinem Bettchen warf und sie fröhlich an dem Faden wieder zu sich hin zog. Freud, der das Kind still beobachtete (es handelte sich um seinen Enkelsohn), betrachtete dieses Spiel als den Versuch des Kindes, die Trennung von der Mutter zu bewerkstelligen.

Gemeinschaftliche Hilfsprogramme

> Die vietnamesischen Gemeinden, die als Teil der Sekundärmigration und der Unterstützungsmaßnahmen für Flüchtlingsfamilien entstanden sind, stellen heute ungenutztes Potential dar. Sie dienen sowohl der Erhaltung des kulturellen Erbes der vietnamesischen Flüchtlinge als auch dem Bau von Brücken zum multikulturellen amerikanischen Erbe. [Cook und Timberlake 1989, S. 96]

> Gemeinden bieten wichtige soziale Unterstützung. Wenn keine ethnischen Gemeinden vorhanden sind, können Scheingemeinden helfen. Sponsoren, Gastgeber und andere in den Empfang der Neuankömmlinge involvierte Personen und Institutionen benötigen jedoch Absicherung und Hilfe, um die kulturellen Kluften effektiv zu überbrücken. [Beiser 1990, S. 62]

Psycho-edukative Workshops für Einwandererfamilien und Kinder gestatten dem Therapeuten leichten Zugang zu den untergründigen emotionalen Problemen in dieser Gruppe. So erhalten gemeinschaftliche Hilfsprogramme eine besondere Bedeutung. Workshops für Heranwachsende und ihre Eltern, zuerst getrennt und dann zusammen, können sich günstig auswirken auf Fragen wie Identität, Partnersuche, Sexualverhalten, Berufswahl und die nötige Autonomie und Getrenntheit heranwachsender Kinder von ihren Eltern.

Die hoch anspruchsvolle Arbeit des Nafsiyat Intercultural Therapy Centre mit Minderheiten und Einwanderergruppen in England (Kareem und Littlewood 1992, Littlewood 1992a, b), der langjährige, mehrgleisige Ansatz der Niederländischen Organisation für die Geistige Gesundheit von Einwanderern und Flüchtlingen in Amsterdam (PHAROS) (van Essen 1990), die hoch bedeutenden Interventionen der Canadian Taskforce on Mental Health Issues Affecting Immigrants and Refugees[76] und die beratenden und psycho-edukativen Bemühungen von Connections, einer kulturübergreifenden Agentur für Pflegefamilien in Falls Church, Virginia, die sich auf südostasiatische Flüchtlinge spezialisiert hat (Hunt 1989), sind einige herausragende Beispiele für solche gemeinschaftsorientierten Bemühungen.

In rein psychoanalytischen Organisationen stehen solche auswärts gerichteten Bemühungen erst am Anfang. Die American Psychoanalytic Association rief 1994 das Ad-Hoc Committee on Racial and Ethnic Diversity[77] ins

76 Kanadische Arbeitsgruppe für Einwanderer und Flüchtlinge beeinflussende Fragen der geistigen Gesundheit (Anm. d. Übers.)

77 Ad-Hoc-Kommission für rassische und ethnische Vielfalt (Anm. d. Übers.)

Leben, eine aufgabenorientierte Gruppe, die nun zu einer ständigen Kommission der Organisation avanciert ist. Die Kommission ist mit der Aufgabe betraut worden, eine größere Repräsentation von Minderheiten in den verschiedenen wissenschaftlichen Programmen der American Psychoanalytic Association zu fördern, Modellbibliografien und Curricula zu Psychoanalyse und kultureller Vielfalt zusammenzustellen, wissenschaftliche Programme auf lokaler und nationaler Ebene zu organisieren, Mittel und Wege der Rekrutierung von Kandidaten aus Minderheiten zu eruieren und die verschiedenen gemeinschaftlichen Hilfsprogramme, die bereits an den Instituten und Gesellschaften der American Psychoanalytic Association existieren, miteinander zu kombinieren. Die International Psychoanalytic Association hat weltweit eine ähnliche Mission auf sich genommen. Ihrer neugebildeten Kommission für die Entwicklung der Psychoanalyse in Asien wurde die Aufgabe zugewiesen, den Status der wenigen (häufig im Absterben befindlichen) psychoanalytischen Gesellschaften in asiatischen Ländern auszuwerten und Wege zu suchen, psychoanalytisches Wissen in diesen Ländern zu verbreiten, insbesondere durch die Unterstützung von Interessengruppen, die dort neu entstanden sind.

Schließlich ist der Schritt hin zu kulturellem Pluralismus und Gemeinschaftsinklusivität an der Basis ebenfalls erkennbar in den Teilgesellschaften und Instituten der American Psychoanalytic Association. Während einige Zentren, wie z.B. Michigan (Mehta 1995), eine Vorreiterstellung einnehmen, beginnen alle Gesellschaften und Institute der American Psychoanalytic Association allmählich mit der Durchführung der einen oder anderen Form gemeinschaftlicher Hilfsprogramme. Es gibt Bemühungen, Verbindungen zu knüpfen zwischen psychoanalytischen Gesellschaften und lokalen Schulen, Universitäten, Tagesbetreuungsstätten, Kunstmuseen und ethnischen Organisationen. Psychoanalytiker gehen hinaus in die Gemeinden und führen Workshops und Diskussionsgruppen zu Themen durch, die von Tagesbetreuung bis Ehescheidung, von Film bis Mutterschaft, von Vorurteilen bis Poesie reichen. Das Ziel all dieser Interventionen ist die Vergrößerung des Wissens über psychologische Prozesse in den Einwanderergruppen. Dies kann dazu führen, dass sie bereitwilliger professionelle Hilfe suchen und so ernsthaftere Regression und Konflikte vermeiden helfen. Die Rekrutierung von mehr Personal im Bereich der geistigen Gesundheitspflege aus der eingewanderten Bevölkerung ist ein weiterer Punkt auf der Tagesordnung solcher Hilfsprogramme.

Der immigrierte Therapeut

> Der immigrierte Therapeut, der nicht geneigt ist, Dinge als selbstverständlich zu betrachten und nicht die gleichen kulturellen blinden Flecken mit seinem Patienten teilt, besitzt größere Objektivität bei der Betrachtung der Probleme seines Patienten. Sein kultureller Hintergrund mag ihn in der Tat mit besonderen Eigenschaften ausgestattet haben. Die außergewöhnliche Leichtigkeit, mit der der lateinamerikanische Medizinabsolvent eine empathische Beziehung aufzubauen imstande ist, und das große Wahrnehmungsvermögen des iranischen Medizinstudenten hinsichtlich nonverbaler Kommunikation und seine »Schweigenstoleranz« wurden bereits kommentiert. [Teja und Akhtar 1981, S. 334]

> Die Betonung auf analytischer Kommunikation durch Worte steht im Gegensatz zu dem dominanten indischen Idiom, in dem Worte nur einen kleinen Teil des großen Speichers an Zeichen und Semiotik bilden. Es wird erwartet, dass die Höhe und Intonation der Stimme, Gesichtsausdrücke, Handgesten und Körperbewegungen eine große Rolle in jeder interpersonellen Begegnung spielen. Dies sind ebenfalls Erwartungen, gegen die der indische Analytiker aufgrund der eigenen Einbettung in das Idiom der Kultur nicht immun ist. [Kakar 1985, S. 444]

Einwanderer zu sein und Psychotherapie und Psychoanalyse größtenteils mit einheimischen Patienten zu praktizieren, wirft viele Dilemmata und Herausforderungen auf. »Als farbiges Individuum mit andersartiger Kultur ist der einer Minderheit angehörende Therapeut keine leere Leinwand, und seine oder ihre Hautfarbe ruft eine reiche Vielfalt an Projektionen und Stereotypen hervor« (Tang und Gardner 1999, S. 8). Holmes (1992) nimmt zu den daraus resultierenden Assoziationen als den »Zugangspunkten zu den Übertragungen des Patienten« (S. 8) Bezug.

Im Lichte dieser Umstände ist die Spärlichkeit der Literatur zu diesem Thema auffällig. Sie ist umso bemerkenswerter, als viele der frühen Analytiker sowohl in England als auch den Vereinigten Staaten Einwanderer waren. Vielleicht liegt dieses Versäumnis am Widerwillen der Psychoanalyse im Allgemeinen, sich zugunsten eines exklusiven Fokus auf die intrapsychischen Residuen der frühen Kindheit mit soziologischen, historischen und kulturellen Faktoren im Erwachsenenleben auseinander zu setzen.[78] Die Tatsache,

78 Man beachte die Skepsis, mit der die frühen post-freudanischen Streifzüge in soziokulturelle Gefilde (Fromm 1950, Horney 1937, Roheim 1943, 1952) in Fachkreisen aufgenommen wurden. Diese Haltung ließ kurioserweise außer Acht, dass Freud (1921, 1927, 1930, etc.) ein tiefes und bleibendes Interesse an der dialektischen Beziehung der Funktion der individuellen Psyche und der Natur gesellschaftlicher Institutionen hatte. Es war, als wenn an-

dass diese europäischen Analytiker eigentlich keine Einwanderer, sondern Flüchtlinge waren, mag ebenfalls zu dem Schweigen der Fachkreise zu diesem Thema beigetragen haben. Da sie ihren traumatischen Aufbruch vergessen, die kulturellen Unterschiede zu ihren Eltern verleugnen und sich rasch beruflich assimilieren wollten, hatten diese Analytiker keinerlei Interesse daran, die Aufmerksamkeit anderer (und ihre eigene) auf ihre ethnischen und nationalen Ursprünge zu lenken. Daher schrieben sie wenig über die Dilemmata, als »Fremde« Analyse und Psychotherapie zu praktizieren.

Heute sind die Umstände anders. Die Psychoanalyse durchläuft eine maßgebliche kulturelle Verjüngung.[79] Die steigende Zahl von Menschen, die von Land zu Land migrieren hat zu bedeutenden Verlagerungen in der demografischen Zusammensetzung der Industrienationen geführt, allen voran die Vereinigten Staaten und England. Zusammen mit der steigenden Zahl kulturell unterschiedlicher Patienten steigt auch die Anzahl kulturell andersartiger Auszubildender in Psychologie, Sozialarbeit, Psychiatrie und Psychoanalyse. Der zeitgenössische theoretische Pluralismus in der Psychoanalyse ist ein weiterer Faktor, der die offene Diskussion methodischer Fragen von speziellem Belang für die im Ausland geborenen, d. h. die immigrierten Therapeuten möglich, ja notwendig macht.

Zunächst sollte der eingewanderte Analytiker Interesse an der Wahl des Analytikers durch den Patienten zeigen. Direkte Fragen in dieser Hinsicht sind jedoch niemals sonderlich hilfreich. Sie können bedeutsames Material, sofern dies vorhanden ist, aus dem Bewusstsein vertreiben und durch gesellschaftlich akzeptable Ich-Abwehren verdecken. Auch sollte diese sanfte Skepsis gegenüber der Wahl des Patienten durch die Erkenntnis ausgeglichen werden, dass eine solche Wahl zuweilen gar keine »tiefe« Bedeutung hat.[80] In anderen Fällen kann eine frühe und scheinbar nüchterne Bezugnahme zu ethnischen Fragen der erste Hinweis auf spätere maßgebliche Übertragungen sein.

gewandte Analyse und soziokulturelle Erweiterungen von Theorie und Methode ausschließlich als das Vorrecht des Vaters gesehen wurden!

79 Für eine Diskussion der akademischen, organisatorischen und methodischen Ebenen dieser Verjüngung s. Akhtar (1998b).

80 Nur ein Drittel der Patienten, die sich bei mir in Psychotherapie oder Psychoanalyse befinden, haben bedeutende bewusste oder unbewusste Motivationen dafür erkennen lassen, dass sie mich aufgrund der Tatsache, dass ich Einwanderer bin, als ihren Therapeuten gewählt haben.

Fallbeispiel 11

Ein vierzigjähriger Internist suchte bei mir Rat wegen phobischer Ängste. Er kam aus einer entlegenen Vorstadt und kannte sich im Stadtzentrum Philadelphias nicht aus. In der ersten Sitzung bemerkte er, dass die Stadt keinen guten Eindruck auf ihn gemacht habe, und fügte mit einem Kichern hinzu, dass »zu viele vietnamesische und kambodschanische Händler hierher gezogen« seien. Als ich ihn auf die potenzielle Anspielung auf mich in seiner Bemerkung ansprach, verneinte der Patient rasch jegliche ethnischen Ängste im Hinblick auf unsere therapeutische Beziehung.[81]

Nachdem der Patient sich jedoch in die Analyse eingefunden hatte, begann er, erhebliche Vorurteile gegen Asiaten zu äußern. Er betrachtete Inder als besonders inkompetent. Noch später gab er verlegen zu, absichtlich einen vermeintlich inkompetenten Analytiker aufgesucht zu haben, um im Laufe der Analyse nicht zu sehr verletzt zu werden. Anders ausgedrückt würde meine erwartete Inkompetenz ihn davor bewahren, mit seinen schambeladenen Seiten ins Reine zu kommen. Allmählich schälte sich die Projektion seiner eigenen Schwächegefühle gegenüber seinem älteren Bruder und seinem Vater heraus, wie auch versteckte masochistische Wünsche, verletzt und geschlagen zu werden.

Während man idealerweise mit einer aufgeschlossenen, geduldigen und neugierigen Haltung beginnen sollte, erfordern die Ansprüche mancher Patienten von Anfang an die Errichtung gewisser Grenzen. Nur unter dieser Voraussetzung kann eine investigative Zusammenarbeit in die Wege geleitet werden.

Fallbeispiel 12

Eine junge jüdische Psychologin, deren Vater Holocaust-Überlebender war, rief mich an, da sie eine Psychoanalyse beginnen wollte. Sie war sehr gut über die Analyse informiert und hatte meine Telefonnummer von einem älteren jüdischen Ausbildungsanalytiker erhalten. Als wir telefonisch einen Termin vereinbarten, fragte sie mich: »Sind Sie Araber?« Ich erwiderte, dass ich, während ich an ihrer Frage und der zugrundeliegenden Motivation interessiert sei, dies nicht auf eine sachliche Art und Weise beantworten könne. Ich fügte hinzu, dass, wenn wir gemeinsam irgendeine Art der tiefergehenden Zusammenarbeit aufnähmen, meine Realität weit weniger Bedeutung hätte

81 Dies war vor vielen Jahren. Meine Art zu fragen war wahrscheinlich zu direkt und kann zu seinem defensiven Rückzug beigetragen haben.

als sie ihr in ihrer Vorstellung beimaß. Die Patientin blieb jedoch beharrlich und sagte: »Sehen Sie, ich bin gläubige Jüdin und leidenschaftliche Zionistin. Ich weiß, dass, wenn Sie Araber sind, Ihre Sympathien im israelisch-palästinensischen Konflikt den Palästinensern gehören. Und ich werde mein Geld nicht jemandem geben, der Terror gegen mein eigenes Volk unterstützt.« Ich war überrascht von der sadomasochistischen Neigung unter der dünnen Patina ethnischer Rationalisierung. Ich antwortete mit dem, was ich bereits gesagt hatte, und fügte hinzu, dass, wenn sie sich bereit fände, Unklarheit zu tolerieren und zu untersuchen, was bereits begonnen hatte, wir uns vielleicht treffen könnten. Andernfalls müsse sie sich eventuell an jemand anderen wenden. Sie kam zu ihrem Termin und begann die Analyse mit mir.

In den darauffolgenden sechs Jahren durchlief sie eine ziemlich stürmische Analyse. Provokatives Austesten von Grenzen und Rücknahme durch Inszenierung durchdrangen die Frühphase. Drei Motive standen nacheinander im Mittelpunkt, obwohl sie sich gleichzeitig auch überkreuzten: (1) Der Holocaust und ihre widersprüchlichen Identifikationen mit der »Überlebensschuld« (Niederland 1968) ihres Vaters und seines Verfolger-Sadismus, (2) die um eine depressive Mutter kreisende »Trennungsschuld« (Modell 1984) und (3) eine negative ödipale Abwehr gegen schuldbeladene positive ödipale Bestrebungen. Diese Verlagerungen wurden interessanterweise mit wechselnden Wahrnehmungen meiner Ethnizität assoziiert: zuerst Araber (Nazi), dann indischer Moslem (Jude) und schließlich angemessen assimilierter Amerikaner.

Solche sich verschiebenden Übertragungen und ihre entsprechenden ethnischen Metaphern[82] garantieren, dass der Analytiker auch das assoziative Material auf getarnte oder verdrängte Bezüge zu seiner Ethnizität oder Rasse abtastet (Abbasi 1997, Holmes 1992, Leary 1995). Dies sollte jedoch nicht auf Kosten des Interesses an den tieferen Bedeutungen des Materials der Patienten geschehen. Man darf auch nicht vergessen, dass nicht jede Äußerung des Patienten über Menschen, die die gleiche ethnische und rassische Zugehörigkeit besitzen wie der Analytiker, für die Übertragung von Bedeutung sind. Die erforderliche Spannung zwischen Skepsis und Leichtgläubigkeit

82 In ihrer bemerkenswert klaren und umfassenden Arbeit beschreibt Abbasi (1997) ihre (als muslimische Analytikerin) Behandlung eines eingewanderten jüdischen Patienten, wobei sie nicht nur Einblicke in die Details des Übertragungs-Gegenübertragungsmaterials bietet, sondern auch in ihre eigene gleichzeitige Analyse wie auch in die Art und Weise, wie das Material in ihrer Supervision behandelt wurde.

kann das Ich des eingewanderten Therapeuten belasten, besonders dann, wenn er oder sie noch Anfänger ist.

Immigrierte Analytiker können auch durch die Aufgabe belastet sein, durch die Haltung gleichen Abstands vom moralischen Diktat ihrer eigenen Kultur und von dem der Kulturen ihrer Patienten kulturelle Neutralität bewahren zu müssen. Während solche Spannungen auch in der Dyade einheimischer Analytiker-einheimischer Patient existieren können – da jedes Individuum seine eigene moralische Werteskala besitzt – ist das Ausmaß dieser Spannungen in der Dyade eingewanderter Analytiker-einheimischer Patient potenziell größer.

Ein weiteres mögliches Problem tritt auf, wenn die Sprache, in der der Analytiker die Behandlung durchführt, nicht seine Muttersprache ist. Aufgrund fehlender idiomatischer Gewandtheit entgehen dem Analytiker zuweilen Wortspiele, Witzeleien, Doppeldeutigkeiten, Metaphern und Anspielungen. Dies kann jedoch auch in einsprachigen therapeutischen Dyaden geschehen, da es regional, subkulturell und sozial bedingte Sprachunterschiede geben mag. Sogar eine einzelne Familie kann Worte auf idiosynkratische Weise und jenseits des Verständnisses von Außenstehenden gebrauchen. Während die goldene Regel heißt »Frage, wenn Du was nicht weißt«, ist zu hoffen, dass diese Notwendigkeit nicht zu häufig auftritt und dass, wenn es doch geschieht, sie nicht unangemessen gehemmt wird. Nachfragen sollten nicht auf die Klärung der Bedeutung eines Wortes beschränkt sein, sondern auch Aufschluss geben über eine abrupte Unterbrechung im Redefluss des Patienten. Gelegentlich kann dies helfen, Ängste hinsichtlich der Ethnizität des Analytikers und dahinter verborgene, tiefere übertragungsbezogene Sachverhalte aufzudecken.

Fallbeispiel 13

Eine attraktive, katholische Rechtsanwältin aus dem Mittleren Westen begann eine Analyse mit mir, um ihre depressiven Neigungen zu bewältigen und ihre Fähigkeit für tiefere heterosexuelle Beziehungen zu verbessern. Während einer Sitzung im dritten Monat ihrer Analyse sagte sie: »Wissen Sie, ich war sonntags immer deprimiert. Ich fühlte mich so einsam, aber heute bin ich überhaupt nicht mehr deprimiert. Genau genommen sage ich mir, wenn ich fühle, dass mich das Gefühl geringster Traurigkeit überkommt, dass …« Die Patienten unterbrach sich plötzlich mitten im Satz. Einen Augenblick später beendete sie den Satz, indem sie sagte: »… ich jetzt Sie in meinem Leben habe.« Die Unterbrechung bemerkend, fragte ich: »Wieso haben Sie sich so abrupt unterbrochen? Haben Sie in Ihrem Kopf etwas verändert, um den Satz zu beenden?« Die Patientin berichtete daraufhin, dass sie sagen wollte: »Ich sage mir, dass ich jetzt Dr. Akhtar in meinem Leben habe.« Sie erklärte, dass sie »Dr. Akhtar« durch »Sie« ersetzt habe, da sie fühlte, dass dies direkter sei und dass es uns, wie sie meinte, einander näher brächte. Ich antwortete: »Ja, ich verstehe Sie. Und doch haben Sie dadurch, dass Sie das veränderten, was Sie sich wirklich gedacht und gesagt haben, unter Umständen eine Distanz zwischen uns geschaffen. Ich frage mich auch, ob es noch andere Gründe für diesen Austausch gibt.« Die Patientin enthüllte dann, dass sie Angst davor hatte, meinen Namen auszusprechen. Sie fürchtete, dass wenn sie den Namen nicht »richtig« ausspräche, ich sie als verschieden von mir betrachten könnte, und dass sie sich dadurch von mir distanziert, zurückgewiesen und traurig fühlen würde. Sie wollte mich auch davor schützen, mich wie ein Fremder zu fühlen, wenn sie die Aufmerksamkeit auf meinen ethnisch klingenden Namen lenkte. Kurz, keiner von uns sollte sich durch den anderen zurückgewiesen fühlen. Die Untersuchung in diese Richtung enthüllte lebenslanges Leid im Hinblick auf optimale Distanz und das Gefühl, in ihrer Familie nicht akzeptiert zu sein.

Die Erwähnung des ethnisch klingenden Namens des immigrierten Analytikers führt uns zum weiteren Thema seiner Muttersprache. Dem gelegentlichen Bedürfnis des immigrierten Analytikers, in seiner Muttersprache zu intervenieren (die der Patient nicht versteht), muss in der Regel mit einer Zügelung des Ich und weiterer Trauerarbeit hinsichtlich der eigenen Immigration begegnet werden. Noch wichtiger ist in diesem Moment eine selbstanalytische Untersuchung des spezifischen Vorgangs, der dieses Bedürfnis ausgelöst hat. Anders ausgedrückt muss sich der Analytiker folgende Fragen stellen: »Warum ausgerechnet in dieser Sitzung? Welcher Aspekt der Mitteilungen des Patienten hat in mir den Wunsch geweckt, in meiner Muttersprache zu reagieren? Haben die Worte oder Gefühle des Patienten etwas sehr Persönliches in mir berührt? Was war das? Und, um wieder auf etwas objektiveren Boden zurückzukehren, würde die Übermittlung meiner Gedanken in dieser Hinsicht dem Patienten nützlich sein? Oder soll ich eine Übersetzung anbieten? Was ist der Vorteil ersterer Option? Würde das Sprechen in meiner Muttersprache den Patienten traumatisieren oder dem Beziehungsgefüge Wahrhaftigkeit verleihen?

Fallbeispiel 14

Eine junge Internistin pflegte einen stationär behandelten alten Mann. Beide waren begeisterte Gärtner und tauschten sich häufig über ihr gemeinsames Hobby aus. In ihrer Analyse mit mir erzählte mir die Internistin eines Tages, dass der alte Mann ihr einige Samen gegeben hatte, die sie über das Wochenende in ihrem Garten einzupflanzen plante. Sie war aufgeregt, denn die Samen gehörten zu einer sehr seltenen Blütenpflanze. »Alter Mann«, »Garten«, »Samen« und »Blüte« waren eindeutig dünn verschleierte Anspielungen auf eine ödipale Übertragungsfantasie. Wichtiger für den gegenwärtigen Kontext sind jedoch die Ereignisse des darauffolgenden Tages. Die Patientin begann zu schluchzen, sobald sie mein Büro betreten hatte. Ihr Patient war in der Nacht zuvor gestorben. Sie weinte und sagte: »Was nützen mir jetzt diese Samen? Ich kann ihm nicht mehr erzählen, wie sie sich entwickelt haben. Sind die Blüten ausgeschlagen oder nicht? Es ist jetzt alles sinnlos. Ich werde die Samen einfach wegwerfen.« Das Gehörte bewegte mich sehr. Mich überkam der Drang, folgende Worte in Urdu zu sagen: »Sub kahan, khuch laala-o-gul mein numayan ho gayeen.« Diese Zeile stammt aus einem Gedicht des bedeutendsten Urdu-Dichters des 19. Jh., Ghalib, und ist die erste des folgenden Zweizeilers:

Sub kahan, khuch laala-o-gul mein numayan ho gayeen
khaak mein kya sooraten hongi, jo pinhan ho gayeen.

Frei übersetzt bedeutet dies

Not all, only a few of the buried ones emerge as flowers,
The earth's bosom hides so many faces, talents and powers.

[Nicht alle, nur einige der Begrabenen erstehen als Blumen,
der Leib der Erde verbirgt so viele Gesichter, Kräfte und Begabungen.]

Angesichts meines kulturellen Hintergrundes war dies die passendste empathische Bemerkung, die ich machen konnte.[83] *Sie hätte der Patientin zu verstehen gegeben, dass ihr Schmerz, ihre Hilflosigkeit und ihr Gefühl des*

83 Als er von diesem Fall erfuhr, sagte ein herausragender New Yorker Analytiker, dass die bloße Vorstellung der Rezitation auch nur einer einzigen Zeile eines Gedichts in einer analytischen Sitzung ihm zu pompös und exhibitionistisch erscheine. Es gibt eindeutig einen großen Unterschied zwischen den intellektuellen und ästhetischen Traditionen, die unsere Kindheiten – und folglich psychostrukturellen Hintergründe – geprägt haben.

Verlusts in mir nachhallten. In der Therapie jedoch, wo die Patientin meine Muttersprache nicht verstand, sprach ich die Worte nicht aus, die mir in den Sinn gekommen waren. Ich sah ein, dass die Äußerung dieser Worte und ihre anschließende Übersetzung die Aufmerksamkeit der Patientin von empfundenem Schmerz zu intellektueller Anstrengung verlagern würde; mich in einer anderen Sprache reden zu hören konnte sie möglicherweise faszinieren, aber auch schockieren. Eine empathisch gemeinte Bemerkung wäre so genau zum Gegenteil geworden, zu einer manischen Abwehr. Also sagte ich es nicht. Durch das Nichtaussprechen tolerierte ich jedoch die Hilflosigkeit hinsichtlich des Umstands, dass sie für mich sprachlich nicht »verfügbar« war, so wie der alte Mann in der Realität für sie nicht mehr verfügbar war.

Ein anderes Mal sprach ich jedoch in meiner Muttersprache zu einem mehrsprachigen Patienten, der jedoch diese bestimmte Sprache nicht verstand.

Fallbeispiel 15

Die Patientin war eine intelligente und erfolgreiche Frau in den Dreißigern. Ihre Eltern hatten sich scheiden lassen, als sie sieben Jahre alt war, sie hatte die Distanziertheit des Vaters jedoch bereits ein oder zwei Jahre früher gespürt. Nach der Scheidung fühlte sich die Patientin »unsichtbar« für ihren Vater, der ihren älteren Geschwistern viel mehr Aufmerksamkeit zuteil werden ließ. Das Motiv ihrer »Unsichtbarkeit« erschien häufig in ihrer Analyse und wir erfuhren, dass es an der Basis mit einer früheren mütterlichen Depression und der herrschenden Tendenz der Mutter, die Gefühle der Tochter für nichtig zu erklären, verbunden war. Es war auch geknüpft an das mangelnde Interesse ihres Vaters und ihren eigenen defensiven Rückzug aus ihrer Sichtbarkeit für ihn, da dies eine Reihe von Sehnsüchten und Bedürfnissen weckte. Wir arbeiteten dies durch, und die Patientin ging eine solide romantische Beziehung zu einem Mann ein. Eines Tages fragte sie mich, was das Wort für »Tochter« in meiner Muttersprache sei. Ich erwiderte, dass ich neugierig auf den Hintergrund ihrer Frage sei. Es erschienen Fantasien an der Oberfläche über den Umstand, dass ich eine Tochter habe. Die Patientin gab ihrer Neugier darüber Ausdruck, wie ich meine Tochter behandelte. Besser als ihr Vater oder genauso? Als wir in dieser Richtung weiterarbeiteten, konnten wir weiteres ödipales Übertragungsmaterial wie auch Fragen der Geschwisterrivalität herausarbeiten (ihre ältere Schwester war der Liebling des Vaters gewesen). Als sie mich jedoch einige Tage später in einer weiteren Sitzung erneut nach dem Urdu-Begriff für »Tochter« fragte, antwortete ich: »Ich glaube, dass Sie das Wort Beti nicht nur von mir hören wollen, um Ihre intellektuelle Neugier zu befriedigen, sondern auch um zu sehen, in welch fühlendem Tonfall ich es sage und auch, damit ich es nicht nur vor Ihnen, sondern quasi zu Ihnen sagen kann.« Die Patientin nickte und begann zu schluchzen. Ich wusste, dass ich die gleiche Interpretation ohne den Gebrauch des Wortes Beti hätte machen können, doch spürte ich, dass das Hören des Wortes ihr genau das richtige Maß an Befriedigung verschaffte, das ihr weiteres Trauern um die väterliche Unaufmerksamkeit ihr gegenüber (und ihre Wut darüber) ermöglichen würde. Ich bin mir bewusst, dass einige Fachleute argumentieren würden, dass diese Befriedigung die Analyse ihrer Aggression umgehe. Ich stimme dieser Ansicht nicht zu, da es zahlreiche andere Gelegenheiten gab, bei denen sie ihre Aggression entladen und analysieren konnte, und weil ich glaube, dass gute analytische Methodik der optimalen und nicht maximalen Frustration bedarf, sodass der Patient analysierbar bleibt.

Diese Beispiele sprachlicher Dilemmata dürfen nicht darüber hinwegtäuschen, dass einheimische Therapeuten mit ähnlichen Problemen konfrontiert werden. Defensive Sprachumformungen (wie z.B. die Änderung eines instinktgeladenen Wortes in einen sterilen Ausdruck) kommen auch in einsprachigen Dyaden vor. Für den eingewanderten Therapeuten wird dies hinreichend klar, wenn ein Mit-Einwanderer gleichen sprachlichen und kulturellen Hintergrunds eine Analyse oder Psychotherapie bei ihm beginnt. Das Potential für »gemeinsame ethnische blinde Flecken« (Shapiro und Pinsker 1973), mit deren Hilfe Aggression auf ethnokulturell oder rassisch andersartige Personen verlagert werden kann, vergrößert sich. Andere Arten der Gegenübertragungs-Übereinstimmungen (Tang und Gardner 1999) können auch auftreten,

> insbesondere dann, wenn der Therapeut sich stark mit den Erfahrungen des Patienten identifiziert. Der Therapeut ist unter Umständen in einigen Fällen des Ausagierens toleranter und weniger auf Konfrontation ausgerichtet. Wenn diese Identifikation sehr stark ist, ist der Therapeut oftmals versucht, für den Patienten noch einen Schritt weiter zu gehen … man neigt dazu, solchen Patienten entgegenzukommen, indem man didaktischer vorgeht und hilfsbereiter im Hinblick auf den Prozess selbst ist. [S. 16]

Gleichzeitig bringt die Behandlung von Patienten gleicher Ethnizität einen eingewanderten Therapeuten seinen einheimischen Kollegen, die jeden Tag solchen klinischen Problemen ausgesetzt sind, einen großen Schritt näher. Insgesamt ist das Maß der erfolgreichen Trauer des eingewanderten Therapeuten über die Einwanderung am wichtigsten. Seine »dritte Individuation«

(Akhtar 1995) ist wichtig und seine kontinuierliche Selbstanalyse. Seine Fähigkeit, kulturelle Neutralität und optimale Distanz zwischen seiner eigenen hybriden Identität und der relativ monolithischen seines Patienten zu bewahren, ist selbstverständlich von großer Bedeutung. Letztendlich ist es jedoch seine tiefe Überzeugung von der Universalität fundamentaler psychischer Konfigurationen und von der Allgegenwärtigkeit menschlicher Konflikte[84], die ihm hilft, »Stimmen, die nicht notwendigerweise vereint oder vereinbar sind« (Amati-Mehler et al. 1993, S. 283) (sowohl in seinem Innern als auch in den Patienten) zu hören und zu verstehen, während er seine analytische Arbeit fortsetzt.

Zusammenfassung

> Während die Psychoanalyse in ihr zweites Jahrhundert eintritt, ist es für uns an der Zeit, uns von unserem privilegierten Anspruch auf den exklusiven Vorrang zu lösen, den wir bisher – und in vieler Hinsicht immer noch – dem psychoanalytischen Verständnis unserer Patienten rein von den sich in der Therapie ergebenden Befunden einräumen, und die Untersuchung der Bedeutung der Persönlichkeitsbildung sowie der Psychopathologie der Biologie, der Gene, und der biochemischen Physiologie einerseits und der Gesellschaft, Kultur und Ethnizität andererseits zuzulassen. [Parens 1998, S. 201]

In diesem Kapitel habe ich die Wichtigkeit der Ermöglichung des Dialogs zwischen Eltern und ihren Kindern durch klinische und außerklinische Maßnahmen hervorgehoben. Ich habe betont, dass in bestimmten kulturellen Gruppen die Anwendung solcher Interventionen nicht auf Kinder begrenzt ist, sondern sich auch auf erwachsene Patienten und deren Eltern ausweiten lässt. Ich habe auch das Konzept der psychoanalytisch fundierten Beratung eingeführt, wobei ich unterstrich, dass diese Art Intervention nur von erfahrenen Fachleuten angewendet werden sollte, und auch dann nur nach gründlicher Abwägung. Außerdem habe ich die Bedingungen für ihre Anwendung skizziert. Daraufhin kommentierte ich die Bedeutung der Gemeinschaftshilfe sowohl für psycho-edukative (und daher präventive) Zwecke als auch im Hinblick auf die Rekrutierung neuen Fachpersonals. Danach habe ich der

84 Eine positive Erfahrung in der eigenen Analyse und klinischen Supervision hilft sicherlich sehr bei der Erreichung dieses Ziels, wie auch neu entstandene Freundschaften mit »Einheimischen«, die sich über einen langen Zeitraum festigen.

Psychologie des immigrierten Therapeuten einen längeren Abschnitt gewidmet. In diesem Abschnitt galt mein besonderes Augenmerk den spezifischen Problemen der Gegenübertragung und den sprachlichen Dilemmata des Therapeuten, der Analyse oder Psychotherapie fernab von seiner ursprünglichen äußeren Umgebung und der Heimat seiner inneren Objekte praktiziert.

Indem ich das Erreichte Revue passieren lasse, während ich mich dem Ende meines Buches nähere, ist es angebracht, auch das einzuräumen, was ich hier nicht aufnehmen konnte. Meine Arbeit hat sich auf Einwanderer konzentriert, ihre Identitätsprobleme und ihre Psychotherapie und Psychoanalyse. Zwar habe ich auch zu den Problemen von Exilanten Bezug genommen, die akuter geschädigten Flüchtlinge und insbesondere ihre gesellschaftlichen und rehabilitativen Bedürfnisse fanden hier jedoch nicht genügend Beachtung[85]. Auch bin ich nicht auf ernsthaftere psychopathologische Erscheinungen bei neuen Einwanderern und Flüchtlingen eingegangen, einschließlich akuter paranoider Reaktionen, schwerer Depressionen und Selbstmord (Hovey und King 1996). Ich bekenne mich zu diesen Einschränkungen und hoffe, dass andere die Herausforderung annehmen, mein Werk an dieser Stelle fortzusetzen.

Gleichzeitig glaube ich, dass ich durch die Einbeziehung einer großen Zahl konzeptueller und methodischer Variablen, durch die Zitierung von Gedichten und persönlichen Briefen, durch die Illustration klinischer Sachverhalte durch Beispiele sowohl eingewanderter Patienten als auch immigrierter Therapeuten, und durch das Zusammenführen von Soziologie, Anthropologie, Literatur, Psychiatrie und Psychoanalyse in diesem speziellen Bereich der menschlichen Erfahrung versucht habe, die Erfahrungswelt aller Immigranten zu beleuchten, befinden sie sich nun in Therapie oder nicht. Ich weiß nicht, inwieweit mir dies gelungen ist, aber ich habe es gewiss versucht. Das Übrige ist nun an Ihnen, liebe Leser. In den Worten des berühmten Urdu-Dichters Jan Nisar Akhtar:

> Ab tum Jaano, ab tum samjho, chahey jaisa rung bharo
> Hum ne to ik naqsha Khencha, ik Khaka tayyar Kiya.

85 Siehe in diesem Zusammenhang die Arbeiten Garcias und Rodriguez' (1989) über Flüchtlinge aus Argentinien und El Salvador, Cooks und Timberlakes (1989) über vietnamesische Flüchtlinge, Mollicas (1989) über Flüchtlinge aus Indochina und die Arbeit der niederländischen Kollegen (Groenenberg 1999, Santini 1999, van Essen 1999 und van Waning 1999) über Flüchtlinge aus dem Nahen und Mittleren Osten.

> [Now it is up to you; do what you wish, what you can.
> I have though prepared a sketch, a road map for you.]
>
> [Jetzt ist es an Dir; tue was Du willst, was Du kannst.
> Ich habe nur eine Skizze, einen Wegweiser für Dich angefertigt.]

Im Hinblick auf die Tatsache, dass mein Buch sich unter anderem mit Fragen der zeitlich-räumlichen Diskontinuität beschäftigt, ist es da nicht interessant, dass ich es mit einer Widmung an meine in den USA geborenen Kinder begann und es mit dem Zitat eines Zweizeilers aus der Feder eines Mannes schließe, der in Bombay begraben ist, des Mannes, der mein geliebter Vater war?

Glossar

A

Abhimanyu-Komplex (Abhimanyu-complex)[86] : Akhtars Bezeichnung für die Fähigkeit eines Individuums, aus seinem Land zu emigrieren, aber nicht zurückkehren zu können, genannt nach einer Gestalt aus dem berühmten Hindu-Epos *Mahabharata*, welche im Mutterleib mitangehört hatte, wie sein Vater seiner Mutter enthüllte, dass er in einen Krieg gezogen war, jedoch nicht mehr hören konnte, wie er der Situation mit heiler Haut entronnen war, da seine Mutter eingeschlafen war.

Akkulturation (acculturation): Der allmähliche Prozess der autoplastischen Anpassung an post-migrative Veränderungen in verschiedenen Bereichen (z.B. topografisch, biologisch, politisch, historisch, ökonomisch, sozial und psychologisch).

Akkulturationsdiskrepanz (acculturation gap): Prathikantis (1997) Begriff für den Unterschied im Maß der kulturellen Anpassung zwischen älteren und jüngeren Mitgliedern eingewanderter Familien.

Amae: Japanischer Begriff, der Bezug nimmt zu einer zwischenzeitlichen

86 Zur besseren Anschaulichkeit habe ich zusätzlich zur deutschen Übersetzung der im Glossar enthaltenen Begriffe die englische Originalbezeichnung beibehalten außer in den Fällen, in denen die englischen und deutschen Begriffe identisch sind sowie in solchen, in denen der Begriff vom Verfasser aus einer anderen als der englischen Sprache übernommen und nicht übersetzt wurde. In diesen Fällen bin ich seinem Bespiel gefolgt und habe den unübersetzten Begriff für sich stehen lassen. (Anm. d. Übers.)

und kulturell sanktionierten Interaktion, in deren Rahmen die gewöhnlichen Regeln des Anstands vorübergehend außer Kraft gesetzt sind und die es Menschen erlaubt, liebevolle Unterstützung und gegenseitige Nachsicht zu suchen, zu empfangen und zu geben. »In gemeinsamen Inszenierungen, welche den Spielen der kindlichen Fantasie-Welt ähneln, erinnern die Erfahrungen des *Amae* an die bestätigende Intimität der Mutter-Kind Beziehung der frühen Kindheit und an die Erfahrungen der Wiedervereinigung und des Auftankens der Trennungs-Individuationsphase und lassen diese symbolisch wieder erstehen« (Freeman 1998, S. 47).

Amerika-zentrische Identität (amerocentric identity): Mehtas (1998) Begriff für südasiatische Jugendliche, welche mit ausgeprägten nordamerikanischen Werten aufgewachsen und gleichgültig gegenüber ihrem ethnischen Erbe sind. Als Erwachsene sind sie eher geneigt, interkulturelle Ehen zu schließen.

Anomie: Durch den renommierten französischen Soziologen Emile Durkheim (1858–1917) geprägter Begriff für die persönliche Unruhe und Entfremdung, die durch eine beträchtliche Veränderung oder durch den Zusammenbruch sozialer Werte und Standards verursacht wird.

Anpassung (adaptation): Die Fähigkeit, sich angemessen und vorteilhaft mit seiner Umwelt auseinander zu setzen. Ändert das Individuum die Umgebung im Einklang mit seinen Bedürfnissen, nennt man die daraus resultierende Anpassung *alloplastisch*. Verändert sich jedoch das Individuum in Reaktion auf die Umwelt, wird die daraus resultierende Anpassung als *autoplastisch* bezeichnet.

Assimilation: Der Prozess des »Abschleifens scharfer ethnischer Kanten«[87] und die Internalisierung der kulturellen Merkmale der dominanten Gruppe.

B

Beiläufige Einwanderer (accidental immigrants): Ein Begriff, der von Elovitz und Kahn (1997) verwendet wird, um Individuen zu beschreiben, die zu

87 Hervorhebung durch d. Übers.

Besuch in ein Land reisen, dann jedoch aufgrund der sich wandelnden Lage in ihrem Herkunftsland nicht mehr dorthin zurückkehren können.

Bikulturelle Pünktlichkeit (bicultural punctuality): Der von einem ungenannten Absolventen der Michigan University verwendete Begriff für die Loyalität des Einwanderers in Bezug auf zwei psychosoziale Zeitempfinden.

Bikulturelles Selbst (bicultural self): Ein in der Literatur zur Immigration häufig benutzter Ausdruck für das psychologische Selbst von Immigranten (und deren Nachkommen), der die Koexistenz der Verhaltensattitüden und Wertesysteme zweier Kulturen bezeichnet. Interessanterweise benutzen einige Autoren (z.B. Meaders 1997) diesen Begriff für eine Phase, in der die innere Synthese zweier Kulturen unvollständig und konfliktgeladen ist, während andere (z.B. Mehta 1998) ihn verwenden, um einen Zustand relativer Harmonie zwischen den internalisierten Diktaten der beiden Kulturen des Einwanderers zu bezeichnen.

Bikulturalismus (biculturalism): eine Ideologie, welche in Lebensfragen den inklusiven Aspekten zweier getrennter Kulturen den Vorzug gibt.

Bindestrich-Identität (hyphenated identity): Ein Begriff, der häufig für die Beschreibung des Gefühls der partiellen Zugehörigkeit des Einwanderers zu zwei verschiedenen Kulturen verwendet wird. Diese Empfindung resultiert in gemischten und zuweilen widersprüchlichen Verhaltensweisen.

D

Deportierter (deportee): Jemand, der auf Veranlassung der Machthaber aus einem Land ausgewiesen oder verbannt worden ist.

Desorientierende Ängste (disorienting anxieties): Ein von Grinberg und Grinberg (1989) geprägter Ausdruck zur Bezeichnung innerer und äußerer Schwierigkeiten, die aus dem kürzlich erfolgten Versagen des Immigranten resultieren, im Bereich seiner psychologischen Existenz zwischen Alt und Neu zu unterscheiden.

Desymbolisierender Effekt (desymbolizing effect): Grubrich-Simitis' Konzept der Behinderung der Fähigkeit, Metaphern und höhere konnotative Ebenen der Sprache zu gebrauchen und zu verstehen, welche aus der verzerrten Realität in politischer Gefangenschaft und in Konzentrationslagern entsteht.

Diaspora: Die Trennung und Zerstreuung eines Volkes.

Dominanz eines Zeitraums (time dominance): Beisers (1980) Begriff für die vorherrschende Valenz einer bestimmten zeitlichen Periode (Vergangenheit, Gegenwart, Zukunft) im psychischen Leben eines Individuums. Bei Immigranten und Flüchtlingen dominiert die Vergangenheit weiter die Gegenwart, und es gibt nur wenig affektive Investition in die Zukunft.

Doppelte Trauer (double morning): Ein von van Essen (1999) angewendeter Begriff zur Beschreibung der doppelten Aufgabe eines heranwachsenden Einwanderers, der den Verlust seines Heimatlandes und gleichzeitig den durch die Zwänge der Individuation entwicklungsbedingten Verlust der inneren Unterstützung durch die Eltern bewältigen muss.

Dritte Individuation (third individuation): Akhtars (1995a) Begriff für die Neuformulierung der Identität nach dem Trauer-Befreiungsprozess der Immigration. Eine Extrapolation von Mahlers (1958b) Konzept der Trennung-Individuation in der Kindheit und von Blos (1967) Begriff des »zweiten Individuationsprozesses« der Adoleszenz.

Dritte Realität (third reality): Ein von Mehta (1998) verwendeter Begriff zur Bezeichnung des psychologischen Raums des jugendlichen Einwanderers, der »weder der Heimat seiner oder ihrer Eltern noch dem Einwanderungsland zugeordnet werden kann, sondern einzigartig und historisch anders ist« (S. 137)

E

Emigration: Das Verlassen des Heimatlandes zur Ansiedlung in einem anderen Land.

Emigration ohne Verlassen der Heimat (emigration without leaving home): Ein von Kahn (1997c) geprägter Begriff für eine Situation, in der ein Einheimischer beginnt, sich aufgrund drastischer und feindseliger politischer Veränderungen in seinem eigenen Land als Fremder zu fühlen.

Entfremdete Identität (alienated identity): Ein Begriff, der in der Literatur zur Immigration auf solche Personen angewendet wird, die sich sowohl in ihrer ethnischen Gemeinschaft wie auch in der umgebenden Kultur fehl am Platz fühlen. Er bezeichnet in der Regel heranwachsenden Nachwuchs von Einwandererfamilien; der Begriff kann jedoch auch auf Einwanderer angewendet werden, die in ihre Heimatländer zurückkehren und entdecken, dass sie sich verändert haben und sich dort nicht mehr anpassen können.

Entfremdung (alienation): Ein Gefühl der Entfernung von der emotionalen Verbindung und den Werten der eigenen Familie und Gesellschaft.

Ernüchterung ob des gelobten Landes (disentchantment of the promised land): Ein von Grinberg und Grinberg (1989) verwendeter Ausdruck für die mitunter intensiven Gefühle der Enttäuschung, die ein Neueinwanderer in seinem neuen Land empfindet.

Erfahrungen der Nützlichkeit (experiences of efficacy): Sie ergeben sich aus dem »Bewusstsein, eine initiierende und ursächliche Rolle bei der Hervorrufung von Zuständen benötigter Empfänglichkeit seitens Anderer zu spielen« (Wolf 1994, S. 73).

Ersatzstation zum Auftanken (proxy-base for refueling): Von Akhtar (1995) geprägter Begriff für einen Ort oder ein Land, der oder das an die Stelle der verlorenen Heimat tritt und daher denen, die die ursprünglichen Quellen des Auftankens verloren haben, emotionale Sättigung spenden kann.

Ethnische Identität (ethnic identity): Das Gefühl der Zugehörigkeit zu einer historischen Gemeinschaft. Thomson und Kollegen (1993) zufolge ist die ethnische Identität sowohl positiv (»wir tun das«) als auch negativ (»wir tun nicht das, was sie tun«). Sie ergibt sich aus der Einwirkung der familiären Kultur und ihrer speziellen Art und Weise im Umgang mit dem täglichen Leben auf die Kinder. Auch die Identifikation mit den Eltern, insbesondere während der ödipalen Phase, verstärkt das Empfinden der Kontinuität der Generationen, die den Grundstein für die spätere ethnische Identität legt.

Ethnizität (ethnicity): Bezieht sich auf die Kultur eines Volkes und umfasst Werte, Erziehungsmethoden, Geschichtsempfinden, Ausdrucksweisen und Muster zwischenmenschlichen Verhaltens.

Ethnokulturelle Selbstrepräsentation (ethnocultural self-representation): Ein von Bonovitz (1998) in die Literatur eingeführter Begriff zur Verbindung der potenziell überlappenden ethnischen und kulturellen Aspekte der Identität und zu ihrer Verankerung in einer metapsychologischen Perspektive.

Ethnozentrische Identität (ethnocentric identity): Ein häufig in der Literatur über Immigration verwendeter Begriff, der sich auf den post-adoleszenten Ethnozentrismus bezieht, der in ein Gefühl des Wohlbehagens innerhalb des homoethnischen Milieus mündet, gepaart mit Unbehagen im sexuellen und beruflichen Wettbewerb in der umgebenden Kultur.

Ethnozentrischer Rückzug (ethnocentric withdrawal): Die Neigung einiger Einwanderer, ein zurückgezogenes Leben zu führen und hauptsächlich oder ausschließlich Umgang mit Vertretern des eigenen Volkes zu pflegen.

Ethnozentrismus (ethnocentrism): Die Überzeugung, dass die Kultur und die Menschen der eigenen ethnischen Gruppe anderen inhärent überlegen sind.

Exilant (exile): Eine Person, die ihren Wohnsitz in einem fremden Land einnimmt und die ihr Heimatland nicht besuchen kann.

Extramurales Auftanken (extramural refueling): Akhtars Begriff für die Suche nach emotionaler Sättigung und Verjüngung durch telefonischen Kontakt mit Freunden und Verwandten im Herkunftsland oder durch Besuche des Heimatlandes.

F

Falsche Flüchtlinge (fake refugees): Ein von Westermeyer (1990) verwendeter Begriff für Individuen, die die Gelegenheit ausnutzen, sich als Flüchtlinge auszugeben, um akute wirtschaftliche oder rechtliche Probleme zu lösen.

Familiäres Selbst (familial self): Ein von Roland (1988) verwendeter Begriff für die Beschreibung einer bei Indern häufig vorkommenden psychischen Struktur. Dieser Typ des Selbst ist mit anderen verwoben und erlebt sich primär in Beziehung zu ihnen.

Flüchtling (refugee): Eine Person, die auf der Flucht vor natürlichen Gefahren oder ethno-politischer Verfolgung im Herkunftsland Zuflucht in einem anderen Land sucht.

G

Genozid (genocide): Die absichtliche und systematische Vernichtung einer rassischen, religiösen, ethnischen oder kulturellen Gruppe von Menschen.

Geld-Hypochondrie (money-hypochondria): Ein von Grinberg und Grinberg (1989) eingeführter Begriff für die übertriebene Angst vor Armut, die zuweilen bei Einwanderern festzustellen ist.

Gemeinsame ethnische blinde Flecken (shared ethnic scotoma): Shapiro und Pinskers (1973) Ausdruck für gemeinsame blinde Flecken in der therapeutischen Verbindung und in Gegenübertragungskollusionen mit dem Patienten, wenn Therapeut und Patient den gleichen ethnischen Hintergrund haben. Unter diesen Umständen kann das tiefere Verständnis der Psychopathologie des Patienten leiden und es kann sich Aggression auf ethnokulturell andersartige Menschen entladen.

Gesetz verdächtiger kultureller Intensität (law of suspicious cultural intensity): Von Akhtar geprägter Begriff zur Unterstreichung der Tatsache, dass intensiv empfundene kulturelle Besorgnis oft eine unbewusste Vertuschung tieferer intrapsychischer Konflikte ist.

H

Homoethnische Gemeinschaft (homoethnic community): Eine Gruppe von Einwanderern gleicher ethnischer Herkunft wie die einer bestimmten Person. Durch die Bewahrung von Traditionen, das Feiern von Festen, den Bau und der Bewahrung von Orten für religiöse und gesellschaftliche Zusammenkünfte hilft eine Gemeinschaft dem Individuum, die Kontinuität mit seiner ursprünglichen Kultur zu bewahren.

Hybride Identität (hybrid identity): Ein in der Literatur über Immigration häufig verwendeter Begriff zur Beschreibung der relativ problemlosen und erfolgreichen Beimischung bikultureller Eigenschaften zum Charakter und Lebensstil eines Einwanderers.

I

Illegale Ausländer (illegal alien): Einwanderer, die entweder in ein Land einreisen oder ihren Aufenthalt dort verlängern, ohne über die erforderlichen Dokumente zu verfügen.

Immigrant: Eine Person, die sich in einer anderen Region oder in einem anderen Land als ihrem Heimatland ansiedelt.

Immigration: Die Einreise zur Ansiedlung in eine Region oder ein Land, in dem man nicht geboren ist.

Individualismus (individualism): Eine Doktrin, die behauptet, dass alle Werte, Rechte und Pflichten ihren Ursprung im Individuum haben *und* dass die Interessen eines Individuums ethisch vorrangig sein sollten.

Innerliche Migration (inner migration): Hat die gleiche Bedeutung wie »Emigration ohne Verlassen der Heimat« (s. o.).

Interne Migration (interior migration): Der Wechsel des Wohnsitzes von einer Region in eine kulturell andersartige innerhalb desselben Landes.

Intimitätsdiskrepanz (intimacy gap): Rolands (1997) Begriff für die Diskrepanz, die im Gefühl indischer Einwanderer zwischen der Tiefe ihrer Freundschaften mit anderen Indern und der ihrer Freundschaften mit Nordamerikanern besteht.

Intramurales Auftanken (intramural refueling): Akhtars Bezeichnung für die emotionale Sättigung, die Einwanderer aus ihren Kontakten mit der homoethnischen Gemeinschaft beziehen.

K

Kollektivismus (collectivism): Ein wirtschaftspolitischer Standpunkt, der für die Gemeinschaftskontrolle über Produktion und Güterverteilung plädiert.

Kompromittierte Identität (compromised identity): Mehtas (1998) Begriff für die oben beschriebene »entfremdete Identität«; der problematische Ausgang der Adoleszenz, charakterisiert durch das subjektive Gefühl der mangelnden Zugehörigkeit sowohl zu der eigenen ethnischen Gruppe wie auch zur Kultur der Umgebung.

Kontraphobische Assimilation (counterphobic assimilation): Ein von Teja und Akhtar (1981) geprägter Begriff für die Tendenz eines Immigranten, seine ursprüngliche Kultur rasch zu verleugnen und die Merkmale der neuen Kultur anzunehmen, um zu vermeiden, sich anders und dadurch verletzt und wütend zu fühlen.

Kultur (culture): Die üblichen gemeinsamen Überzeugungen, Haltungen, Werte, Rituale, sozialen Formen und die Praktiken einer religiösen, ethnischen, rassischen oder regionalen Gruppe von Menschen.

Kulturfindig (culture-wise): Mehtas (1998) Erweiterung des umgangssprachlichen Ausdrucks *streetwise*: »pfiffig«, »gerissen«, »wissen, wo es lang geht«. Er bezieht sich auf die Fähigkeit bestimmter jugendlicher Einwanderer, geschickt verschiedene Verhaltensweisen in unterschiedlichen kulturellen Umfeldern einzusetzen.

Kulturelle haltende Umwelt (cultural holding environment): Parens' (1989) Erweiterung von Winnicotts Konzept der »haltenden Umwelt« unter Einbeziehung der stillen, aber wichtigen Rolle sozialer Gebräuche und Rituale in der Ich-Entwicklung.

Kulturelle Identität (cultural identity): Der Aspekt der innersten Selbst-Repräsentation, der den Normen, Haltungen, Werten und kommunikativen Idiomen einer Gruppe von Menschen angegliedert ist und mit ihnen im Einklang steht. Während kulturelle Identität teilweise von Ethnizität und Religion bestimmt wird, spielen regionale und sprachliche Faktoren vielleicht eine noch größere Rolle in ihrer Entstehung. Ein Moslem aus Bangladesh hat zum Beispiel eine bengalische Identität, während ein Moslem aus dem Irak eine arabische Identität besitzt.

Kulturschock (culture shock): Ein Begriff, der üblicherweise die Ich-Störung beschreibt, die durch eine plötzliche und drastische Veränderung in der »durchschnittlichen, erwartungsgemäßen Umgebung« (Hartmann 1939) verursacht wird. Er stellt die Persönlichkeit des Neuankömmlings auf die Probe und fordert die Stabilität seiner psychischen Organisation heraus.

Kulturübergreifende Identität (transcultural identity): Ein von Nobuko Meaders reservierter Begriff für die dritte und letzte Phase (die ersten beiden bestehen im »Überleben der Identität« und in der »bikulturellen Identität«) der Auswirkungen der Immigration auf die Identität.

L

Lehrer-Übertragung (teacher transference): Taketomos (1989) Beschreibung des respektvollen Verlangens japanischer Patienten nach Beratung durch ihren Analytiker. Solche Gefühle haben ihren Ursprung in der wichtigen Beziehung japanischer Kinder zu ihren Kindergärtnern (oftmals männlich!), denn sie sind die ersten wichtigen außerfamiliären und wahrhaft väterlichen Objekte in der Erfahrung des Kindes. Hier wird subtil impliziert, dass japanische Väter oftmals eher mütterlich sind und dass daher die erste väterliche Erfahrung des Kindes im Verhältnis mit dem Kindergärtner stattfindet.

M

Mehrfachspaltung (multiple splitting): Groenenbergs (1999) Konzept, das das Zurückgreifen des Einwanderers auf »vollkommen gute« und »vollkommen schlechte« Ansichten über sein Einwanderungsland und sein Herkunftsland *zusätzlich zur* Spaltung des Bildes seines Herkunftslandes selbst in »vollkommen gute« und »vollkommen schlechte« Versionen beschreibt.

Migration: der Umzug von einem Land, einer Region, einer Lokalität oder einem Ort zum/zur anderen.

***Mohajir*:** ein Urdu-Ausdruck für das Wort Immigrant; die Bezeichnung für jene Moslems in Pakistan, die zur Zeit der Teilung Indiens in Indien und Pakistan durch die Briten in diese Gegend zogen.

Multisensorische Überbrückung (multisensory bridges): Ein von Brenner (1988) entwickeltes Konzept, um die Reaktion auf traumatischen Verlust zu beschreiben, bei der frühe, entwicklungsgemäße Sinneserfahrungen in der Erinnerung wiederbelebt und dazu benutzt werden, die Illusion wieder zu erschaffen, dass man sich im Kreise der verlorenen geliebten Personen befindet. Dieses Konzept wurde ursprünglich in Bezug auf Kinder eingeführt, die den Holocaust überlebten und auf traumatische Weise von ihren Eltern getrennt wurden, kann aber durchaus dahingehend erweitert werden, bestimmte psychosomatische Erscheinungen der Nostalgieerfahrung an sich zu erklären.

N

Negative Akkulturation (negative acculturation): Die Neigung entfremdeter und leidender eingewanderter Jugendlicher und Angehöriger der ersten Generation, sich selektiv mit den unerwünschtesten Aspekten (z.B. Drogen, Waffen, Gewalt) ihrer angenommenen Kultur zu identifizieren.

Negative Nostalgie (negative nostalgia): Die exzessive Beschäftigung mancher Exilanten und Flüchtlinge damit, wie *schlecht* ihr Heimatland gewesen ist.

Nostalgie (nostalgia): Ein exzessiv sentimentales Sehnen nach vergangenen Zeiten und verlassenen Orten, umgangssprachlich als »Heimweh« bezeichnet.

Nostalgievergiftung (poisoning of nostalgia): Ein von Akhtar geprägter Begriff für die rückläufige Verbreitung von Aggression, durch die der Zugang zu ursprünglich positiven Erinnerungen versperrt wird. Häufig in Situationen stark traumatischer Aufbrüche.

O

Oleh: »Aufsteiger«, jemand, der durch die Einwanderung nach Israel an Ansehen und Prestige gewinnt.

P

Phase des Eintauchens (immersion phase): Meaders' (1997) Begriff für die Zeit kurz nach der Immigration, wenn heftige Gefühle des Verlusts und intensive Ängste auftreten, und wenn der Kampf zwischen regressiven Impulsen und progressiven Entwicklungsanforderungen vorherrscht.

Phasische Assimilation (phasic assimilation): Die Neigung des Einwanderers, über einen langen Zeitraum zwischen ethnischem und assimiliertem Lebensstil hin- und herzupendeln.

Polyglottismus (polyglottism): Aneignung einer zweiten Sprache im Erwachsenenalter.

Polylingualismus (polylingualism): Erlernen von mehr als einer Sprache in der frühen Kindheit.

Pragmatische Assimilation (pragmatic assimilation): Oberflächliche Anpassung an die neue Kultur mit geringer psychologischer Verinnerlichung. Das soziale und das psychische Selbst führen so separate und dissoziative Existenzen.

R

Rassismus (racism): Eine Auffassung die besagt, dass die Rasse einen fundamentalem Bestimmungsfaktor für menschliche Eigenschaften und Fähigkeiten darstellt und dass rassische Unterschiede die inhärente Überlegenheit einer Gruppe von Menschen über eine andere implizieren.

Rückkehr zum Feuer (return to fire): Ein von Brenner (1999) verwendeter Begriff für die Bezeichnung des Besuchs von Nazi-Konzentrationslagern durch Holocaust-Überlebende.

S

Satelliten-Zustand (satellite state): Volkans und Corneys (1968) Begriff für den psychologischen Zustand, in dem eine Person sowohl Fortschritt als auch Regression im Bereich der Autonomie fürchtet und als gefangener Organismus im Kraftfeld einer intensiven, wenn auch ambivalenten, Abhängigkeit kreist.

Schützender Abschiedsritus (protective rite of farewell): Von Grinberg und Grinberg (1989) verwendeter Begriff für die Unterstreichung der Tatsache, dass die Möglichkeit des Abschiednehmens von geliebten Personen und Orten das Trauma des Aufbruchs vermindert.

Sesshafte Migration (sedentary migration): Von Grinberg und Grinberg (1989) verwendeter Begriff für den nach der Immigration erfolgenden absichtlichen Umzug zu einem sorgfältig ausgewählten Ort, der in Topografie und Klima dem Herkunftsland ähnelt.

Sinnesverleugnung (sensory denial): Von Knafo und Yaari (1997) benutzter Begriff für das nach der Emigration fortdauernde, ständige Gefühl, dass man immer noch in seinem Herkunftsland lebt.

Soziale Leugnung (social denial): Ein von Knafo und Yaari (1997) verwendeter Begriff für eine Situation, in der ein Einwanderer in ängstlicher Weigerung der Annahme veränderter Realitäten weiter in seiner Muttersprache spricht und sich anderen Einwanderern aus dem eigenen Herkunftsland anschließt.

Strukturelle Gewalt (structural violence): Von Schreuder (1999) geprägter Begriff zur Beschreibung der psychologisch schädlichen Wirkung von politischer Gefangenschaft und Folter. Solche Gewalt bricht durch die Grenzen des Selbst, und die Quelle des destruktiven Stimulus kann dann ebenso leicht dem Selbst zugeschrieben werden wie dem externen Objekt, das ihn verursacht.

T

Tauchbad der Wahrnehmungen (perceptual bath): Ein von Awad geprägter Begriff (unveröffentlichte Diskussion der Arbeit Akhtars [1995a], Oktober 1995) für die Haltefunktionen von Gerüchen, Geräuschen und der visuellen Beschaffenheit der frühen Umgebung. Ihre relativ stille Verinnerlichung bietet den Hintergrund für alle nachfolgenden Wahrnehmungen.

Trauer-Befreiungsprozess (mourning-liberation process): Ein von Pollock (1989) geprägter Begriff für die doppelgesichtige Reaktion auf Traumata: einerseits verursachen sie Kummer, und andererseits öffnen sie dem Betroffenen neue Perspektiven der Lebenserfahrung durch seine Befreiung von frühen Objekten.

U

Übergangshandlungen (transitional actions): Ein von Groenenberg (1999) verwendeter Ausdruck für die individuellen und kollektiven Verhaltensweisen von Einwanderern und Flüchtlingen (z.B. politische Versammlungen, Musik, Kulturfestivals), welche dazu dienen, die Kluft zwischen ihren Herkunfts- und den Einwanderungsländern zu überbrücken.

Übergangsträume (dreams of transition): Ein von Meaders (1997) verwendeter Ausdruck für manifeste Träume, die den Akkulturationsprozess darstellen.

Unsichtbare Immigranten (invisible immigrants): Individuen, die aufgrund ihrer Hautfarbe oder ihrer ähnlichen Sprache in der Regel nicht als andersartig im Vergleich zu den Einheimischen erkannt werden (Stephen

Shanfield, persönliche Korrespondenz); der Begriff wird auch für solche Personen verwendet, die ihren Einwandererstatus aufgrund intensiver Schuldgefühle verleugnen (Shokeid 1988).

US-Einwanderungsgesetz von 1965 (U.S. Immigration Act of 1965): dieses Gesetz schaffte das auf Herkunftsländern beruhende Quotensystem zur Gewährung US-amerikanischer Staatsbürgerschaft ab.

US-Einwanderungsgesetz von 1990 (U.S. Immigration Act of 1990): dieses Gesetz schaffte formal die frühere Regelung ab, derzufolge Homosexualität als Grund zur Verweigerung der Gewährung US-amerikanischer Staatsbürgerschaft galt.

V

Verwundung bei Rückkehr (wound of return): Von dem spanischen Journalisten Maruja Torres (zitiert in Grinberg und Grinberg 1989) geprägter Ausdruck zur Beschreibung der Enttäuschung und der Schwierigkeiten, mit denen der Einwanderer konfrontiert wird, der in sein Herkunftsland zurückkehrt. Die Person selbst hat sich verändert, und das Land ist nicht mehr so, wie er es zurückgelassen hat, wodurch die »Rückkehr« zu einer neuen Immigration wird.

Vier Schienen der Identitätsumformung infolge der Immigration (four tracks of identity transformation after immigration): Akhtars (1995) Skizzierung von vier Dimensionen, in denen die auf die Immigration folgende Identitätsumformung stattfindet. Diese Dimensionen mit ihren metaphorischen Reisen umfassen (1) Triebe und Affekte (von Liebe oder Hass zu Ambivalenz), (2) den interpersonellen oder psychischen Raum (von nah oder fern zu optimaler Distanz), (3) die Vergänglichkeit (von gestern oder morgen zu heute) und (4) die gesellschaftliche Zugehörigkeit und Gegenseitigkeit (von »dein« oder »mein« zu »unser«).

Vorübergehender Bruch des Selbst (temporal fracture of the self): Eine Erfahrungsdiskontinuität zwischen den Erinnerungen, Gefühlen und Beziehungen, die eine Person in verschiedenen Perioden ihres Lebens durchlebt hat.

Vorurteil (prejudice): Eine negative Meinung, Neigung oder Haltung, welche ungerechtfertigt und ohne die Aneignung ausreichenden Wissens in der entsprechenden Sache übernommen wird.

W

Wir-Selbst (we-self): Ein von Roland (1996) verwendeter Begriff zur Beschreibung der intrapsychischen Erfahrung von Indern, derzufolge die Personen in einem ständigen Zustand teilweiser Verschmelzung mit anderen leben, unter wechselseitigem Fluss von Gefühlen.

X

Xenophobie (xenophobia): Furcht vor und Vermeidung von Fremden und von allem, das der eigenen Erfahrung fremd und fremdländisch erscheint.

Y

Yored: Der etwas abwertende hebräische Begriff für Personen, die aus Israel in andere Länder auswandern und dadurch vermeintlich an Ansehen und Prestige verlieren.

Z

Zeit des Herzens (time of the heart): Ein von Akhtar geprägter Ausdruck zur Unterstreichung des Umstands, dass in nicht-westlichen Kulturen die vorherrschende Sorge um geliebte Personen der entscheidende Faktor zur zeitlichen Festlegung gesellschaftlicher Zusammenkünfte ist, auch als »Zeit der Liebe« geläufig.

Zeit des Verstandes (time of the mind): Ein von Akhtar geprägter Ausdruck zur Hervorhebung der Tatsache, dass in industrialisierten Gesellschaften die Sorge um Effizienz und Produktivität der entscheidende Faktor zur zeitlichen Festlegung gesellschaftlicher Zusammenkünfte ist, auch als »Zeit des Geldes« geläufig.

Zeitgebundenheit (time binding): Beisers (1980) Begriff für die Versuche des Ich, Verbundenheit und Verbindungen zwischen der Vergangenheit, der Gegenwart und der Zukunft zu erhalten. Dies wird bei Einwanderern und Flüchtlingen unterbrochen, sie erleben Zeit oft als stagnierend oder fragmentiert.

Zionismus (zionism): Eine internationale soziopolitische Bewegung für die Errichtung einer jüdischen nationalen oder religiösen Gemeinschaft in Palästina und später für die Unterstützung des modernen Staates Israel.

Zusammenbruch der Zeit (time collapse): Volkans (1997) Begriff für den Zusammenbruch der Grenzen zwischen Vergangenheit und Gegenwart. Die mit der Vergangenheit assoziierten Gefühle und Wahrnehmungen werden erlebt, als hätte das Trauma gerade erst stattgefunden, oder sie werden gar in die Zukunft projiziert. Das, woran man sich erinnert, das Erlebte und Erwartete treffen zusammen.

Zusammenschluss diverser Selbst (confederacy of selves): Ein von Akhtar geprägter Begriff für eine Selbst-Organisation, innerhalb derer kulturell widersprüchliche Selbstrepräsentationen in voneinander abgesonderter Form existieren.

Literaturverzeichnis

Aarif, I. (1993). Meher-e-doneem, S. 87. Karachi, Pakistan: Maktaba Danyal.

Abbasi, A. (1997). When two worlds collide in the psychoanalytic space. Vortrag bei den American Psychoanalytic Association Fall Meetings, New York, NY, Dezember.

Abbasi, A. (1997). (1988). »Speaking the unspeakable.« In Blacks and Jews on the Couch: Psychoanalytic Reflections on Black-Jewish Conflict, hg. A. Helmreich und P. Marcus, S. 133–147. Westport, CT: Praeger.

Abelin, E. L. (1971). »The role of the father in the separation-individuation process.« In Separation-Individuation: Essays in Honor of Margaret Mahler, hg. J. B. McDevitt und C. F. Settlage, S. 229–253. New York: International Universities Press.

Abraham, K. (1911). »On the determining power of names.« In Clinical Papers and Essays on Psychoanalysis, S. 31–32. New York: Brunner/Mazel.

Abse, D. W. (1966). Hysteria and Related Mental Disorders. Bristol: John Wright and Sons.

Adler, G. (1985). Borderline Psychopathology and Its Treatment. New York: Jason Aronson.

Ahmad, I. (1997). »Geriatric psychopathology.« In A Guide to Clinical Assessment, hg. W. Tseng und J. Strelver, S. 223–240. New York: Brunner/Mazel.

Akhtar, S. (1984). »The syndrome of identity diffusion.« American Journal of Psychiatry 141:1381–1385.

Akhtar, S. (1988). »Four culture-bound psychiatric syndromes in India.« International Journal of Social Psychiatry 34:70–74.

Akhtar, S. (1991). »Three fantasies related to separation-individuation: a less recognized aspect of severe character pathology.« In Beyond the Symbiotic Orbit: Advances in Separation-Individuation Theory – Essays in Honor of Selma Kramer, M. D., hg. S. Akhtar und H. Parens, S. 261–284. Hillsdale, NJ: Analytic Press.

Akhtar, S. (1992a). »Tethers, orbits and invisible fences: clinical, developmental, sociocultural and technical aspects of optimal distance.« In When the Body Speaks: Psychological Meanings in Kinetic Clues, hg. S. Kramer und S. Akhtar, S. 21–57. Northvale, NJ: Jason Aronson.

Akhtar, S. (1992b). Broken Structures: Severe Personality Disorders and Their Treatment. Northvale, NJ: Jason Aronson.

Akhtar, S. (1994). »Object constancy and adult psychopathology.« International Journal of Psycho-Analysis 75:441–455.

Akhtar, S. (1995a). »A third individuation: immigration, identity and the psychoanalytic process.« Journal of the American Psychoanalytic Association 43:1051–1084.

Akhtar, S. (1995b). Quest for Answers: A Primer for Understanding and Treating Severe Personality Disorders. Northvale, NJ: Jason Aronson.

Akhtar, S. (1996). »›Someday…‹ and ›if only…‹ fantasies: pathological optimism and inordinate nostalgia as related forms of idealization.« Journal of the American Psychoanalytic Association 44:723–753.

Akhtar, S. (1997). (Rez.) Stanley Kurtz. All the Mothers are One: Hindu India and the Cultural Reshaping of Analysis. Journal of the American Psychoanalytic Association 45:1014–1019.

Akhtar, S. (1998a). »From simplicity through contradiction to paradox: the evolving psychic reality of the borderline patient in treatment.« International Journal of Psycho-Analysis 79:241–252.

Akhtar, S. (1998b). »Psychoanalysis and the rainbow of cultural authenticity.« In The Colors of Childhood: Separation-Individuation Across Cultural, Racial, and Ethnic Differences, S. 113–128. Northvale, NJ: Jason Aronson.

Akhtar, S. (1999a). (Rez.) Immigrant Experiences: Personal Narrative and Psychological Analysis, hg. von P. Elovitz und C. Kahn. In Mind and Human Interaction 10:57–60.

Akhtar, S. (1999b). »The immigrant, the exile, and the experience of nostalgia.« Journal of Applied Psychoanalytic Studies 1 (2):123–130.

Akhtar, S. (1999c). (im Druck) »Transformation of identity upon immigration: recapitulation and reconsideration.« In Proceedings of the IPA-UNESCO Congress: At the Threshold of the Millenium, Lima, Peru, April 1998.

Akhtar, S. (1999d). Inner Torment. Living Between Conflict and Fragmentation. Northvale, NJ: Jason Aronson.

Akhtar, S. (1999e). »Age at migration: an introductory overview.« Mind and Human Interaction 10:3–10.

Akhtar, S. und Brown, J. (1999). »Animals in psychiatric symptomatology.« In Mental Zoo: Animals in the Human Mind and Its Pathology, hg. S. Akhtar und V. D. Volkan. Madison, CT: International Universities Press.

Akhtar, S. und Byrne, J. P. (1983). »The concept of splitting and its clinical relevance.« American Journal of Psychiatry 140:1016–1018.

Akhtar, S. und Kramer, S. (1999). »Beyond the parental orbit: brothers, sisters, and others.« In Brothers and Sisters: Developmental, Dynamic and Technical Aspects of the Sibling Relationship, hg. S. Akhtar und S. Kramer, S. 1–24. Northvale, NJ: Jason Aronson.

Akhtar, S. and Samuel, S. (1996). »The concept of identity: developmental origins, phenomenology, clinical relevance, and measurement.« Harvard Review of Psychiatry 3:254–267.

Akhtar, S. und Smolar, A. (1998). »Visiting the father's grave.« Psychoanalytic Quarterly 67:474–483.

Akhtar, S. und Volkan, V. D., hg. (1999a). Mental Zoo: Animals in the Human Mind and Its Pathology. Madison, CT: International Universities Press.

Akhtar, S. und Volkan, V. D., hg. (1999b). Cultural Zoo: Animals in the Human Mind and Its Sublimations. Madison, CT: Psychosocial Press.

Altman, L. L. (1977). »Some vicissitudes of love.« Journal of the American Psychoanalytic Association 95:35–52.

Amati-Mehler, J., Argentieri, S. und Canestri, J. (1993). The Babel of the Unconscious: Mother Tongue and Foreign Languages in the Psychoanalytic Dimension, übers. J. Whitelaw-Cucco. Madison, CT: International Universities Press.

Amirthanayagam, I. (1995). »What happened to all my life.« In Living in America: Poetry and Fiction by South Asian American Writers, hg. R. Rustomji-Kearns, S. 37–38. Boulder, CO: Westview.

Antokolitz, J. C. (1993). »A psychoanalytic view of cross-cultural passages.« American Journal of Psychoanalysis 53:35–54.

Anzieu, D. (1976). »Narciso, la envoltora sonora bel si mismo.« Nouvelle Revue de Psychoanalyse 13.

Apprey, M. (1993). »The African-American experience: forced immigration and the transgenerational trauma.« Mind and Human Interaction 4:70–75.

Apprey, M. (1999). »Reinventing the self in the face of received transgenerational hatred in the African-American community.« Journal of Applied Psychoanalytic Studies 1:131–143.

Awad, G. (1995) (unveröffentlicht). Diskussion: »A Third Individuation: Immigration, Identity, and the Psychoanalytic Process« von S. Akhtar, Michigan Psychoanalytic Society, Detroit, MI, 7. Oktober.

Babcock C. und Caudill, W. (1958). »Personal and cultural factors in treating a Nisei man.« In Clinical Studies in Culture Conflict, hg. G. Seward. New York: Ronald.

Bach, S. (1985). Narcissistic States and the Therapeutic Process. New York: Jason Aaronson.

Bachrach, H. und Leaff, L. (1978). »›Analyzability‹: a systematic review of the clinical and quantitative literature.« Journal of the American Psychoanalytical Association 26:881–920.

Bakhtin, M. M. (1986). Speech Genres and Other Late Essays, übers. V. W. McGee. Austin, TX: University of Texas Press.

Bakhtin, M. M. (1990). Art and Answerability, übers. V. Liapunow. Austin, TX: University of Texas Press.

Balint, M. (1959). Thrills and Regressions. London: Hogarth.

Balint, M. (1968). The Basic Fault. London: Tavistock.

Batchelor, I. R. C. (1969). Henderson and Gillespie's Textbook of Psychiatry, 10. Ausg. London: Oxford University Press.

Baxter, J. K. (1958). In Fires of No Return. London: Oxford University Press.

Beiser, M. (1980). »Coping with past and future: a study of adaptation to social change in West Africa.« Journal of Operational Psychiatry 11:140–154.

Beiser, M. (1990). »Mental health of refugees in resettlement countries.« In Mental Health of Immigrants and Refugees, hg. W. H. Holtzman und T. H. Bornemann, S. 51–65. Austin, TX: University of Texas Press.

Beiser, M. und Hyman, I. (1997). »Refugee's time perspective and mental health.« American Journal of Psychiatry 154:996–1002.

Benedek, T. (1970). »Fatherhood and parenthood.« In Parenthood: Its Psychology and Psychopathology, hg. E. J. Anthony und T. Benedek, S. 169–183. Boston, MA: Little, Brown.

Bennani, J. hg. (1985). Du Bilinguisme. Paris: Denoel.

Bergman, A. (1980). »Ours, yours, mine.« In Rapprochement: The Critical Subphase of Separation-Individuation, hg. R. F. Lax, S. Bach und J. A. Burland, S. 199–216. New York: Jason Aronson.

Berry, J. W. (1990). »Acculturation and Adaptation: a general framework.« In Mental Health of Immigrants and Refugees, hg. W. H. Holtzman und T. H. Bornemann, S. 90–102. Austin, TX: University of Texas Press.

Bick, E. (1968). »The experience of the skin in early object relations.« International Journal of Psycho-Analysis. 49:484–486.

Bion, W. (1967). Second Thoughts. New York: Jason Aronson.

Bleuler, E. (1908). Textbook of Psychiatry, übers.A. A. Brill. New York: Macmillan.

Blos, P. (1962). On Adolescence. New York: Free Press.

Blos, P. (1965). »The initial stage of male adolescence.« Psychoanalytic Study of the Child 20:145–164. New York: International Universities Press.

Blos, P. (1967). »The second individuation process of adolescence.« Psychoanalytic Study of the Child 22:162–186. New York: International Universities Press.

Blos, P. (1974). »The genealogy of the ego ideal.« Psychoanalytic Study of the Child 29:43–88. New Haven, CT: Yale University Press.

Blos, P. (1984). »Father and son.« Journal of the American Psychoanalytic Association 32:301–324.

Blos, P. (1985). Son and Father: Before and Beyond the Oedipus Complex. New York: Free Press.

Blum, H. P. (1977). »The prototype of preoedipal reconstruction.« Journal of the American Psychoanalytic Association 25:757–785.

Blum, H. P. (1981). »Object constancy and paranoid conspiracy.« Journal of the American Psychoanalytic Association 29:789–813.

Blum, H. P. (1985). »Superego formation, adolescent transformation, and the adult neurosis.« Journal of the American Psychoanalytic Association 33:887–909.

Bonovitz, J. (1998). »Reflections of the self in the cultural looking glass.« In Colors of Childhood: Separation-Individuation Across Cultural, Racial and Ethnic Differences, hg. S. Akhtar und S. Kramer, S. 169–198. Northvale, NJ: Jason Aronson.

Bonovitz, J. und Ergas, R. (1999). »The affective experience of the child immigrant: issues of loss and morning.« Mind and Human Interaction 10:15–25.

Bouvet, M. (1958). »Technical variations and the concept of distance.« International Journal of Psycho-Analysis 39:211–221.

Bowlby, J. (1969). Attachment and Loss: Vol. I: Attachment. London: Hogarth.

Boyer, B. und Giovacchini, P. L. (1980). Psychoanalytic Treatment of Characterological and Schizophrenic Disorders. New York: Jason Aronson.

Brenner, C. (1979). »Working alliance, therapeutic alliance, and transference.« Journal of the American Psychoanalytic Association 27:137–157.

Brenner I. (1988). »Multi-sensory bridges in response to object loss.« Psychoanalytic Review 75:573–587.

Brenner I. (1999). »Returning to the fire: surviving the Holocaust and ›going back‹.« Journal of Applied Psychoanalytic Studies 1(2):145–162.

Breuer, J. und Freud, S. (1893–1895). Studies on Hysteria, übers. J. Strachey. New York: Basic Books, 1957.

Brodsky, J. (1973). »Elegy: for Robert Lowell.« In A Part of Speech, S. 135–137. New York: Farrar, Straus and Giroux.

Brody, E. B. (1973). The Lost Ones: Social Forces and Mental Illness in Rio de Janeiro. New York: International Universities Press.

Burland, A. (1986). »Illusion, reality, and fantasy.« In Self and Object Constancy, hg. R. F. Lax, S. Bach und J. A. Burland, S. 291–303. New York: Guilford.

Buxbaum, E. (1949). »The role of a second language in the formation of ego and superego.« Psychoanalytic Quarterly 18:279–289.

Cafavy, C. P. (1906). »Returning from Greece.« In C. P. Cafavy: Collected Poems, hg. G. Savidis, übers. E. Keeley und P. Sherrard, S. 369. Princeton, NJ: Princeton University Press.

Cain, A. C. und Cain, B. S. (1964). »On replacing a child.« Journal of the American Academy of Child Psychiatry 3:443–456.

Carlin, J. (1990). »Refugee and immigrant populations at special risk.« In Mental Health of Immigrants and Refugees, hg. W. H. Holtzman und T. H. Bornemann, S. 224–233. Austin, TX: University of Texas Press.

Casement, P. J. (1982). »Samuel Beckett's relationship to his mother tongue.« International Review of Psycho-Analysis 9:35–44.

Casement, P. J. (1991). Learning from the Patient. New York: Guilford.

Cath, S. (1997). »Loss and restitution in late life.« In The Seasons of Life: Separation–Individuation Perspectives, hg. S. Akhtar und S. Kramer, S. 127–156. Northvale, NJ:Jason Aronson.

Cavenar, J. O. und Nash, J. L. (1976). »The dream as a signal for termination.« Journal of the American Psychoanalytic Association 24:425–436.

Chasseguet-Smirgel, J. (1984). Creativity and Perversion. New York: Norton.

Chasseguet-Smirgel, J. (1985). The Ego Ideal: A Psychoanalytic Essay on the Malady of the Ideal. New York: Norton.

Cheng, F. (1985). »Le cas du chinois.« In Du Bilinguisme, hg. J. Bennani. Paris: Denoel.

Cioran, E. M. (1982). Storia e Utopia. Mailand: Adelphi.

Colarusso, C. A. (1990). »The third individuation: the effect of biological parenthood on separation-individuation processes in adulthood.« Psychoanalytic Study of the Child 45:179–194. New Haven, CT: Yale University Press.

Colarusso, C. A. (1997). »Separation-individuation processes in middle adulthood: the fourth individuation.« In The Seasons of Life: Separation-Individuation Perspectives, hg. S. Akhtar und S. Kramer, S. 73–94. Northvale, NJ:Jason Aronson.

Coles, R. (1967). The South Goes North: Volume III of Children of Crisis. Boston, MA: Little, Brown.

Cook, K. O. und Timberlake, E. M. (1989). »Cross-cultural counseling with Vietnamese refugees.« In Crossing Cultures in Mental Health, hg. D. R. Koslow und E. P. Salett, S. 84–100. Washington, DC: SIETAR International.

Cooper, D. (1995). »I have been offered my country's begging bowl again.« In Living in America: Poetry and Fiction by South Asian American Writers, hg. R. Rustomji-Kearns, S. 41–42. Boulder, CO: Westview.

Copelman, D. (1993). »The immigrant experience: margin notes.« Mind and Human Interaction 4:76–82.

Crusz, R. (1995). »Conversations with God About My Present Whereabouts.« In Living in America: Poetry and Fiction by South Asian American Writers, hg. R. Rustomji-Kearns, S. 43–45. Boulder, CO: Westview.

Denford, S. (1981). »Going away.« International Journal of Psycho-Analysis 59:325–332.

Deutsch, H. (1942). »Some forms of emotional disturbance and their relationship to schizophrenia.« Psychoanalytic Quarterly 11:301–321.

DeVos, G. (1980). »Afterword.« In The Quiet Therapies, hg. D. K. Reynolds, S. 113–132. Honolulu: University of Hawaii Press.

Diagnostic and Statistical Manual for for Mental Disorders (1994), 4. Aufl. Washington, DC: American Psychiatric Association.

Diaz-Perez, R. (1986). »Memories.« In Anthology of Contemporary Latin American Literature 1960–1984, hg. B. J. Luby und W. H. Finke, S. 126. Cranbury, NJ: Associated University Presses.

Diefendorf, A. R. (1921). Clinical Psychiatry. London: Macmillan.

Doi, T. (1973). The Anatomy of Dependence. Tokyo: Kodansha International.

Dunn, J. (1995). »Intersubjectivity in psychoanalysis: a critical view.« International Journal of Psycho-Analysis 76:723–738.

Edwards, J., Ruskin, N. und Turrini, P. (1981). Separation-Individuation Theory and Application. New York: Gardner.

Eisnitz, A. (1980). »The organization of the self representation and its influence on pathology.« Psychoanalytic Quarterly 49:361–392.

Elovitz, P. H. und Kahn, C. (1997). Immigrant Experiences: Personal Narrative and Psychological Analysis. Cranbury, NJ: Associated University Presses.

Emde, R. N. (1983). »The prerepresentational self and its affective core. Psychoanalytic Study of the Child 38:165–192. New Haven, CT: Yale University Press.

Erikson, E. H. (1950a). »Growth and crises of the healthy personality.« In Identity and the Life Cycle, S. 50–100. New York: International Universities Press, 1959.

Erikson, E. H. (1950b). Childhood and Society. New York: Norton.

Erikson, E. H. (1954). »The dream specimen of psychoanalysis.« Journal of the American Psychoanalytic Association 2:5–56.

Erikson, E. H. (1956). »The problem of ego identity.« In Identity and the Life Cycle, S. 104–164. New York: International Universities Press, 1959.

Erikson, E. H. (1958). Young Man Luther: A Study in Psychoanalysis and History. New York: Norton.

Erikson, E. H. (1959). Childhood and Society. Boston, MA: Little, Brown.

Erikson, E. H. (1962). Identity: Youth and Crisis. New York: Norton.

Escoll, P. J. (1977). »Panel report: the contribution of psychoanalytic developmental concepts to adult analysis.« Journal of the American Psychoanalytic Association 25:219–234.

Erikson, E. H. (1992). »Vicissitudes of optimal distance through the life cycle.« In When the Body Speaks: Psychological Meanings in Kinetic Clues, hg. S. Kramer und S. Akhtar, S. 59–87. Northvale, NJ: Jason Aronson.

Ewing, C. (1991). »Can psychoanalytic theories explain the Pakistani woman? Intrapsychic autonomy and interpersonal engagement in the extended family.« Ethos 19:131–160.

Fairbairn, W. R. D. (1952). Psychoanalytic Studies of the Personality. London: Tavistock.

Falk, A. (1974). »Border symbolism.« Psychoanalytic Quarterly 43:650–660.

Fenichel, O. (1945). The Psychoanalytic Theory of Neurosis. New York: Norton.

Ferenczi, S. (1911). »On obscene words.« In Final Contributions to the Problems and Methods of Psycho-Analysis. London: Hogarth.

Filet, B. (1998). »Psychoanalysis after Babel: the communication between psychoanalysts of different cultures and its problems.« Psychoanalysis in Europe 51:36–53.

Fischer, N (1971). »An interracial analysis: transference and countertransference significance.« Journal of the American Psychoanalytic Association 19:736–745.

Fischer, N. und Fischer, R. M. S. (1991). »Adolescence, sex, and neurosogenesis: a clinical perspective.« In Beyond the Symbiotic Orbit: Advances in Separation-Individuation Theory – Essays in Honor of Selma Kramer, M. D., hg. S. Akhtar und H. Parens, S. 209–226. Hillsdale, NJ: Analytic Press.

Fish, F. J. (1964). An Outline of Psychiatry. Bristol: John Wright and Sons.

Flegenheimer, F. (1989). »Languages and Psychoanalysis: the polyglot patient and the polyglot analyst.« International Review of Psycho-Analysis 16:377–383.

Fleming, J. (1972). »Early object deprivation and transference phenomena: the working alliance.« Psychoanalytic Quarterly 21:23–49.

Fodor, N. (1950). »Varieties of nostalgia.« Psychoanalytic Review 37:25–38.

Fonagy, P. und Target, M. (1997). »Attachment and reflective function: their role in self-organization. Development and Psychopathology 9:679–700.

Frankl, V. (1959). Man's Search for Meaning. New York: Washington Square Press.

Freedman, A. (1956). »The feeling of nostalgia and its relationship to phobia.« Bulletin of the Philadelphia Association for Psychoanalysis 6:84–92.

Freeman, D. (1997). Precocity, separation-individuation, refueling, and amae. (Vortrag) American Psychoanalytic Association's Interdisciplinary Conference, Amae Reconsidered, San Diego, CA, May 18.

Freeman, D. (1998). »Emotional refueling in development, mythology, and cosmology: the Japanese separation-individuation experience.« In The Colors of Childhood: Separation-Individuation Across Cultural, Racial, and Ethnic Differences, hg. S. Akhtar und S. Kramer, S. 17–60. Northvale, NJ: Jason Aronson.

Freeman, D. (im Druck). »Cross-cultural perspectives on the bond between man and animals.«

In Cultural Zoo: Animals in the Human Mind and Its Sublimations. Madison, CT: Psychosocial Press.
Freud, S. (1900). »Interpretation of dreams.« Standard Edition 4:1–337.
Freud, S. (1905). »Jokes and their relation to the unconscious.« Standard Edition 8:9–236.
Freud, S. (1908). »On the sexual theories of children.« Standard Edition 9:207–234.
Freud, S. (1909). »Analysis of a phobia in an five year old boy. Standard Edition 10:5–149.
Freud, S. (1911). »Formulations on the two principles of mental functioning. Standard Edition 12:218–230.
Freud, S. (1912). »Recommendations to physicians practicing psycho-analysis. Standard Edition 12:111–122.
Freud, S. (1917). »Mourning and Melancholia.« Standard Edition 14: 237–258.
Freud, S. (1920). »Beyond the pleasure principle.« Standard Edition 18:7–68.
Freud, S. (1921). »Group psychology and the analysis of the ego.« Standard Edition 18:67–144.
Freud, S. (1923). »The ego and the id.« Standard Edition 19:12–68.
Freud, S. (1924). »The dissolution of the Oedipus complex.« Standard Edition 19:173–179.
Freud, S. (1925). »Some psychical consequences of the anatomical distinction between the sexes.« Standard Edition 19:243–258.
Freud, S. (1926a). »Address to the society of B'nai B'rith.« Standard Edition 20:271–274.
Freud, S. (1926b). »Inhibitions, symptoms and anxiety.« Standard Edition 20:1–260.
Freud, S. (1927). »The future of an illusion.« Standard Edition 21:5–56.
Freud, S. (1930). »Civilization and its discontents. Standard Edition 21:64–145.
Freud, S. (1933). »New introductory lectures on psychoanalysis.« Standard Edition 22:5–158.
Fromm, E. (1950). Psychoanalysis and Religion. New Haven, CT: Yale University Press.
Fu, L. (1956). »Outside the window.« In Anthology of Modern Chinese Poetry, hg. M. Yeh, S. 88. New Haven, CT: Yale University Press, 1992.
Gaddini, E. (1972). »Aggression and the pleasure principle: towards a psychoanalytic theory of aggression.« International Journal of Psycho-Analysis 53:191–197.
Galenson, E. und Roiphe, H. (1971). »The Impact of early sexual discovery on mood, defensive organization, and symbolization. Psychoanalytic Study of the Child 26:195–216. New Haven, CT: Yale University Press.
Garcia, M. O. und Rodriguez, P. F. (1989). »Psychological effects of political repression in Argentina and El Salvador.« In Crossing Cultures in Mental Health, hg. D. R. Koslow und E. P. Salett, S. 64–83. Washington, DC: SIETAR International.
Garza-Guerrero, A. C. (1974). »Culture shock: its mourning and the vicissitudes of identity. Journal of the American Psychoanalytic Association 22:408–429.
Gay, P. (1988). Freud: A Life for Our Time. New York: Norton.
Ghalib, A. U. K. (1841). Diwan-e-Ghalib. New Delhi: Maktaba Jamia Ltd., 1969.
Goldberg, E., Myers, W. A. und Zeifman, I. (1974). »Some observations on three interracial analyses.« International Journal of Psycho-Analysis 55:495–500.
Gonzalez, F. J. und Espin, O. M. (1996). »Latino men, Latina women, and homosexuality.« In Textbook of Homosexuality and Mental Health, hg. R. P. Cabaj und T. S. Stein, S. 583–602. Washington, DC: American Psychiatric Press.
Gorkin, M. (1996). »Countertransference in cross-cultural psychotherapy.« In Reaching Across Boundaries of Culture and Class, hg. R. Pérez Foster, M. Moskowitz und R. A. Javier, S. 47–70. Northvale, NJ: Jason Aronson.
Green, R. (1975). »Sexual identity research strategies.« Archives of Sexual Behaviour 4:337–352.
Greenacre, P. (1957). »The childhood of the artist.« Psychoanalytic Study of the Child 12:47–65. New York: International Universities Press.
Greenacre, P. (1966). »Problems of overidealization of the analyst and of analysis: their manifes-

tations in the transference and countertransference relationship.« Psychoanalytic Study of the Child 21:193–212. New York: International Universities Press.

Greenacre, P. (1975). »On reconstruction.« Journal of the American Psychoanalytic Association 23:693–712.

Greenson, R. R. (1950). »The mother tongue and the mother.« International Journal of Psycho-Analysis 31:18–23.

Greenson, R. R. (1954). »About the sound ›mm…‹« Psychoanalytic Quarterly 22:234–239.

Greenson, R. R. (1965). »The working alliance and the transference neurosis.« Psychoanalytic Quarterly 34:155–181.

Greenson, R. R. (1968). »Disidentifying from mother.« International Journal of Psycho-Analysis 49:370–374.

Grinberg, L. und Grinberg, R. (1989). Psychoanalytic Perspectives on Migration and Exile, übers. N. Festinger. New Haven, CT: Yale University Press.

Grinker, R., Werble, B. und Drye, R. C. (1968). The Borderline Patient. New York: Jason Aronson.

Groenenberg, M. (1999). (im Druck) »Flight, acculturation, longing to return, and identity: struggles in the interpersonal and psychic space.« Proceedings of the IPA-UNESCO Congress: At the Threshold of the Millenium. Lima, Peru, April 1998.

Grotstein, J. S. (1981). Splitting and Projective Identification. New York: Jason Aronson.

Grubrich-Simitis, I. (1984). »From concretism to metaphor: thoughts on some theoretical and technical aspects of the psychoanalytic work with children of Holocaust survivors.« Psychoanalytic Study of the Child 39:301–319. New Haven, CT: Yale University Press.

Gunderson, J. G. (1985). Borderline Personality Disorder. Washington, DC: American Psychiatric Press.

Gunderson, J. G. and Singer, M. (1975). »Defining borderline patients: an overview. American Journal of Psychiatry 133:1–10.

Guntrip, H. (1969). Schizoid Phenomena, Object Relations and the Self. New York: International Universities Press.

Guttman, S. A., Jones, R. L. und Parrish, S. M. (1980). The Concordance to the Standard Edition of the Complete Psychological Works of Sigmund Freud, Bd. I, Boston, MA: G. K. Hall.

Haley, A. (1976). Roots. New York: Doubleday.

Hall, E. (1973). Silent Language. New York: Doubleday.

Handlin, O. (1973). The Uprooted: The Epic Story of the Great Migration That Made the American People. Boston, MA: Little, Brown.

Harris, M. (1993). »Performing the other's text: Bakhtin and the art of cross-cultural hermeneutics. Mind and Human Interaction. 4:92–97.

Hartmann, H. (1939). Ego Psychology and the Problem of Adaptation, hg. D. Rapaport. New York: International Universities Press, 1958.

Hartmann, H. (1959). »Comments on the psychoanalytic theory of the ego.« In Essays on Ego Psychology, S. 113–141. New York: International Universities Press.

Hartmann, H. (1964). Essays on Ego Psychology. New York: International Universities Press.

Hinsie, L. E. und Campbell, R. J. (1975). Psychiatric Dictionary, 4. Aufl. New York: Oxford University Press.

Hoffman, E. (1990). Lost in Translation: A Life in a New Language. New York: Dutton.

Hoffman, I. Z. (1992). »Some practical implications of a social constructivist view of the psychoanalytic situation.« Psychoanalytic Dialogues. 2:287–304.

Hojat, M., Shapurian, R., Nayerahmadi, H., et al. (1999). »Premarital sexual, child rearing, and family attitudes of Iranian men and women in the United States and in Iran.« The Journal of Psychology 133:19–31.

Holmes, D. E. (1992). »Race and transference in psychoanalysis and psychotherapy.« International Journal of Psycho-Analysis 73:1–11.

Holmes, D. E. (1994). (unveröffentlicht) Diskussion: »A Third Individuation: Immigration, Identity, and the Psychoanalytic Process« von S. Akhtar, vorgetragen 14th Annual Division 39 Spring Meeting of the American Psychological Association, Washington, DC, April 13–17.

Horney, K. (1937). The Neurotic Personality of Our Time. New York: Norton.

Hovey, J. D. und King, C. A. (1996). »Acculturative stress, depression, and suicidal ideation among immigrant and second generation Latino adolescents.« Journal of the American Academy of Child and Adolescent Psychiatry 35:1183–1192.

Howell, N. (1999). »The poisoning of nostalgia: commentary.« Journal of Applied Psychoanalytic Studies 1:163–168.

Hsu, F. L. K. (1953). American and Chinese: Two Ways of Life. New York: Henry Schuman.

Hughes, C. (1993). »Culture in clinical psychiatry.« In Culture, Ethnicity, and Mental Illness, hg. A. C. Gaw, S. 3–42. Washington, DC: American Psychiatric Press.

Hunt, D. J. (1989). »Issues in working with Southeast Asian refugees.« In Crossing Cultures in Mental Health, hg. D. R. Koslow und E. P. Salett, S. 49–63. Washington, DC: SIETAR International.

Jacobson, E. (1954). »The self and the object world. Psychoanalytic Study of the Child 9:75–127. New York: International Universities Press.

Jacobson, E. (1964). The Self and the Object World. New York: International Universities Press.

Janet, P. (1907). The Major Symptoms of Hysteria. New York: Macmillan.

Jenkins, L. (1994). »African-American identity and its social context.« In Race, Ethnicity, and Self: Identity in Multicultural Perspective, hg. E. P. Salett und D. R. Koslow, S. 63–88. Washington, DC: National Multi-Cultural Institute.

Jones, E. (1928). »Fear, guilt, and hate.« In Papers on Psychoanalysis. Baltimore, MD: Williams & Wilkins, 1950.

Kafka, F. (1926). The Castle, übers. W. Muir und E. Muir. New York: Vintage, 1958.

Kagan, J. (1981). The Second Year. Cambridge, MA: Harvard University Press.

Kahn, C. (1997a). »Conclusion.« In Immigrant Experiences: Personal Narrative and Psychological Analysis, hg. P. H. Elovitz und C. Kahn, S. 274–280. Cranbury, NJ: Associated University Presses.

Kahn, C. (1997b). »Four women: immigrants in cross-cultural marriages.« In Immigrant Experiences: Personal Narrative and Psychological Analysis, hg. P. H. Elovitz und C. Kahn, S. 199–220. Cranbury, NJ: Associated University Presses.

Kahn, C. (1997c). »Emigration without leaving home.« In Immigrant Experiences: Personal Narrative and Psychological Analysis, hg. P. H. Elovitz und C. Kahn, S. 255–273. Cranbury, NJ: Associated University Presses.

Kakar, S. (1985). »Psychoanalysis and non-western cultures.« International Review of Psycho-Analysis 12:441–448.

Kareem, J. (1992). »The Nafsiyat Intercultural Therapy Centre: ideas and experiences in intercultural therapy.« In Intercultural Therapy: Themes, Interpretation and Practice, hg. J. Kareem und R. Littlewood, S. 14–37. London: Blackwell Scientific Publications.

Kareem, J. und Littlewood, R., Hgg. (1992). Intercultural Therapy: Themes, Interpretation and Practice. London: Blackwell Scientific Publications.

Karpf, E. (1935). »The choice of language in polyglot psychoanalysis.« Psychoanalytic Quarterly 24:343–357.

Kernberg, O. F. (1967). »Borderline personality organization. Journal of the American Psychoanalytic Association 15:641–685.

Kernberg, O. F. (1970). »A psychoanalytic classification of character pathology. Journal of the American Psychoanalytic Association 18:800–822.

Kernberg, O. F. (1975). Borderline Conditions and Pathological Narcissism. New York: Jason Aronson.

Kernberg, O. F. (1976). Object Relations Theory and Clinical Psychoanalysis. New York: Jason Aronson.

Kernberg, O. F. (1980). Internal World and External Reality. New York: Jason Aronson.

Kernberg, O. F. (1984). Severe Personality Disorders. New Haven, CT: Yale University Press.

Kernberg, O. F. (1995). Love Relations: Normality and Pathology. New Haven, CT: Yale University Press.

Khan, M. (1974). The Privacy of the Self. New York: International Universities Press.

Khan, M. (1983). Hidden Selves. New York: International Universities Press.

Killingmo, B. (1989). »Conflict and deficit: implications for technique.« International Journal of Psycho-Analysis 70:65–79.

Klein, M. (1935). »A contribution to the psychogenesis of manic-depressive states. In Love, Guilt and Reparation and Other Works 1921–1945, S. 262–289. New York: Free Press, 1975.

Klein, M. (1937). »Love, guilt and reparation.« In Love, Guilt and Reparation and Other Works 1921–1945. New York: Free Press, 1975.

Klein, M. (1948). Contributions to Psychoanalysis (1921–1945). London: Hogarth.

Knafo, D. und Yaari, A. (1997). »Leaving the promised land: Israeli immigrants in the United States.« In Immigrant Experiences: Personal Narrative and Psychological Analysis, hg. P. H. Elovitz und C. Kahn, S. 221–240. Cranbury, NJ: Associated University Presses.

Kohut, H. (1977). Restoration of the Self. New York: International Universities Press.

Kraepelin, E. (1905). Einführung in die Psychiatrische Klinik. 2. Aufl. Leipzig: Barth.

Kraft-Goin, M. (1999). »Transcultural psychiatry: overcoming the boundaries of culture.« Journal of Practical Psychiatry and Behavioral Health 5:56–58.

Kramer, S. (1980). »Residues of split-object and split-self dichotomies in adolescence.« In Rapprochement: The Critical Subphase of Separation-Individuation, hg. R. Lax, S. Bach und J. A. Burland, S. 417–437. New York: Jason Aronson.

Kristeva, J. (1988). Étrangers à nous mêmes. Paris: Fayard.

Krystal, H. (1966). »Giorgio de Chirico: ego states and artistic production.« American Imago 23:210–226.

Krystal, H. und Petty, T. A. (1963). »Dynamics of adjustment to migration.« In Proceedings of the III World Congress of Psychiatry and Psychiatric Quarterly Supplement, 37:118–133.

Kurtz, S. A. (1988). »The psychoanalysis of time.« Journal of the American Psychoanalytic Association 36:985–1094.

Lacayo, R. (1984). »Meeting of two masters: Sir David Lean and Lord Snowdown take aim at A Passage to India.« Time, 27. August, S. 54–55.

Lagache, D. (1956). »Sur le polyglottisme dans l'analyse.« La Psychoanalyse 1:167–178.

Lager, E. und Zwerling, I. (1980). »Time orientation and psychotherapy in the ghetto. American Journal of Psychiatry 137:306–309.

Lapierre, D. (1985). City of Joy. New York: Doubleday.

Leary, K. (1995). »Interpreting in the dark: race and ethnicity in psychoanalytic psychotherapy.« Psychoanalytic Psychology 12:127–140.

Leary, K. (1997). »Race, self-disclosure, and ›forbidden talk‹: race and ethnicity in contemporary clinical practice.« Psychoanalytic Quarterly 66:163–189.

Levinson, D. J., Darrow, C. M., Klein, E. B. et al. (1978). The Seasons of a Man's Life. New York: Knopf.

Lewin, R. A. und Schulz, C. (1992). Losing and Fusing: Borderline Transitional Object and Self Relations. Northvale, NJ: Jason Aronson.

Lewis, M. und Brooks-Gunn J. (1979). Social Cognition and the Acquisition of Self. New York: Plenum.

Lichtenstein, H. (1961). »Identity and sexuality: a study of their inter-relationship in man.« Journal of the American Psychoanalytic Association 9:179–260.

Lichtenstein, H. (1963). »The dilemma of human identity: notes on self-transformation, self-objectivation, and metamorphosis. Journal of the American Psychoanalytic Association 11:173–223.

Limentani, A (1989). Between Freud and Klein: The Psychoanalytic Quest for Knowledge and Truth. London: Free Association.

Littlewood, R. (1992a). »Towards an intercultural therapy.« In Intercultural Therapy: Themes, Interpretation, and Practice, hg. J. Kareem and R. Littlewood, S. 3–13. London: Blackwell Scientific Publications.

Littlewood, R. (1992b). »How universal is something we can call ›therapy‹? In Intercultural Therapy: Themes, Interpretations, and Practice, hg. J. Kareem and R. Littlewood, S. 38–56. London: Blackwell Scientific Publications.

Littlewood, R. und Lipsedge, M. (1989). Aliens and Alienists: Ethnic Minorities and Psychiatry. London: Unwin Hyman.

Loewald, H. W. (1951). »Ego and reality.« International Journal of Psycho-Analysis 32:10–21.

Loewald, H. W. (1960). »On the therapeutic action of psychoanalysis.« International Journal of Psycho-Analysis 41:16–33.

Madow, L. (1997). »On the way to a second symbiosis.« In The Seasons of Life: Separation-Individuation Perspectives, hg. S. Akhtar und S. Kramer, S. 157–170. Northvale, NJ: Jason Aronson.

Mahler, M. S. (1958a). »Autism and symbiosis: two extreme disturbances of identity.« International Journal of Psycho-Analysis 39:77–38.

Mahler, M. S. (1958b). »On two crucial phases of integration of the sense of identity: separation-individuation and bisexual identity. Journal of the American Psychoanalytic Association 6:136–139.

Mahler, M. S. (1967). »On human symbiosis and the vicissitudes of individuation.« In The Selected Papers of Margaret S. Mahler, Bd. 2, S. 77–98. New York: Jason Aronson.

Mahler, M. S. (1972). »A study on the separation and individuation process and its possible application to borderline phenomena in the psychoanalytic situation. Psychoanalytic Study of the Child 26:403–424. New Haven, CT: Yale University Press.

Mahler, M. S. (1974). »Symbiosis and individuation: the psychological birth of the human infant. In The Selected Papers of Margaret S. Mahler, Bd. 2, S. 149–165. New York: Jason Aronson.

Mahler, M. S. und Furer, M. (1968). On Human Symbiosis and the Vicissitudes of Individuation. New York: International Universities Press.

Mahler, M. S. und Gosliner, B. J. (1955). »On symbiotic child psychosis: genetic, dynamic und restitutive aspects. Psychoanalytic Study of the Child 10:195–212. New York: International Universities Press.

Mahler, M. S., Pine, F. und Bergman, A. (1975). The Psychological Birth of the Human Infant. New York: Basic Books.

Manalansan, M. (1996). »Searching for community: Filipino gay men in New York City.« In Asian American Sexualities: Dimensions of the Gay and Lesbian Experience, hg. R. C. Leong, S. 83–101. New York: Routledge.

Marlin, O. (1997). »Fleeing toward the new and yearning for the old.« In Immigrant Experiences: Personal Narrative and Psychological Analysis, hg. P. H. Elovitz und C. Kahn, S. 241–254. Cranbury, NJ: Associated University Presses.

Martinez, I. Z. (1994). »Quien soy? Who am I? Identity issues for Puerto Rican adolescents.« In Race, Ethnicity, and Self: Identity in Multicultural Perspective, E. P. Salett und D. R. Koslow, S. 89–116. Washington, DC: National Multi-Cultural Institute.

Maslow, A. (1971). The Farther Reaches of Human Nature. New York: Viking.

Masson, J. M. (1985). The Complete Letters of Sigmund Freud to Wilhelm Fliess. Cambridge, MA: Harvard University Press.

Masterson, J. F. (1976). Psychotherapy of the Borderline Adult: A Developmental Approach. New York: Brunner/Mazel.

Meaders, N. Y. (1997). »The transcultural self.« In Immigrant Experiences: Personal Narrative and Psychological Analysis, hg. P. H. Elovitz und C. Kahn, S. 47–59. Cranbury, NJ: Associated Universities Presses.

Mehta, P. (1995). »Michigan analysts engage the Indo-Pakistani community.« American Psychoanalyst 29:2, 6–7.

Mehta, P. (1997). »The import and export of psychoanalysis: India.« Journal of the American Academy of Psychoanalysis 25:455–472.

Mehta, P. (1998). »The emergence, conflicts, and integration of the bicultural self: psychoanalysis of an adolescent daughter of South-Asian immigrant parents.« In The Colors of Childhood: Separation-Individuation Across Cultural, Racial, and Ethnic Differences, hg. S. Akhtar und S. Kramer, S. 129–168. Northvale, NJ: Jason Aronson.

Menges, L. J. (1959). Adequacy for Migrating: An Investigation of Some Psychological Aspects of Migration. Den Haag, University of Leiden Press.

Merriam-Webster's Ninth Collegiate Dictionary. (1987). Springfield, MA: Merriam-Webster Inc.

Mistral, G. (1971). Selected Poems of Gabriela Mistral, übers. und hg. D. Dana. Baltimore, MD: Johns Hopkins University Press.

Modell, A. (1965). »On aspects of the superego's development.« International Journal of Psycho-Analysis 46:323–331.

Modell, A. (1976). »The holding environment and the therapeutic action of psychoanalysis.« Journal of the American Psychoanalytic Association 24:285–307.

Modell, A. (1984). Psychoanalysis in a New Context. New York: International Universities Press.

Mollica, R. F. (1989). »Developing effective mental health policies and services for traumatized refugee patients.« In Crossing Cultures in Mental Health, hg. D. R. Koslow und E. P. Salett, S. 101–115. Washington, DC: SIETAR International.

Money, J. und Ehrhardt, A. (1972). Man, Woman, Boy, and Girl. Baltimore: Johns Hopkins University Press.

Moore, B. und Fine, B. (1990). Psychoanalytic Terms and Concepts. New York: American Psychoanalytic Association.

Morley, J. D. (1985). Pictures from the Water Trade. Boston: Atlantic Monthly Press.

Moskowitz, M. (1996). »The social conscience of psychoanalysis«. In Reaching Across Boundaries of Culture and Class, hg. R. Pérez Foster, M. Moskowitz und R. A. Javier, S. 21–46. Northvale, NJ: Jason Aronson.

Mura, D. (1991). Turning Japanese: Memoirs of a Sansei. New York: Atlantic Monthly Press.

Neki, J. S. (1975). »Psychotherapy in India: past, present, and future.« American Journal of Psychotherapy 79:92–100.

Ng, M. L. (1985). »Psychoanalysis for the Chinese: applicable or not applicable?« International Review of Psycho-Analysis 12:449–460.

Niederland, W. (1968). »Clinical observations on the ›Survivor Syndrome‹.« International Journal of Psycho-Analysis 49:313–315.

Obendorf, C. P. (1950). »Unsatisfactory results of psychoanalytic therapy.« Psychoanalytic Quarterly 19:393–407.

Ogden, T. (1995). Subjects of Analysis. Northvale, NJ: Jason Aronson.

Olesker, W. (1990). »Sex differences during the early separation-individuation process: implications for gender identity formation.« Journal of the American Psychoanalytic Association 38:325–346.

Oremland, J. D. (1973). »Specific dreams during the termination phase. Journal of the American Psychoanalytic Association 21:285–302.

Pande, S. K. (1968). »The mystique of ›Western psychotherapy‹: an Eastern interpretation.« Journal of Nervous and Mental Disease 146:425–432.

Parens, H. (1998). »The impact of cultural holding environment on psychic development.« In The Colors of Childhood: Separation-Individuation Across Cultural, Racial, and Ethnic Differences, hg. S. Akhtar und S. Kramer, S. 199–230. Northvale, NJ: Jason Aronson.

Pérez Foster, R. (1996). »Assessing the psychodynamic function of language in the bilingual patient. In Reaching Across Boundaries of Culture and Class, hg. R. Pérez Foster, M. Moskowitz und R. A. Javier, S. 243–263. Northvale, NJ: Jason Aronson.

Pérez Foster, R., Moskowitz, M. und Javier, R. A., Hgg. (1996). Reaching Across Boundaries of Culture and Class. Northvale, NJ: Jason Aronson.

Pfeiffer, E. (1974). »Borderline states.« Diseases of the Nervous System 35:212–219.

Phinney, J. S., Lochner, B. T. und Murphy, R. (1990). »Ethnic identity development and psychological adjustment in adolescence.« In Ethnic Issues in Adolescent Mental Health, hg. A. R. Stiffman und L. E. Davis, S. 53–73. Newbury Park, CA: Sage.

Pine, F. (1997). Diversity and Direction in Psychoanalytic Technique. New Haven, CT: Yale University Press.

Piontelli, A. (1987). »Infant observation from before birth.« International Journal of Psycho-Analysis 68:453–463.

Piontelli, A. (1988). »Pre-natal life, reflected in the analysis of a psychotic girl at age two.« International Review of Psycho-Analysis 15:73–81.

Poland, W. (1975). »Tact as a psychoanalytic function.« International Journal of Psycho-Analysis 56:155–161.

Pollock, G. (1989). »On migration – voluntary and coerced. The Annual of Psychoanalysis 17:145–169.

Poznanski, E. O. (1972). »The ›replacement child‹: a saga of unresolved parental grief.« Behavioral Pediatrics 81:1190–1193.

Prathikanti, S. (1997). »East Indian American families.« In Working with Asian Americans: A Guide for Clinicians, hg. E. Lee, S. 79–100. New York: Guilford.

Prince, M. (1905). The Dissociation of a Personality. New York: Longmans.

Pulver, S. (1993). »The eclectic analyst, or the many roads to insight and change.« Journal of the American Psychoanalytic Association 41:339–357.

Ramanajum, B. K. (1997). »The process of acculturation among Asian-Indian immigrants.« In Immigrant Experiences: Personal Narrative and Psychological Analysis, hg. P. H. Elovitz und C. Kahn, S. 139–147. Cranbury, NJ: Associated University Presses.

Rapaport, D. (1960). »The structure of psychoanalytic theory.« Psychological Issues 6:39–72.

Rendon, M. (1996). »Psychoanalysis in historic-economic perspective.« In Reaching Across Boundaries of Culture and Class, hg. R. Pérez Foster, M. Moskowitz und R. A. Javier, S. 47–70. Northvale, NJ: Jason Aronson.

Rinsley, D. B. (1982). Borderline and Other Self Disorders: A Developmental and Object Relations Perspective. New York: Jason Aronson.

Ritsner, M., Mirsky, J., Factourovich, A., et al. (1993). »Psychological adjustment and distress among Soviet immigrant physicians: demographic and background variables.« Israel Journal of Psychiatry 30:244–254.

Roheim, G. (1943). The Origin and Function of Culture. New York: International Universities Press.

Roheim, G. (1952). The Gates of the Dream. New York: International Universities Press.

Roland, A. (1988). In Search of Self in India and Japan: Toward a Cross-Cultural Psychology. Princeton, NJ: Princeton University Press.

Roland, A. (1996). Cultural Pluralism and Psychoanalysis: The Asian and North American Experience. New York: Routledge.

Roland, A. (1997). »Indians in America: adaptation and the bicultural self.« In Immigrant Experiences: Personal Narrative and Psychological Analysis, hg. P. H. Elovitz und C. Kahn, S. 148–157. Cranbury, NJ: Associated University Presses.

Rosenfeld, H. (1987). »The influence of projective identification in the analyst's task.« In Impasse and Interpretation, S. 157–261. London: Tavistock.

Ross, J. M. (1979). »Fathering: a review of some psychoanalytic contributions on paternity.« International Journal of Psycho-Analysis 60:317–327.

Ross, J. M. (1982). Oedipus revisited: Laius and the Laius complex. Psychoanalytic Study of the Child 37:169–192. New Haven, CT: Yale University Press.

Ross, J. M. (1990). »The eye of the beholder: on the developmental dialogue between fathers and daughters. In New Dimensions in Adult Development, hg. R. A. Nemiroff und C. A. Colarusso, S. 47–72. New York: Basic Books.

Ross, J. M. (1994). What Men Want. Cambridge, MA: Harvard University Press.

Ross, J. M. (1996). »Male infidelity in long marriages: second adolescences and fourth individuations.« In Intimacy and Infidelity: Separation-Individuation Perspectives, hg. S. Akhtar und S. Kramer, S. 107–130. Northvale, NJ: Jason Aronson.

Rushdie, S. (1980). Midnight's Children. New York: Knopf.

Rushdie, S. (1989). Satanic Verses. New York: Viking.

Saavedra, C. C. (1986). »Unemployed.« In Anthology of Contemporary Latin American Literature 1960–1984, hg. B. J. Luby und W. H. Finke, S. 94. Cranbury, NJ: Associated University Presses.

Sabelli, H. C. (1997). »Becoming Hispanic, becoming American: Latin American immigrants' journey to national identity.« In Immigrant Experiences: Personal Narrative and Psychological Analysis, hg. P. H. Elovitz und C. Kahn, S. 158–179. Cranbury, NJ: Associated University Presses.

Sack, W., Angell, R. Kinzie, J. D. et al. (1986). »Psychiatric effects of massive trauma on Cambodian children: II: the family and the school.« Journal of the American Academy of Child Psychiatrists 25:377–383.

Santini, I. (1999). (im Druck) »Mutuality and concern: evolving social affiliation. Proceedings of the IPA-UNESCO Congress: At the Threshold of the Millenium, Lima, Peru, April 1998.

Schachter, J., Martin, G. C., Gundle, M. J. und O'Neill, M. K. (1997). »Clinical experience with psychoanalytic post-termination meetings. International Journal of Psycho-Analysis 78:1183–1198.

Schilder, P. (1935). The Image and Appearance of the Human Body. New York: International Universities Press.

Schlessinger, N. und Robbins, F. P. (1983). A Developmental View of the Psychoanalytic Process. New York: International Universities Press.

Schreuder, B. J. N. (1999). The transitional space between inner and outer world in migration and psychodrama. Vortrag beim Symposium »Migrants and Refugees: About Mourning, Coping, and Identity«, kofinanziert durch die Dutch Psychoanalytic Society und

PHAROS (The Dutch Mental Health Organization for Migrants and Refugees), Amsterdam, im März.

Searles, H. F. (1960). The Non-Human Environment in Normal Development and Schizophrenia. New York: International Universities Press.

Searles, H. F. (1977). »Dual- and multiple-identity processes in borderline ego functioning.« In Borderline Personality Disorders: The Concept, the Syndrome, the Patient. New York: International Universities Press.

Searles, H. F. (1986). My Work with Borderline Patients. Northvale, NJ: Jason Aronson.

Settlage, C. F. (1991). »On the treatment of preoedipal pathology.« In Beyond the Symbiotic Orbit: Advances in Separation-Individuation Theory – Essays in Honor of Selma Kramer, M. D., hg. S. Akhtar und H. Parens, S. 351–367. Hillsdale, NJ: Analytic Press.

Settlage, C. F. (1992). »Psychoanalytic observations on adult development in life and in the therapeutic relationship.« Psychoanalysis and Contemporary Thought 15:349–374.

Settlage, C. F. (1993). »Therapeutic process in the restructuring of object and self constancy.« Journal of the American Psychoanalytic Association 41:473–492.

Settlage, C. F. (1994). »On the contribution of separation-individuation theory to psychoanalysis: development process, pathogenesis, therapeutic process, and technique. In Mahler und Kohut: Perspectives on Development, Psychopathology, and Technique, hg. S. Kramer und S. Akhtar, S. 17–52. Northvale, NJ: Jason Aronson.

Shapiro, E. T. und Pinsker, H. (1973). »Shared ethnic scotoma.« American Journal of Psychiatry 130:1338–1341.

Shengold, L. (1989). Soul Murder: The Effects of Childhood Abuse and Deprivation. New Haven, CT: Yale University Press.

Shokeid, M. (1988). Children of Circumstance: Israeli Emigrants in New York. Ithaca, NY: Cornell University Press.

Silber, N. (1994). The Romance of Reunion: Northerners and the South, 1865–1900. Chapel Hill, NC: University of North Carolina Press.

Slater, E. and Roth, M. (1969). Clinical Psychiatry, 34. Aufl. Baltimore: Williams & Wilkins.

Smolar, A. (1999). (im Druck) »Bridging the gap: technical aspects of the analysis of a narcissistic immigrant.« Journal of Clinical Psychoanalysis.

Solzhenitsyn, A. (1969). Cancer Ward, Teil I, Kapitel 14. New York: Farrar, Straus and Giroux.

Stengel, E. (1939). »On learning a new language.« International Journal of Psycho-Analysis 20:471–479.

Stepansky, P. E. (1988). The Memoirs of Margaret E. Mahler. New York: Free Press.

Sterba, E. (1934). »Homesickness and the mother's breast.« Psychiatric Quarterly 14:701–707.

Stern, D. N. (1985). The Interpersonal World of the Infant. New York: Basic Books.

Stoller, R. (1968). Sex and Gender. New York: Science House.

Stolorow, R. D. und Atwood, G. E. (1989). »Unconscious fantasy: an intersubjective-developmental perspective. Psychoanalytic Inquiry 9:364–369.

Strachey, J. (1934). »The nature of the therapeutic action of psychoanalysis.« International Journal of Psycho-Analysis 15:157–159.

Strachey, J., Freud, A., Strachey, A. und Tyson, A. (1923). »Editor's introduction«, S. 3–11. In The Ego and the Id, Freud, S. Standard Edition 19:1–66.

Strenger, C. (1989). »The classic and the romantic visions in psychoanalysis. International Journal of Psycho-Analysis 70:595–610.

Surya, N. C., and Jayaram, S. S. (1964). »Some basic considerations of psychotherapy in India. Indian Journal of Psychiatry 3:153–156.

Taketomo, Y. (1989). »An American-Japanese transcultural psychoanalysis and the issue of teacher transference.« Journal of the American Academy of Psychoanalysis 17:427–450.

Tang, N. M. (1992). »Some psychoanalytic implications of Chinese philospophy and child-rearing practices.« Psychoanalytic Study of the Child 47:371–389. New Haven, CT: International Universities Press.

Tang, N. M. und Gardner, J. (1999). »Race, culture, and psychotherapy: transference to minority therapists.« Psychoanalytic Quarterly 68:1–20.

Tausk, V. (1919). »Über die Entstehung des Beeinflussungsapparats in der Schizophrenie.«International Journal of Psycho-Analysis 5:1–33.

Taylor, O. L. (1989). »The effects of cultural assumptions on cross-cultural communication.« In Crossing Cultures in Mental Health, hg. D. R. Koslow und E. P. Salett, S. 18–30. Washington, DC:SIETAR International.

Teja, J. S. und Akhtar, S. (1981). »The psycho-social problems of FMG's with special references to those in psychiatry.« In Foreign Medical Graduates in Psychiatry: Issues and Problems, hg. R. S. Chen, S. 321–338. New York: Human Sciences Press.

Thomas, A. und Chess, S. (1977). Temperament and Development. New York: Brunner/Mazel.

Thomas, A. und Chess, S. (1984). »Genesis and evolution of behavioral disorders: from infancy to early adult life.« American Journal of Psychiatry 141:1–9.

Thomson, J. A., Harris, M. und Volkan, V. (1993). The Psychology of Western European Neo-Racism. Charlottesville, VA: Center for the Study of Mind and Human Interaction.

Ticho, G. (1971). »Cultural aspects of transference and countertransference.« Bulletin of the Menninger Clinic 35:313–326.

Trilling, L. (1968). From Sincerity to Authenticity. Cambridge, MA: Harvard University Press.

Tummala, P. (1998). (Rez.) Working with Asian Americans: A Guide for Clinicians, hg. E. Lee. American Family Therapy Academy Newsletter 73:32–34.

Vallejo, C. (1923). »No one lives in the house anymore.« In The Complete Posthumous Poetry, übers. C. Eshleman und J. R. Garcia, S. 27. Berkeley: University of California Press, 1980.

Van Essen, J. (1999). (im Druck) »Of fatherland and motherland: love and hate in adolescent refugees.« In Proceedings of the IPA-UNESCO Congress: At the Threshold of the Millenium, Lima, Peru, April 1998.

Van Waning, A. (1999). (im Druck) »Time collapse and fragmentation: the haunting past in the life of a refugee. In Proceedings of the IPA-UNESCO Congress: At the Threshold of the Millenium, Lima, Peru, April 1998.

Volkan, V. D. (1976). Primitive Internalized Object Relations. New York: International Universities Press.

Volkan, V. D. (1981). Linking Objects and Linking Phenomena: A Study of the Form, Symptoms, Metapsychology and Therapy of Complicated Mourning. New York: International Universities Press.

Volkan, V. D. (1987). Six Steps in the Treatment of Borderline Personality Organization. Northvale, NJ: Jason Aronson.

Volkan, V. D. (1988). The Need to Have Enemies and Allies. Northvale, NJ: Jason Aronson.

Volkan, V. D. (1990). (Rez.) Grinberg und Grinberg. »Psychoanalytic Perspectives on Migration and Exile.« International Journal of Psycho-Analysis 71:541–543.

Volkan, V. D. (1993). »Immigrants and Refugees: a psychodynamic perspective.« Mind and Human Interaction 4:63–69.

Volkan, V. D. (1997). Blood Lines: From Ethnic Price to Ethnic Terrorism. New York: Farrar, Straus and Giroux.

Volkan, V. D. (1999). »Nostalgia as a linking phenomenon.« Journal of Applied Psychoanalytic Studies 1(2):169–179.

Volkan, V. D. und Corney, R. T. (1968). »Some considerations of satellite states and satellite dreams. British Journal of Medical Psychology 41:283–290.

Waelder, R. (1936). »The principle of multiple function: observations on multiple determination. Psychoanalytic Quarterly 5:45–62.

Wallerstein, R. S. (1991). »Psychoanalysis: the common ground.« International Journal of Psycho-Analysis 70:3–20.

Wangh, M. (1992). »Being a refugee and being an immigrant.« International Psychoanalysis, Winter: 15–17.

Ward, I. (1993). »Examining Freud's ›phantasy‹ about England.« Psychiatric Times 10:38.

Weil, A. (1970). »The basic core.« Psychoanalytic Study of the Child 25:442–460. New York: International Universities Press.

Werman, D. S. (1977). »Normal and pathological nostalgia.« Journal of the American Psychoanalytic Association. 25:387–398.

Westermeyer, J. (1990). »Motivations for uprooting and migration.« In Mental Health of Immigrants and Refugees, hg. W. H. Holtzman und T. H. Bornemann, S. 78–89. Austin, TX: University of Texas Press.

Wheelis, A. (1958). The Quest for Identity. New York: Norton.

Winnicott, D. W. (1935). »The manic defense.« In Through Paediatrics to Psycho-Analysis, S. 129–144. New York: Brunner/Mazel, 1992.

Winnicott, D. W. (1949). »Mind and its relation to the psyche-soma.« In Through Paediatrics to Psycho-Analysis, S. 243–255. New York: Brunner/Mazel, 1953.

Winnicott, D. W. (1953). »Transitional objects and transitional phenomena. In Through Paediatrics to Psycho-Analysis, S. 229–242. New York: Brunner/Mazel.

Winnicott, D. W. (1960a). »The theory of parent-infant relationship«. In The Maturational Processes and the Facilitating Environment, S. 37–55. New York, International Universities Press, 1965.

Winnicott, D. W. (1960b). »Ego distortion in terms of true and false self.« In The Maturational Processes and the Facilitating Environment, S. 140–152. New York, International Universities Press, 1965.

Winnicott, D. W. (1963). »The development of the capacity for concern.« In In The Maturational Processes and the Facilitating Environment, S. 73–82. New York, International Universities Press, 1965.

Winnicott, D. W. (1971). Playing and Reality. London: Tavistock.

Wolf, E. (1994). »Selfobject experiences: development, psychopathology, treatment. In Mahler and Kohut: Perspectives on Development, Psychopathology and Treatment, hg. S. Kramer und S. Akhtar, S. 65–96. Northvale, NJ: Jason Aronson.

Wolman, T. und Thompson, T. L. T. (1990). »Adult development.« In Human Behavior: An Introduction for Medical Students, hg. A. Stoudemire, S. 178–205. Philadelphia: Lippincott.

Yamamoto, J. und Wagatsuma, H. (1980). »The Japanese and Japanese American.« Journal of Operational Psychiatry 11:120–135.

Zafar, B. S. (1862). Inkikhab-e-Zafar, S. 89. New Delhi: Maktaba Jamia, 1971.

Zaphiropoulos, M. L. (1982). »Transcultural parameters in the transference and countertransference.« Journal of the American Academy of Psychoanalysis 10:571–584.

Zerubavel, E. (1991). The Fine Line: Making Distinctions in Every Day Life. New York: Free Press.

Quellennachweise

Kleine Teile der Kapitel 1 und 4 sowie größere Teile des Kapitels 3 sind Nachdrucke aus »A Third Individuation: Immigration, Identity, and the Psychoanalytic Process«, *Journal of the American Psychoanalytical Association* 43 (4):1051–1084, 1995, mit Genehmigung der International Universities Press, Madison, CT. Teile des Kapitel 2 sind erschienen in: »The Concept of Identity: Developmental Origins, Phenomenology, Clinical Relevance, and Measurement«, *Harvard Review of Psychiatry* 3:254–267, 1996, und wurden neu gedruckt mit Genehmigung des Mitverfassers Dr. Steve Samuel und der Oxford University Press.

Der Auszug aus Luo Fus Gedicht »Outside the Window« ist ein Nachdruck aus der *Anthology of Modern Chinese Poetry* (herausgegeben und übersetzt von M. Yeh) mit Genehmigung der Yale University Press © 1992. Die Auszüge aus Indran Amrithanayagams Gedicht »What Happened to All My Life«, Darius Coopers Gedicht »I Have Been Offered My Country's Begging Bowl Again« und Reinzi Crusz' Gedicht »Conversations With God About My Present Whereabouts« sind Nachdrucke aus *Living in America: Poetry and Fiction by South Asian American Writers* (herausgegeben von Rustonji-Kearns) mit Genehmigung der Westview Press © 1995. Zeilen aus dem Gedicht von J. Brodsky wurden mit Genehmigung von Farrar, Straus und Giroux verwendet.

Der Autor möchte den oben erwähnten Personen und Institutionen für ihre Genehmigung der Verwendung der aufgeführten Passagen danken. Er hat keine Mühen gescheut, die Inhaber der Rechte für die in diesem Band verwendeten Textauszüge zu ermitteln und die Genehmigung zum Nachdruck der urheberrechtlich geschützten Passagen zu erwirken. In allen folgenden Ausgaben wird der Autor gern jeglichen unbeabsichtigten Fehler und jedwede versehentliche Auslassung korrigieren, auf die er in Zukunft hingewiesen werden könnte.

Danksagung

Dr. Otto Kernberg und Dr. Vamık Volkan, zwei eingewanderte Psychoanalytiker internationalen Rufs, waren mir eine Quelle großer Inspiration. Beide haben immens zu meinem persönlichen und beruflichen Wachstum beigetragen und ich möchte ihnen hier dafür danken. Dr. David Hawkins, Vorsitzender der Abteilung Psychiatrie an der Medizinischen Fakultät der Universität Virginia (1967–1977), half mir beim Erhalt einer ständigen Aufenthaltsgenehmigung für dieses Land, und ich bin ihm besonderen Dank schuldig. Danken möchte ich auch Dr. Dorothy Holmes, die mir ermöglichte, beim Treffen der Division 39 der American Psychological Association im April 1994 die Hauptansprache zu halten und mir vorschlug, Immigration zu meinem Thema zu machen. Der Vortrag, den ich dort hielt, war der Anstoß zu meiner ersten veröffentlichten Arbeit über Immigration.

Als nächstes gilt mein Dank zwei Menschen, deren Beitrag zu meiner persönlichen und beruflichen Laufbahn, wenn auch unterschiedlich, aber doch immens gewesen ist: Raj Akhtar, mit der ich aus Indien hierher eingewandert bin und das gesellschaftliche ABC unseres neuen Landes erlernte und mit der ich zwei so wundervolle Kinder habe, und Selma Kramer, die mich Psychoanalyse und das Leben an sich lehrte, auf affektive wie auf intellektuelle Weise.

Formale oder informale Gespräche mit eingewanderten Kollegen der verschiedenen Berufszweige der geistigen Gesundheitspflege waren mir eine große Bereicherung. Die Kollegen sind Dr. Nora Kramer (Argentinien), Dr. Anni Bergman, Dr. John Kafka und Dr. Eric Lager (Österreich), Dr. Henri Parens (Belgien), Dr. James Hamilton und Dr. Stephen Shanfield (Canada), Dr. Jun Cai (China), Dr. Mladan Stivic (Kroatien), Dr. Axel Hoffer (Tschechoslowakei), Dr. Hanan Hassenein, Dr. Afaf Mahfouz und Dr. Nadia

Ramzy (Ägypten), Dr. Wilfred Abse (England), Dr. Maurice Apprey (Ghana), Dr. Ashwin Patkar, Dr. Dilip Ramchandani, Dr. Dwarkanath Rao, Dr. Satish Reddy und Dr. Jagdish Teja (Indien), Dr. Hossein Etezady, Dr. Roknedin Safavi und Dr. Shahrzad Siassi (Iran), Dr. Shimon Waldfogel (Israel), Dr. James Youakim (Jordanien), Dr. Stuart Twemlow (Neuseeland), Dr. Aisha Abbasi, Dr. Ansar Haroun, Dr. Imran Hashmi, Dr. Nasir Ilahi und Dr. Mimi Ismi (Pakistan), Dr. John Buckman und Dr. Ruth Lax (Polen), Dr. Rita Rogers (Rumänien), Dr. Sabina Fila und Dr. David Nichols (Schweiz), Dr. Serra Muderrisoglu (Türkei) und Dr. Dragan Svrakic (Jugoslawien).

Mein Dialog mit eingewanderten Freunden in Kanada (Dr. Lilka Croyden, Dr. Pnina Pinchevsky, Dr. Josephine Quallenberg und Dr. Vallabhanemi Madhusudana Rao) und England (Herr Parvez Alam, Frau Sadie Gillespie, Frau Baljeet Mehra, Frau Achala Sharma, Dr. Julian Stern und Dr. Myra Stern) hat ebenfalls zur Erweiterung meiner Kenntnis einwanderungsbezogener Erfahrungen beigetragen. Die Einblicke, die ich von Dr. Purnima Mehta erhielt, die mit mir zusammen den Vorsitz der Diskussionsgruppe »Psychoanalyse und Immigration« der American Psychoanalytic Association innehatte (von Dezember 1995 bis Mai 1998), haben mir auch bei der Entwicklung meiner Gedanken zu mit der Einwanderung verbundenen Fragen geholfen. Die Vortragenden im Rahmen dieser Diskussionsgruppe, Dr. Regine Benalcazar-Schmid, Dr. William Kenner, Dr. Mali Mann, Dr. Peter Scou und Hugo Zee haben ebenfalls zur Bereicherung meines Wissens über die psychologische Komplexität der Immigration beigetragen.

Die Zusammenarbeit mit Dr. Adeline van Waning von der Holländischen Psychoanalytischen Gesellschaft, Dr. Jelly van Essen, Dr. Mia Groenenberg und Dr. Ildis Santini von PHAROS (Holländische Organisation für die geistige Gesundheit von Flüchtlingen), Amsterdam, bei der Arbeit zur Vertiefung unseres Verständnisses des mit Immigration und Exil verbundenen Traumas war tief befriedigend für mich. Gemeinsam präsentierten wir aus unserer Arbeit bei den IPA-UNESCO Zusammenkünften in Lima, Peru im April 1998. Dr. Moises Lemlij aus Lima, Peru, möchte ich für die freundliche Einladung danken. Geehrt fühlte ich mich durch die Bereitschaft Botschafter Nathaniel Howells (ehemaliger US-Botschafter in Kuwait), als Diskutant an einer anderen Sitzung teilzunehmen, bei der ich im Rahmen der gleichen Veranstaltung den Vorsitz innehatte. Meine tiefe persönliche Freundschaft mit Dr. J. Anderson Thompson, Jr. ist für mich immer eine Quelle der Freude, des Wissens und der Kraft gewesen, und ich möchte ihm dafür an dieser Stelle meinen Dank aussprechen.

Dr. Michael Vergare, Daniel-Lieberman-Professor und Vorsitzender der Abteilung für Psychiatrie und menschliches Verhalten am Jefferson Medical College, Philadelphia, ließ mir in meinen akademischen Tätigkeiten unerschütterliche Unterstützung zuteil werden, wofür ich ihm danken möchte. Anerkennen möchte ich auch die vielgestaltige Unterstützung bei meinen klinischen und administrativen Tätigkeiten am Jefferson Medical College durch Dr. Greg Gorton und Dr. Steve Schwartz. Mein Dank gilt auch Frau Faye Landau Kahn, die mir sehr bei meiner Ankunft am Jefferson Medical College vor zwanzig Jahren geholfen hat und die mir seitdem eine solidarische Freundin geblieben ist.

Von großer Wichtigkeit waren für mich Kollegen am Philadelphia Psychoanalytic Institute und ich möchte mich bei einigen von ihnen besonders bedanken: Dr. Jennifer Bonovitz, die gemeinsam mit Dr. Rao Gogineni die Anstrengungen der Philadelphia Psychoanalytic Society anführte, die Psychoanalyse bei jungen Südostasiaten im Großraum Philadephia einzuführen; Dr. Ira Brenner, dessen persönliche Freundschaft über die letzten dreiundzwanzig Jahre immens bedeutend für mich gewesen ist; Dr. Karl Doghramji, der mir erlaubte, aus einem persönlichen Brief zu zitieren, den er mir Jahre zuvor geschickt hatte; Dr. Philip Escoll und Frau Miriam Field, die mir die Verwendung von Auszügen ihres klinischen Materials gestatteten und Dr. Steve Samuel, der mir die Erlaubnis gab, im Kapitel über Identität dieses Buchs Material zu zitieren, dessen Mitverfasser er ist.

Äußerst dankbar bin ich den Patienten, die mir gestatteten, Materialien aus meiner psychotherapeutischen oder psychoanalytischen Arbeit mit ihnen zu verwenden. Nicht alles klinische Material stammt jedoch aus meiner Praxis. Dr. George Awad (Toronto), Dr. Leonard Horowitz (Topeka, Kansas), Dr. Mali Mann (Palo Alto, Kalifornien), Dr. Reuben Portnoy (Philadelphia), Dr. Seymour Rabinowitz (Charlottesville, Virginia) und Dr. Elsa Ronningstam (Cambridge, Massachusetts) haben mir großzügigerweise erlaubt, Auszüge aus ihrem klinischen Material sowie aus ihrer persönlichen Korrespondenz mit mir zu verwenden. Hilfe bei der Eruierung wichtiger Quellen wurde mir auch durch Dr. Galina Mindlin und Dr. Alan Morrison zuteil, niedergelassene Psychiater am Jefferson Medical College und durch Frau Panna Naik von der Van Pelt Bibliothek der University of Pennsylvania. Dr. Peter Olsson, Dr. Pratyusha Tummala-Narra und Frau Sudha Singh lieferten wichtige Materialien zu diesem Buch. Allen diesen Personen gilt mein tief empfundener Dank.

Die »Haltefunktion« meiner wie ich vom indischen Subkontinent eingewanderten Freunde war von großer Bedeutung für die Konzeption und Präsentation der Ideen in diesem Buch. Eine herausragende Stellung unter ihnen nehmen folgende Personen ein: Nina Ahmad und Ahsan Nasratullah, Dilip Ahuja und Gayathri Arekere, Subhash und Shashi Bhatia, Atin und Lalima Bhattacharya, Subhash und Tuni Bose, Sudhir Chopra, Srilata Gangulee, Alvira Gilani, Naresh und Bubble Julka, Sukhomoy und Krishna Lahiri, Bharat und Veena Luthra, Shantanu und Rachana Maitra, Diditi Mitra, Iftikhar Nasim, Arvind und Sunanda Patel, Ramani und Suman Ramakrishnan, Mohan und Anu Rao, Azra Raza, Ram und Kalpana Shah, Shankar Vedantam und Ashwini Tambe.

Ich möchte auch zwei Personengruppen danken, wobei die Erwähnung der einen vorhersehbar ist, die der anderen auf den ersten Blick ein wenig seltsam erscheinen mag. Jedoch schmälern weder Vorhersehbarkeit noch unerwartete Natur die Aufrichtigkeit meiner Gefühle. Die erste Gruppe umfasst die Mitarbeiter meines Verlages, insbesondere Frau Judy Cohen, meine effiziente Herausgeberin und anspruchsvolle Kritikerin und Frau Norma Pomerantz, die all meine diversen Sorgen und Befürchtungen zerstreute, die im Laufe der Herausgabe eines Buches auftauchen. Ich habe mit beiden an vielen vorangegangenen Büchern gearbeitet, und empfinde ihnen gegenüber tiefe und andauernde Dankbarkeit. Die zweite Gruppe besteht aus eingewanderten Taxifahrern in mehreren großen Städten dieses Landes. Sie haben oft ihre mit der Einwanderung verbundenen Erfahrungen mit mir geteilt, vielfach in ergreifenden Details, und ich möchte ihnen hier meinen Dank aussprechen.

Meine Sekretärin, Maryann Nevin, war mir auf explizite und implizite Weise von großer Hilfe. Sie entzifferte meine Handschrift, fertigte zahlreiche Entwürfe des Manuskripts an, führte Literaturrecherchen durch und lieferte mir zuweilen sowohl die passenden Worte als auch die richtige Einstellung, um eine bestimmte Idee zum Ausdruck zu bringen. In einfachen Worten: sie erleichterte mir die Arbeit.

Autor und Mitwirkende

Salman Akhtar, Prof. Dr., ist Professor für Psychiatrie am Jefferson Medical College, Dozent für Psychiatrie an der Medizinischen Fakultät in Harvard sowie Trainings- und Supervisionsanalytiker am Philadelphia Psychoanalytic Institute. Er ist der Herausgeber der Rezensionen des *Journal of Applied Psychoanalytic Studies*, Mitherausgeber des *Journal of Psychotherapy Practice and Research*, Mitglied des Herausgebergremiums des *Journal of the American Psychoanalytic Association*, ehemaliges Mitglied des Herausgebergremiums des *International Journal of Psycho-Analysis* sowie Lektor für den *Psychoanalytical Quarterly*. Er ist Verfasser folgender Monografien: *Broken Structures: Severe Personality Disorders and Their Treatment* (1992), *Quest for Answers: A Primer for Understanding and Treating Severe Personality Disorders* (1995) und *Inner Torment* (1999). Seine mehr als 140 wissenschaftlichen Publikationen umfassen außerdem fünfzehn Bücher, an denen er als Herausgeber oder Mitherausgeber beteiligt war. Prof. Dr. Akhtar erhielt den Preis des Journal of the American Psychoanalytic Association (1995), den Margaret Mahler Literaturpreis (1996) und wurde 1998 von IPTAR, New York, zum Kliniker des Jahres ernannt. Darüber hinaus hat er fünf Gedichtbände veröffentlicht.

Ilany Kogan, M.A. lebt als Psychoanalytikerin und klinische Psychologin in Israel. Neben ihrer freien Praxis ist sie als Lehrbeauftragte und Supervisorin am »Department of Psychotherapy« an der »Medical School« der Universität Tel Aviv beschäftigt. Sie ist Vorstandsmitglied der »International Study Group for Trauma, Violence and Genocide«, die ihren Sitz am Hamburger Institut für Sozialforschung hat, und im Beirat des »Fritz-Bauer-Instituts – Studien- und Dokumentationszentrum zur Geschichte und Wirkung des

Holocaust« in Frankfurt am Main. Als Vortragende und Supervisorin klinischer Arbeit wird sie an vielen Orten im In- und Ausland geschätzt.

Bettina Malka-Igelbusch, M.A., studierte Judaistik, Englische Sprache und Literatur sowie Neuere Geschichte in Köln und Jerusalem. In den frühen neunziger Jahren konvertierte sie zum Judentum und lebt seit 1995 in Jerusalem. Sie ist verheiratet, hat zwei Kinder und arbeitet hauptberuflich bei einer deutschen politischen Stiftung im Bereich Erwachsenenbildung. Seit elf Jahren ist sie als freiberufliche Übersetzerin (englisch-deutsch, hebräisch-deutsch) in verschiedenen Fachgebieten tätig: Psychologie, Geschichte, Literatur (vor allem Lyrik), journalistische Texte und Technik (Computer, IT).

Ihre persönlichen Erfahrungen als Migrantin und ihr multinationales und multikulturelles Umfeld qualifizierten Bettina Malka-Igelbusch in besonderer Weise für die Übersetzung des vorliegenden Buches von Salman Akhtar.

Hediaty Utari-Witt, Dr. med., studierte Medizin in München, um anschließend eine psychoanalytische Ausbildung bei der Münchner Arbeitsgemeinschaft für Psychoanalyse (MAP / DGPT) zu absolvieren. Seit mehreren Jahren ist sie als Dozentin bei der MAP und der Ärztlichen Akademie für Psychotherapie von Kindern u. Jugendlichen tätig. Sie ist außerdem Gast bei DPG-München. Ihre Themenschwerpunkte sind Migration und Trauma. In München organisiert sie zusammen mit Frau Ilany Kogan Arbeitsgruppen zu »Trauma und Migration«, bei denen sie die Koleitung innehat.

Namens- und Sachregister

Hannes Stubbe

Lexikon der Psychologischen Anthropologie

Ethnopsychologie, Transkulturelle und Interkulturelle Psychologie

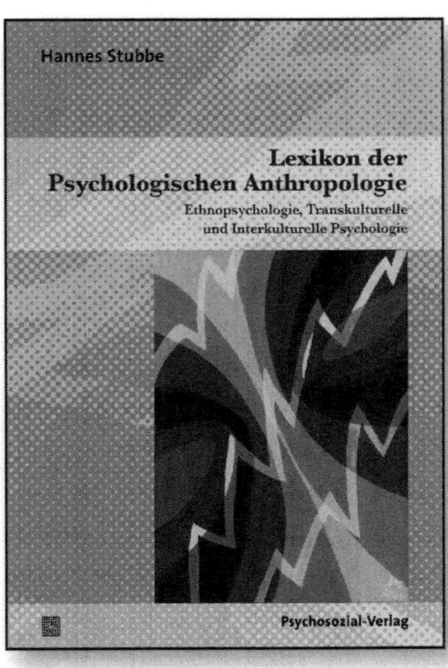

2012 · 708 Seiten · Gebunden
ISBN 978-3-8379-2120-5

Das umfassende und vielschichtige Lexikon verknüpft Erkenntnisse aus verschiedenen theoretischen, angewandten und methodischen Richtungen.

Es integriert die unterschiedlichen Sichtweisen der Ethnologie und Psychologie, wobei die Psychologische Anthropologie als Teilgebiet der Kulturanthropologie verstanden wird. Mit Schwerpunkt auf dem Kulturvergleich werden ethnologische, kulturanthropologische, psychologische, soziologische, religionswissenschaftliche, pädagogische, psychiatrische und weitere Begriffe, die im Forschungsfeld eine Rolle spielen, interdisziplinär erklärt. Wissenschaftshistorisch angelegt, arbeitet das Lexikon zugleich alle gegenwärtigen sowie erkennbare zukünftige Tendenzen heraus. Jeder der ca. 470 Einträge ist mit einer ausführlichen Bibliografie versehen.